普通高等医学院校五年制临床医学专业第二轮教材

医学免疫学

（第2版）

（供临床医学、基础医学、口腔医学、检验医学、预防医学、护理学、药学和生物医学类等专业用）

主　编　邹义洲　胡　东

副主编　田维毅　任碧琼　韩　莉　申延琴　赵向峰

编　者　（以姓氏笔画为序）

马广强（江西中医药大学）

王芙艳（中南大学基础医学院）

田维毅（贵州中医药大学）

申延琴（江南大学无锡医学院）

冯　龙（河南中医药大学）

朱珊丽（温州医科大学）

任碧琼（湖南中医药大学）

刘碧源（湖南中医药大学）

邹义洲（中南大学湘雅医学院）

张　冉（湖南师范大学医学院）

陈超群（南华大学衡阳医学院）

庞　慧（长治医学院）

赵向峰（桂林医学院）

胡　东（安徽理工大学医学院）

施桥发（南昌大学江西医学院）

夏俊杰（厦门大学医学院）

郭旭丽（河北工程大学医学部）

韩　莉（三峡大学医学院）

覃　明（遵义医科大学）

秘　书　郭旭丽

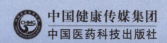

中国健康传媒集团
中国医药科技出版社

内 容 提 要

　　本教材为"普通高等医学院校五年制临床医学专业第二轮教材"之一，系根据《医学免疫学》教学大纲的基本要求和教学特点编写而成。本教材共22章，内容上囊括基础免疫学和临床免疫学，主要包括免疫学概论、免疫系统组成、免疫细胞和免疫分子的介绍、免疫应答机制、免疫病理与临床疾病等重要内容。编者从多年的医学免疫学教学中总结经验和教训，将免疫学知识凝练出易于理解和记忆的知识点，临床案例导入以密切联系医学实践和临床实际应用。本教材为"书网融合教材"，即纸质教材有机融合电子教材、教学配套资源（PPT、微课、视频等）、题库系统、数字化教学服务（在线教学、在线作业、在线考试）。

　　本教材适用于临床医学、口腔医学、基础医学、检验医学、生物医学、预防医学、护理学和药学等相关专业教学使用，也可作为从事医学免疫学相关工作的临床工作者和科研工作者自学、查阅使用。

图书在版编目（CIP）数据

医学免疫学/邹义洲，胡东主编. —2版. —北京：中国医药科技出版社，2022. 12

普通高等医学院校五年制临床医学专业第二轮教材

ISBN 978 - 7 - 5214 - 3653 - 2

Ⅰ.①医…　Ⅱ.①邹…②胡…　Ⅲ.①医学 - 免疫学 - 高等学校 - 教材　Ⅳ.①R392

中国版本图书馆 CIP 数据核字（2022）第 235566 号

美术编辑　陈君杞

版式设计　友全图文

出版　**中国健康传媒集团** | 中国医药科技出版社

地址　北京市海淀区文慧园北路甲 22 号

邮编　100082

电话　发行：010 - 62227427　邮购：010 - 62236938

网址　www. cmstp. com

规格　889 × 1194mm $^1/_{16}$

印张　18

字数　513 千字

初版　2016 年 10 月第 1 版

版次　2022 年 12 月第 2 版

印次　2022 年 12 月第 1 次印刷

印刷　三河市万龙印装有限公司

经销　全国各地新华书店

书号　ISBN 978 - 7 - 5214 - 3653 - 2

定价　75.00 元

获取新书信息、投稿、为图书纠错，请扫码联系我们。

为了贯彻《中共中央、国务院中国教育现代化2035》"加强创新型、应用型、技能型人才培养规模"的战略任务要求，落实《国务院办公厅关于加快医学教育创新发展的指导意见》，紧密对接新医科建设对医学教育改革的新要求，满足新时代医疗卫生事业对人才培养的新需求，中国医药科技出版社在教育部、国家药品监督管理局的领导下，通过走访主要院校对2016年出版的"全国普通高等医学院校五年制临床医学专业'十三五'规划教材"进行了广泛征求意见，有针对性的制定了第二版教材的出版方案，旨在赋予再版教材以下特点。

1.立德树人，融入课程思政

把立德树人贯穿、落实到教材建设全过程的各方面、各环节。课程思政建设应体现在知识技能传授中厚植爱国主义情怀，加强品德修养、增长知识见识、培养奋斗精神灌输，不断提高学生思想水平、政治觉悟、道德品质、文化素养等。医学教材着重体现加强救死扶伤的道术、心中有爱的仁术、知识扎实的学术、本领过硬的技术、方法科学的艺术的教育，培养医德高尚、医术精湛的人民健康守护者。

2.精准定位，培养应用人才

坚持体现《中共中央、国务院中国教育现代化2035》"加强创新型、应用型、技能型人才培养规模"的战略任务，落实《国务院办公厅关于加快医学教育创新发展的指导意见》中"立足基本国情，以服务需求为导向，以新医科建设为抓手，着力创新体制机制，分类培养研究型、复合型和应用型人才"的医学教育目标，结合医学教育发展"大国计、大民生、大学科、大专业"的新定位，注重人才培养应从疾病诊疗提升拓展为预防预防、诊疗和康养，以健康促进为中心，服务生命全周期、健康全过程的转变，精准定位教材内容和体系。教材编写应体现以医疗卫生事业需求为导向，以岗位胜任力为核心，以培养医工、医理、医文学科交叉融合的高素质、强能力、精专业、重实践的本科医学人才培养目标。

3.适应发展，优化教材内容

必须符合行业发展要求。构建教材内容结构，要体现医疗机构对医学人才在临床实践能力、沟通交流能力、服务意识和敬业精神等方面的要求；体现临床程序贯穿于教学的全过程，培养学生的整体临床意识；体现国家相关执业资格考试的有关新精神、新动向和新要求；注重吸收行业发展的新知识、新技术、新方法，体现学科发展前沿，并适当拓展知识面，为学生后续发展奠定必要的基础；满足以学生为中心而开展的各种教学方法的需要，充分发挥学生的主观能动性。

4.遵循规律，注重"三基""五性"

遵循教材规律。针对普通高等医学院校本科医学类专业教学需要，教材内容应注重"三基"（基本知识、基础理论、基本技能）、"五性"（思想性、科学性、先进性、启发性、适用性）；内容成熟、术语规范、文字精炼、逻辑清晰、图文并茂、易教易学；注意"适用性"，即以普通高等学校医学教育实际和学生接受能力为基准编写教材，满足多数院校的教学需要。

5.创新模式，提升学生能力

加强"三基"训练，着力提高学生分析问题和解决问题的能力。在不影响教材主体内容的基础上要保留"案例引导""学习目标""知识链接""目标检测"模块，去掉知识拓展模块。进一步优化各模块的内容，培养学生理论联系实践的实际操作能力、创新思维能力和综合分析能力；增强教材的可读性和实用性，培养学生学习的自觉性和主动性。

6.丰富资源，优化增值服务内容

搭建与教材配套的中国医药科技出版社在线学习平台"医药大学堂"（数字教材、教学课件、图片、视频、动画及练习题等），实现教学信息发布、师生答疑交流、学生在线测试、教学资源拓展等功能，促进学生自主学习。

本套教材凝聚了省属院校高等教育工作者的集体智慧，体现了凝心聚力、精益求精的工作作风，谨此向有关单位和个人致以衷心的感谢！

尽管所有参与者尽心竭力、字斟句酌，教材仍然有进一步提升的空间，敬请广大师生提出宝贵意见，以便不断修订完善！

普通高等医学院校五年制临床医学专业第二轮教材

建设指导委员会名单

主 任 委 员　樊代明

副主任委员　（以姓氏笔画为序）

于景科（济宁医学院）　　　　　王金胜（长治医学院）

吕雄文（安徽医科大学）　　　　朱卫丰（江西中医药大学）

杨　柱（贵州中医药大学）　　　吴开春（第四军医大学）

何　涛（西南医科大学）　　　　何清湖（湖南医药学院）

宋晓亮（长治医学院）　　　　　郑金平（长治医学院）

唐世英（承德医学院）　　　　　曾　芳（成都中医药大学）

委　　　员　（以姓氏笔画为序）

于俊岩（长治医学院附属和平　　于振坤（南京医科大学附属南京

　　　　医院）　　　　　　　　　　　　明基医院）

马　伟（山东大学）　　　　　　丰慧根（新乡医学院）

王　玖（滨州医学院）　　　　　王伊龙（首都医科大学附属北京天坛医院）

王旭霞（山东大学）　　　　　　王育生（山西医科大学）

王桂琴（山西医科大学）　　　　王雪梅（内蒙古医科大学附属医院）

王勤英（山西医科大学）　　　　艾自胜（同济大学）

叶本兰（厦门大学医学院）　　　付升旗（新乡医学院）

朱金富（新乡医学院）　　　　　任明姬（内蒙古医科大学）

刘春杨（福建医科大学）　　　　闫国立（河南中医药大学）

江兴林（湖南医药学院）　　　　孙国刚（西南医科大学）

孙思琴（山东第一医科大学）　　李永芳（山东第一医科大学）

李建华（青海大学医学院）　　李春辉（中南大学湘雅医学院）

杨　征（四川大学华西口腔医　　杨少华（桂林医学院）

　　　　学院）　　　　　　　　杨军平（江西中医学大学）

邱丽颖（江南大学无锡医学院）　何志巍（广东医科大学）

邹义洲（中南大学湘雅医学院）　张　闻（昆明医科大学）

张　敏（河北医科大学）　　　张　燕（广西医科大学）

张秀花（江南大学无锡医学院）　张晓霞（长治医学院）

张喜红（长治医学院）　　　　陈万金（福建医科大学附属第一医院）

陈云霞（长治医学院）　　　　陈礼刚（西南医科大学）

武俊芳（新乡医学院）　　　　林友文（福建医科大学）

林贤浩（福建医科大学）　　　明海霞（甘肃中医药大学）

罗　兰（昆明医科大学）　　　周新文（华中科技大学基础医学院）

郑　多（深圳大学医学院）　　单伟超（承德医学院）

赵幸福（南京医科大学附属　　郝少峰（长治医学院）

　　　　无锡精神卫生中心）　郝岗平（山东第一医科大学）

胡　东（安徽理工大学医学院）　姚应水（皖南医学院）

夏　寅（首都医科大学附属北京　夏超明（苏州大学苏州医学院）

　　　　天坛医院）　　　　　高凤敏（牡丹江医学院）

郭子健（江南大学无锡医学院）　郭崇政（长治医学院）

郭嘉泰（长治医学院）　　　　黄利华（江南大学附属无锡五院）

曹玉萍（中南大学湘雅二医院）　曹颖平（福建医科大学）

彭鸿娟（南方医科大学）　　　韩光亮（新乡医学院）

韩晶岩（北京大学医学部）　　游言文（河南中医药大学）

数字化教材编委会

　　本教材是"普通高等医学院校五年制临床医学专业第二轮教材"之一，是按照本套教材编写总体思路与原则及相关要求进行修订而成。本版教材有如下特点。①由教学一线的教师任编委：本次组织了来自全国多所当前从事医学生《医学免疫学》一线教学、科研且年龄在 60 岁以下的教师进行改编，将实际医学免疫学教学工作中的成功经验与失败教训总结出来，为编写新版《医学免疫学》教材提供了大量有参考意义的素材。②将知识点总结归纳，易于理解和记忆：本版教材教学内容重点突出免疫学基础知识点与医学实践应用相结合，适当更新近几年来医学免疫学的新的知识点，为让学生阅读本教材易于理解和记忆，普遍改用对知识点进行总结归纳，分条目列出知识点。③深入浅出，将复杂问题尽可能用简单语言讲明白。④增加多媒体扫码云端扩充免疫学知识点和强化课外的学习功能。

　　全书共分为 22 章，第 1 章介绍医学免疫学概论与免疫学的发展简史；第 2～14 章属于基础免疫学内容，循序渐进地介绍机体免疫系统组成的各个要素，主要生物学功能和在免疫应答中的作用机制。其中，第 10、11、12 章介绍免疫应答的过程与免疫学机制，是基础免疫学的最核心内容。将前面各章节条块知识串联成具有高度逻辑性的免疫应答的故事情节。第 15～20 章介绍重要的临床免疫学内容，重点阐明临床免疫相关疾病发生的免疫学机制及防治原则。第 21～22 章介绍医学免疫学的应用，结合实际，将医学免疫学的基本理论与技术应用于疾病诊断与疾病防治。

　　本书编委们来自全国 17 所高校的医学教学第一线的富有医学免疫学教学经验的教师，在多年的教学中最了解学生喜欢什么样的免疫学教科书，因此本书的任何创新与发展都凝聚了这样一个富有活力的团队的辛勤付出，其中郭旭丽老师在整书稿件整理上做了大量工作。在此向团队的每个成员致以由衷的感谢！

　　在第二版《医学免疫学》教材的编写的过中，全体编者进行了多次会议讨论，我们尽可能将医学生需要学习的医学免疫学知识点编进教材。由于受编者学识水平和条件的限制，难免出现疏漏与不足之处，恳请同仁和师生们的批评与指正。

编　者

2022 年 9 月

目 录 CONTENTS

第一章　绪　论

PPT

学习目标

1. **掌握**　免疫、免疫学和医学免疫学概念；免疫系统的组成及功能。
2. **熟悉**　免疫应答的类型及应用。
3. **了解**　免疫学发展史及免疫学在医学和生命科学中的重要地位。
4. 学会免疫学发展历程和意义，具备对医学免疫学基本概念的理解和认识。

第一节　概　述 微课

一、基本概念

1. 免疫（immunity）　免疫一词来源于罗马时代的拉丁文"immunitas"，其原意为"免除税收"，后引申为"免于疫患"。免疫一词的创立可追溯至人类历史上 3 个事件的记载。①患疫后获得抵抗力，据公元前 430 年文献记载，在古希腊雅典瘟疫大流行期间，只有那些曾患过瘟疫并恢复健康的人才可以从事对瘟疫患者的护理工作。民间认为患过瘟疫，大难不死，则终生获得抵抗该瘟疫的能力。②中国传统医学的人痘接种预防瘟疫，据 2000 多年前的中医史书记载，从瘟疫患者皮肤水痘或愈后结痂提取成分，用"以毒攻毒"的办法接种，保护未患疫的儿童，取得了明显成效。此方法传播至欧洲。③牛痘接种全球消灭天花，18－19 世纪英国伦敦乡村医生 Edward Jenner（1749—1823）观察到挤牛奶的工人患天花病较轻或不易感，从而改用牛痘接种预防天花。尽管牛痘接种有效，直至 100 多年后才在全世界推广应用，从而 WHO 于 1979 年宣布全球消灭了天花病毒，以此，Edward Jenner 成为免疫学之父。

2. 免疫学（immunology）　早期疫苗的应用研究和开发引领免疫学成为一门新的学科，为全球的疫苗接种预防感染性传染病做出了重要贡献，现代免疫学的概念已经远远超出疫苗和抗感染的范畴。生命体拥有一套免疫系统（immune system）是机体维持生命活动必不可少的生理系统。免疫学相比其他传统生物医学学科的兴起要晚一些。人类在与各种瘟疫作斗争的过程中认识到"免疫"现象，其在抗病原体感染中发挥巨大作用。在免疫学学科兴起的早期，免疫学与微生物学是交织在一起的。随着免疫学研究的深入和发展，人们逐步地认识到免疫除保护机体免受传染性病原体感染外，对许多非传染性异物（如动物血清、异体组织细胞及移植物、自身衰老细胞、肿瘤细胞等）也可发生与抗感染免疫反应相类似的免疫现象。借助现代科技研究手段，人们对免疫系统的认识也更加客观全面，从而推演出现代免疫学的概念，免疫学是研究机体免疫系统的结构与功能及免疫应答规律的学科。

3. 医学免疫学（medical immunology）　免疫学研究机体免疫系统的结构与功能，研究机体免疫系统是如何识别自身与异己物质，并通过免疫应答排除抗原性异物，从而达到维持机体的生理平衡的状态；研究参与免疫应答的免疫细胞和免疫分子，获得免疫应答的客观规律；研究人体的免疫应答在抗感染免疫中的作用机制。人体免疫系统抗击外部环境中各种病原体的感染，通常对机体是有利的，但在某些特定的情况下，免疫系统的不适当应答则可能对机体是有害的，如导致过敏性疾病、严重的感染及自身免疫病等。医学免疫学就是研究人体免疫系统的结构与功能，免疫应答的规律与免疫性疾病发生的机制，并应用于疾病的预防、临床疾病的诊断和治疗的医学基础学科。

二、免疫系统及其功能

1. 免疫系统与抗原　高等生命体随着对环境条件的物竞天择，适者生存的长期进化，形成了对抵抗生存环境中病原微生物感染，具有重要保护作用的免疫系统；免疫系统由免疫器官、免疫细胞和免疫分子组成。免疫系统针对抗原而启动，免疫系统与抗原的关系见图 1-1。

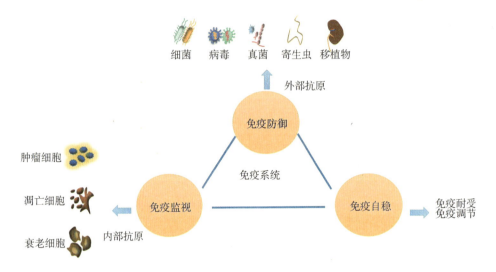

图 1-1　抗原与免疫系统

免疫系统中各组分之间的相互作用和相互调控，发挥对外界抗原的免疫防御、对内的免疫监视和免疫自然稳定等免疫功能。

2. 免疫系统的基本功能　免疫系统具有三大功能，即免疫防御、免疫监视和免疫自稳（表 1-1）。

（1）免疫防御（immune defense）　免疫防御的对象是外来的病原微生物（包括细菌、病毒、寄生虫等）。当病原体进入机体后，诱导机体的免疫系统对其产生应答，首先是引起非特异性的固有免疫应答。当固有免疫应答无法完全清除这些病原体时，就会引起后续特异性的适应性免疫应答，以达到完全清除这些病原体，保护机体自身，同时形成免疫记忆，当下次遇到相同病原体时就会产生更快更强的免疫应答反应。该功能若有缺陷，无法完全清除入侵的病原体，那么就会导致慢性感染甚至死亡。若反应过于强烈，则会造成自身组织损害，引起超敏反应。

（2）免疫监视（immune surveillance）　免疫监视的对象主要是体内突变的肿瘤细胞。机体在生活过程中由于各种原因，总是会不断出现各种肿瘤细胞，肿瘤细胞表面的 MHC-I 类分子表达下调、过度表达某些自身抗原或表达肿瘤特异性抗原，主要启动以 NK 细胞为主的杀伤效应，从而能被机体免疫系统识别并清除。该功能的异常可发生癌变和持续感染。

（3）免疫自稳（immune homeostasis）　免疫自稳的对象主要是机体内衰老、凋亡、坏死的细胞和免疫复合物等。主要通过免疫系统中的吞噬细胞实现这一功能，从而保持机体自身内环境的稳定。该功能紊乱，可引起自身免疫病或恶性肿瘤。例如，外周血中衰老的红细胞就是在脾脏被吞噬清除的。临床上脾脏功能亢进导致贫血，就是因为红细胞在脾脏中被病理性的过度吞噬所导致的。

表 1 - 1   免疫系统的三大基本功能

功能	正常	不正常
免疫防御	防御病原生物体侵袭	反复感染、超敏反应
免疫监视	清除突变或错误细胞	免疫缺陷病、癌变、持续感染
免疫自稳	清除衰老或损伤细胞	自身免疫病

3. 免疫系统的组成   免疫系统由免疫器官与组织、免疫细胞和免疫分子组成。三个组成部分见表 1 - 2。

（1）免疫器官与组织   人体免疫器官包括中枢免疫器官（胸腺和骨髓）和外周免疫器官。

（2）免疫细胞   免疫细胞包括固有免疫细胞和适应性免疫细胞（T 和 B 淋巴细胞）。

表 1 - 2   免疫系统组成及其组成成分

免疫器官		免疫细胞	免疫分子	
中枢	外周	各分化细胞	膜型分子	分泌型分子
胸腺 骨髓 法氏囊（禽类）	脾脏 淋巴结 黏膜相关淋巴组织 皮肤相关 淋巴组织	淋巴细胞 单核 - 巨噬细胞 树突状细胞 其他 APC 其他免疫细胞 （粒细胞、红细胞、血小板等）	TCR BCR CD 分子 黏附分子 MHC 分子 其他	补体 细胞因子 免疫球蛋白

（3）免疫分子   免疫细胞的抗原识别受体，包括 T 细胞抗原识别受体 TCR、B 细胞抗原识别受体 BCR 和固有免疫模式识别受体（PRR）；②免疫球蛋白（抗体，Ig）；③提呈抗原的 MHC - Ⅰ、MHC - Ⅱ类分子；④补体及其受体；⑤细胞因子及其受体；⑥CD 分子和黏附分子（AM）。

三、免疫应答的种类及其特点

1. 免疫应答（immune response）   免疫应答的本质是免疫系统对异物（即抗原）清除的一种反应，参与免疫应答的免疫细胞和免疫分子有很多种，免疫应答大致可依照识别、活化和效应三个过程来完成（图 1 - 2）。有关免疫应答的过程与机制将在有关章节详细描述。

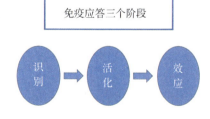

图 1 - 2   免疫应答的过程

2. 免疫应答的种类   免疫系统通过其组成成分间的相互配合对外来的物质或进入机体的抗原进行应答反应，分为固有免疫（innate immunity）和适应性免疫（adaptive immunity）。两者的比较见表 1 - 3。

表 1 – 3   固有免疫与适应性免疫的比较

固有（天然）免疫	适应性（获得性或特异性）免疫
胚系基因编码的受体识别病原体	基因重排的受体识别病原体
受体具有广泛特异性	受体具有精细特异性
抗原识别的受体为 PRR	抗原识别受体为 TCR 和 BCR
及时应答	迟发应答（3 – 5d）
无免疫记忆	有免疫记忆
所有后生动物中都存在	仅在脊椎动物中存在

机体免疫系统针对抗原性物质引起的免疫反应总和，称为免疫应答。免疫系统完成免疫应答的方式有两种，即免疫应答的类型分为两种。①固有免疫（innate immunity），是先天具有的免疫应答能力，主要是由皮肤黏膜的屏障作用、吞噬细胞的吞噬作用、自然杀伤细胞的杀伤作用及固有免疫分子如多种体液成分（补体、溶菌酶等）的杀菌及溶细胞作用等构成。它们天然地具有非特异的阻挡或清除入侵体内的微生物及体内突变、死亡细胞的功能，因此称为固有免疫。②适应性免疫（adaptive immunity）是个体出生后，由于机体感染了某种病原微生物或接触了异种、异体抗原而获得的针对这种特定抗原的免疫力，它是在针对外界入侵的病原体或自身抗原发生改变后诱导机体免疫系统产生的一种特异性免疫应答。具有严格的抗原特异性和免疫记忆性，因此称之为适应性免疫。主要由 T 淋巴细胞，B 淋巴细胞和抗体参与的免疫应答。

3. 免疫应答的特点

（1）固有免疫应答的特点   ①与生俱来：机体的固有免疫是由遗传获得的，针对病原体入侵可迅速应答。②非特异性：固有免疫对各种病原体都可应答，无特异性应答现象。③多次免疫并不能增强应答反应：固有免疫没有记忆性，其应答模式和强度不因与病原体的反复接触而改变。④多样性有限。

（2）适应性免疫应答的特点   ①可诱导性：病原体或抗原成分能诱导机体产生针对其适应性免疫应答，这种能力称为可诱导性。可诱导性保证了机体能有效针对入侵的病原体或抗原产生免疫应答并将其清除。②特异性：适应性免疫应答针对特定的病原体或抗原产生应答效应，对其他病原体或抗原不产生应答效应。但其他病原体刺激机体后，机体也可产生相应的适应性免疫应答。③记忆性：适应性免疫应答具有记忆能力，当再次遇到相同的病原体或抗原时，能快速产生更高水平、持续时间更长的应答效应。④多样性：与固有免疫应答不同，适应性免疫应答的方式非常多样化，根据病原体或抗原种类的不同而产生不同的应答方式。⑤区分自身与非己：机体适应性免疫应答只针对外来病原体或抗原产生应答，对自身成分不产生应答，表现为免疫耐受现象。⑥自身限制性：在抗原刺激后，所有正常的免疫应答水平随着时间延长而发生衰减，最终回到静息的基础状态，这一过程称为自身稳定，对于防止机体免疫效应过程而产生病理损伤有着重要的作用。此外，机体也存在着限制免疫应答水平的自身调节机制，如调节性 T 细胞等。

4. 人体免疫应答与免疫病理   人在出生后很快就会建立一套免疫系统，为适应内外环境，免疫系统为抵抗病原体感染或消除突变的自身抗原，衰老或凋亡的细胞，进行免疫应答是必要的。一般来说，人群中绝大部分人进行这种适度的免疫应答之后，尽管出现短暂的急性炎症，但很快就会恢复到免疫自身稳定的状况，不会引起病理损伤。不过，人群中有极少数人由于出现免疫应答反应过高或过低时，可从四种情况来理解：①针对病原体感染（外部抗原）或过敏原的免疫应答反应过高，就会出现过敏反应的病症；②相反地，如果对病原体的免疫应答过低，就不能及时有效清除病原体，引起慢性感染和慢性炎症；③人体免疫系统对自身抗原有免疫耐受，本来不会引起免疫应答反应，但人群中总有一小部分人由于自身抗原的因素或免疫受异常等原因出现了针对自身抗原的免疫应答反应或自身免疫反应过高，造成对自身组织，器官的损伤，即自身免疫病；④极少部人的免疫监视功能低下，对突变的、衰老的和凋亡的细胞不能及时清除，引起肿瘤的发生。免疫应答与免疫病理关系见表1–4。

表1–4 免疫应答与免疫病理

免疫应答	外部抗原（病原体）	内部抗原（自身抗原）
过高	过敏反应	自身免疫病
适度	清除病原体自稳	消除变异自稳
过低	慢性感染	肿瘤

第二节 免疫学发展简史

　　早先的医学限于当时对自然科学的认识尚未起步，我们的祖先常常将疾病和治病的有关现象"神"或"巫"化，也有些靠"经验"。人们在与传染性疾病作斗争中积累出对"免疫"现象的最朴素认识：从瘟疫中大难不死，则可获得对该瘟疫（传染病）的抵抗力，即"免疫"。免疫学的正式出现应该是在近代西方医学兴起后，特别是伴随着微生物学的发展与科学的进步而发展起来的，因此，其真正发展历程只有一个多世纪，一般我们都将这一历程分成三个阶段。

一、经验免疫学时期

　　中世纪即公元6世纪到13世纪，由于医学被神学取代，各种传染病传播极为猖獗，其中以鼠疫、麻风和后来的梅毒为最盛。17世纪中叶至18世纪，欧洲天花肆虐，死亡人数高达1.5亿，上至国家元首，下至普通百姓，在传染病面前无人幸免。诸如天花之类的传染病大流行给人类带来的灾难远超过历史上任何一次战争，不可一世的罗马帝国的衰落也是传染病导致的。作为四大文明古国，中国传统医药曾经一度领先于世界。我们的祖先在公元10世纪就发明了把轻症天花病人疱疹液经鼻少量接种正常人，让接种者仅患轻症天花而不患严重天花，当时称为"人痘"，人痘接种流行于世，使当时天花的病死率显著降低。这是

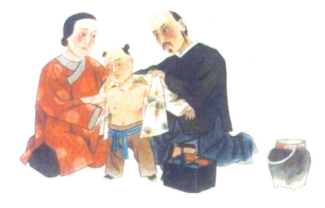

图1–3 中国人痘接种（痘衣法）

明隆庆年间（1567—1572）安徽太平县（今安徽黄市黄山区）首创种痘法。张璐《医通》（1695年）记载痘衣、痘浆、旱苗等法，并指出其"始自江右，达于燕齐、近者遍行南北冶"

经验免疫学起始的重要标志，是世界公认的最早有文字记载的疫苗接种法预防传染病方法。此后，种"人痘"的方法通过陆上与海上丝绸之路传遍欧亚美。人痘法预防天花虽然效果显著，但还是存在感染天花的危险性。（图1–3）

　　英国医生Edward Jenner是英格兰西部Gloucester郡的一名医生，他在行医中获得一种信息"牛患的一种轻度天花病（牛痘）也可以传染给人，人若传染上牛痘则再也不会得天花病"，并且他从感染过牛痘的挤奶女工很少感染天花这一现象得到启发，认为感染牛痘可以预防天花。他经过仔细调查研究后决定对这个现象进行实验验证，他于1796年5月14日在一名八岁男孩的两只胳膊上接种牛痘。男孩在染上牛痘后6个星期内康复，之后暴露于天花病毒攻击时，男孩完全没有受感染，此实验证明牛痘确实能

让人获得对天花的免疫。两年后，Jenner 于 1798 年非正式发表《天花疫苗因果之调查》一书，在书中他称此种方法为种痘（Vaccination，词根 vacc，即"牛"的意思）。正是因为此书的出版和他不懈地四处宣传，这一方法慢慢被世人接受并逐步推广，WHO 并最终在 1979 年使得天花在全世界消灭。这是人类在与传染病作斗争的征程中，第一次用科学实验验证的免疫接种方法来预防传染病的成功案例，从此开创了疫苗学研究的新时代，也正是因为此，Jenner 被称为免疫学之父（图 1 - 4）。

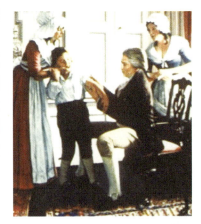

图 1 - 4　接种牛痘

二、科学免疫学时期

　　牛痘苗的发明为人类最终战胜天花做出了不朽的贡献，但当时因尚未认识天花和牛痘的病原体，所以这一时期仍然停留在原始的经验时期。从微生物学的开拓者荷兰的 Antony van Leeuwenhoek 发明显微镜并发现微生物开始，到 19 世纪中叶，显微镜在不断改进且放大倍率也不断提高，这使得科学家研究微生物有了强有力的手段，于是微生物学以及与之对应的传染病学迅速发展起来，很多杰出科学家积极投身于这一研究领域。如德国的细菌学家 Robert Koch 发明固体培养基并成功分离出结核杆菌，他提出了病原菌导致传染病的概念。

　　1880 年，法国科学家 Louis Pasteur 发现鸡霍乱杆菌的陈旧培养物能预防鸡霍乱的感染，他将狂犬病病原体经过兔脑传代获得了减毒株，他因此而创制出多种传染病疫苗，从此，免疫学正式跨入科学免疫学时期，这一时期，也造就了一个又一个免疫学诺贝尔奖获得者。

⇨ 案例引导

Louis Pasteur 与疫苗

　　案例　Pasteur 是法国微生物学家和化学家，26 岁时因对酒石酸的对映异构体的研究而一跃成为闻名巴黎的化学家，因而被酒庄酿造主请去解决酒变酸的"化学反应问题"，阴差阳错地让他开始研究微生物发酵，因而造就出一位伟大的微生物学、免疫学家。1880 年夏天，他的一名助手准备给几只实验用的鸡注射霍乱菌，因时值暑假助手忘了给鸡注射。装有霍乱菌的容器一直搁到暑假结束时才拿出来使用。但这次没出现通常鸡一被注入霍乱菌就立刻发病而死的情况，那些鸡只是稍有不适就很快恢复了精神。这个现象引起这位助手注意，他重新为这几只鸡注射"新鲜"霍乱菌，这回鸡根本没有发病，结果更令人吃惊！Pasteur 根据牛痘苗的原理推测这个助手可能无意中创制了"鸡疫苗"。于是，Pasteur 又找来几只鸡，重复同样的步骤，而且用各种方法进行试验，最终发明出有效的霍乱疫苗。由此，Pasteur 联想到能否用这个疫苗制作技术对抗其他疾病？这促成了他通过在 25 只羊身上进行实验而在 1881 年成功研制出炭疽疫苗。

　　讨论　请围绕疫苗对人类预防传染病及对人类健康的贡献展开免疫学发展与应用的讨论。

　　1882 年，俄国科学家 Elie Metchnikoff 发现海星幼虫体内一种透明、可移动的细胞能够包围吞噬异物，他于 1883 年发表了他的研究成果，并创立"吞噬细胞"一词并提出了细胞免疫学说；1888 年，法国 Pasteur 实验室的 Roux 和 Yersin 将含白喉棒状杆菌的培养物过滤，再将过滤掉细菌的滤液接种到动物体内，结果发现此滤液可导致白喉相关症状，他们因此发现了白喉的致病机制是由白喉杆菌产生的外毒素所致。1890 年，德国 Koch 实验室的 Emil von Behring 和 Kitasato 受中医"以毒攻毒"理论启发，利用白喉外毒素成功制备出白喉抗毒素；即最早的人工制备抗体，在德国柏林医院大胆地将其用于白喉患儿治疗并获得成功，开辟了人工被动免疫的方法，Behring 因而于 1901 年获得了第一个诺贝尔生理学及医学奖。1897 年，化学疗法奠基人之一的德国免疫学家 Paul Ehrlich 创立侧链学说，提出了以抗体为主的体液免疫学说。细胞免疫和体液免疫两种学说的出现使人类认识人体免疫现象达到了新的高度，但两种学说当时都不能较全面地解释免疫的机制，双方还曾一度论战不休，直到 1903 年，Almroth E. Wright 和 Stewart R. Douglas 进一步研究 Metchnikoff 发现的吞噬细胞并证明相应的抗体能增强吞噬细胞对细菌的吞噬，该抗体被称为调理素，从此将两种学说统一起来。但是，随着免疫学研究的深入，原来认识的一些免疫机制已不能解释新发现的免疫现象。1901 年，奥地利的免疫化学研究的创始人 Karl Landsteiner 发现了 ABO 血型系统，1926 年他与 P. Lerine 一起又发现了 MN 和 P 两种血型系统，1940 年他与 A. Wiener 再发现 Rh 抗原，此后又发现了许多其他的红细胞抗原。这些免疫血液学（immunohematology）的研究对理论免疫学、法医学及人类种族关系的研究具有重要的意义，Landsteiner 也因此于 1930 年获得诺贝尔生理和医学奖。1902 年，法国人 Charles R. Richet 和 Paul J. Portier 给动物重复注射有毒的海葵触角提取物时，动物出现了过敏症状而致死，这就发现了与原来认识到的免疫保护现象相反的现象—过敏反应，即免疫也有导致疾病的可能（免疫病理），Richet 因这一发现荣获了 1913 年诺贝尔生理学与医学奖。1905 年，在用马的白喉抗毒血清治疗白喉患者时，出现了发热、皮疹、水肿、关节痛、蛋白尿等症状的"血清病"；输血可因血型不符出现"输血反应"等现象促使人们开始关注和研究免疫应答的病理反应。1895 年，比利时人 Jules Bordet 发现了补体，他于 1900 年又发现补体存在才会使红细胞被溶血素溶解，他因此创立了补体结合试验，因对免疫学的这一贡献他获得了 1919 年诺贝尔奖。以补体结合反应的出现为代表，加上该时期发现的凝集反应、沉淀反应、溶菌反应等一道被广泛地用于传染病的诊断及防治中，这标志着免疫学应用开始发展起来了。1916 年《Journal of Immunology》创刊，免疫学作为一门学科至此才正式为人们所承认。

20 世纪中期以后，免疫学发展的代表性成果开始加快出现，众多新发现频频向传统免疫学观念挑战。1945 年 R. Owen 发现同卵双生的两只小牛的不同血型可以相互耐受从而提出免疫耐受的概念；1948 年美国 George D. Snell 发现了组织相容性抗原；1950 年法国的 Jean Dausset 在人的血液中发现了具有与 H-2 同样作用的人体白细胞抗原即 HLA（1959 年发表），以后他把大量工作集中在对这类抗原的结构与功能以及控制这类抗原的基因——主要组织相容性复合体（major histocompatibility complex，MHC）的研究上；1963 年美国 Baruj Benacerraf 发现了免疫应答基因。此三人共同因对主要组织相容性复合体的研究获得了 1980 年的诺贝尔生理和医学奖。1961 年美国的 Edelman 用化学还原法证明抗体是由四条肽链经二硫键连接组成的，其中两条长链、两条短链。1962 年 Porter 提出了抗体分子（IgG）结构模式图。澳大利亚免疫学家 Frank Macfarlane Burnet 提出获得性免疫耐受的理论，他认为在胚胎期给动物注射抗原，该动物则不产生抗体而是对该抗原获得了耐受，他的理论于 1953 年由英国免疫学家 Peter Medawar 进行人工耐受验证试验获得成功，Medawar 将同种异型脾细胞注入小鼠胚胎，待其出生长大之后接受供体品系小鼠的移植皮肤，不发生排斥，从而证实了 Burnet 推测。1957 年 Burnet 提出了抗体生成的克隆选择学说，他认为体内有很多针对各种抗原的相应细胞系（克隆 clone），抗原进入机体选择相应细胞系与其结合，活化该细胞系，使之增殖并产生特异性抗体；若在胚胎期间由某抗原选择相应细胞系接触后，这些细胞系即被排除或失去活性，处于抑制状态，称此为禁忌克隆（forbidden clone），而机体就失去针对这种抗原的反应性，形成耐受（tolerance），从而解释了机体为什么能对自身抗原耐受。此假设不仅能说明抗体形成的机制，而且能解释不少免疫生物学现象，如对抗原的识别、免疫的记忆、免疫耐受性和自身免疫等，对近代免疫学的发展起了很大的推动作用。对免疫耐受现象的发现和理论上的阐明，使 Burnet 和 Medawar 获得 1960 年诺贝尔奖。1961 年澳大利亚 Jacques F. A. P. Miller 发现了胸腺的功能，1968 年 Miller 和 Mitchell 证实骨髓与腔上囊功能相当，产生 B 细胞，上述成果已逐步揭示机体存在完整的中枢与外周免疫器官及免疫系统。1969 年，Claman、Mitchell 等人提出了 T、B 细胞及亚群并证明了它们的免疫协同及主要组织相容性复合体（MHC）限制性。

三、现代免疫学时期

随着分子生物学、分子遗传学、细胞生物学、干细胞学、神经生物学等学科的理论与技术出现并渗透到免疫学领域，将免疫学推向飞速发展的现代免疫学时期。1975 年 Köhler 和 Milstein 建立单克隆抗体（monoclonal antibody）技术标志现代免疫学时期的开始。用杂交瘤技术大量制备出了第二代抗体——单克隆抗体，为免疫学的研究和临床应用提供了强有力的工具，被广泛用于鉴定免疫细胞膜表面大分子，如分化抗原、组织相容性抗原、受体分子等，同时在临床上还被广泛用于疾病的诊断和治疗。与此同时，出现了以荧光标记、酶标记和放射性核素标记为主的各种免疫标记技术，以及细胞及细胞因子检测技术等。1978 年日本学者 Susumu Tonegawa 应用基因重组技术，发现抗体多样性产生机制是由免疫球蛋白基因片段重排及连接多样性引起的，使免疫球蛋白多样性的遗传控制依据被找到，因此，他于 1987 年获得诺贝尔生理学或医学奖。

此后的 20 多年里，现代免疫学进展可以说层出不穷，如从分子水平阐明免疫细胞的信号转导通路、T 细胞亚群分类更加具体、免疫细胞分化发育的大体路径更加清晰、免疫应答过程中抗原提呈细胞发挥作用的机制等；在天然免疫方面也兴起了一系列研究热点，如新的模式识别分子发现与模式识别机制、NK 细胞、NKT 细胞、黏膜免疫系统的免疫机制等；在 CD 分子、细胞因子、MHC 分子、新型疫苗、靶向治疗分子，CAR－T，免疫检查点阻断，以及免疫系统与神经内分泌系统相互作用等领域同样也进展迅速，推动了以免疫基因和免疫分子通路活化的系列研究，为深入理解免疫细胞的生理与功能，阐明细胞与细胞间及免疫系统与机体整体间的功能机制，不断开创了现代免疫学新的辉煌时代。

第三节　免疫学在医学和生命科学中的应用与展望

免疫学的临床医学应用主要归纳在三个方面：一是应用免疫学基础理论阐明许多疾病的发病机制和发展规律，开发对这些疾病有效的防治方法；二是应用免疫学原理和技术开发具体的临床诊断技术为临床提供有价值的诊断指标；三是应用医学免疫学知识开发生物制药，应用于对临床疾病的防治。

一、免疫生物制剂在临床医学中的应用

（一）疫苗的研制与应用

免疫学防治是指应用免疫制剂或免疫调节药物调整机体的免疫功能，达到对疾病进行预防或治疗的目的。接种抗原性物质后可刺激人体免疫系统获得特异性免疫，这是一种人工主动免疫的方法。目前社区推行的大众化的疫苗接种（免疫规划）为防疫常见的传染病作出了重大的贡献。疫苗应用极为广泛，当前面对新发传染病的挑战，国家大力投入，加快了研制新型疫苗预防重大传染病的步伐。人工被动免疫的生物制品主要有抗毒素、抗菌血清与抗病毒血清、胎盘球蛋白和血浆丙种球蛋白，已经在临床得到了广泛的应用。

（二）免疫诊断技术开发与应用

应用免疫学的理论和技术开发免疫诊断的临床检测方法，广泛应用于临床对各种疾病的辅助诊断

和评价机体免疫状态。如确定疾病的病因和病变部位，或确定机体免疫状态是否正常。此外，还应用于法医学的血迹鉴定、生物化学的血清成分鉴定和物种进化关系的研究等。从免疫学的角度免疫诊断可应用于：①检查免疫器官和功能发生改变的疾病，如免疫缺陷病、自身免疫病；②由免疫机制引起的疾病，如输血反应、移植排斥反应；③一些内分泌性的疾病；④检测传染性疾病、免疫性疾病、肿瘤和其他临床各科疾病特异性的免疫学指标，主要包括免疫血清学诊断、免疫细胞学诊断和免疫遗传学（基因）诊断。

（三）生物制药与临床免疫治疗

早期的疫苗生物制品大范围应用于人群的传染病防治。另外，根据医学免疫学原理制备的免疫生物制剂应用于临床治疗的主要生物制剂有：①免疫抑制剂，包括糖皮质激素类、微生物代谢产物、抗代谢类和抗淋巴细胞的抗体类等，针对免疫应答的特定环节降低免疫反应的强度，减轻免疫病理损伤。应用于过敏性疾病、自身免疫病和器官移植排斥反应的治疗；②抗体类制剂，如多克隆抗血清（抗毒素）和各种单克隆抗体在临床抗感染，抗肿瘤免疫治疗得到了推广应用；③细胞因子与细胞因子拮抗剂，如临床细胞因子补充疗法的粒细胞-巨噬细胞集落刺激因子（GM-CSF）用于恢复患者的造血功能，临床使用抗白细胞介素-6单克隆抗体（anti-IL-6 mAb）治疗自身免疫病等；④免疫分子类药物，如CTLA-4Ig等。

另外造血干细胞移植可用于治疗再生障碍性贫血、白血病以及某些免疫缺陷病和自身免疫病等，免疫细胞过继疗法可应用于肿瘤免疫治疗。随着转基因技术和基因编辑技术发展，应用于遗传性疾病，免疫缺陷病和肿瘤的治疗指日可待。

二、免疫学对生命科学的影响

免疫学的发展及其向生物学、医学各学科的渗透，产生了许多免疫学分支学科，如免疫生物学、免疫遗传学、分子免疫学、免疫病理学、免疫药理学、免疫毒理学、神经免疫学、心血管免疫学、肿瘤免疫学、移植免疫学、生殖免疫学、血液免疫学、皮肤免疫学以及老年免疫学等。这些分支学科的发展将极大地促进医学、现代生物学的进步，将在肿瘤的防治，心脑血管疾病、器官移植、传染病预防、免疫性疾病治疗，生殖控制以及延缓衰老等方面产生深远的影响。

三、医学免疫学的研究方向与展望

今后免疫学将会继续以人类健康密切相关的免疫问题作为研究重点。①发现新的免疫分子，在基础免疫学领域进一步研究免疫分子的结构与功能及其编码基因结构和调控。②新型疫苗的研制：开发新型疫苗应用影响重大公共卫生的新发传染病疫苗，开发应用于非传染病治疗的疫苗。③研究免疫细胞发育和分化过程的基因调控、免疫细胞分化增殖和凋亡信号的转导途径，将基础研究成果转化为临床应用。④肿瘤免疫治疗新方案的研究等。此外免疫学与其他学科交叉渗透，相互促进，开创临床应用新思路和全新的治疗方法。如将现代分子生物学技术、基因组测序技术、干细胞技术、生物信息技术等与免疫细胞体外培养、扩增技术、治疗性疫苗与抗体、抗体分子靶向药物等交互应用，探索出新的技术方法应用于临床各种疾病特别是血液病、肿瘤和免疫性疾病等危害人类健康的重大疾病治疗，现代免疫学将在当下精准医学强调的精准诊断与精准治疗方面大有作为，将为解决当前医学中许多问题起着关键性的作用，为造福人类健康做出更大贡献。

1901—2021年，免疫学家获得诺贝尔生理或医学奖的突出人物及其主要贡献见表1-5。

表 1 - 5　从 1901 年到 2021 年免疫学家获得诺贝尔生理或医学奖列表

时间	获奖者（国家）	主要贡献
1901 年第 1 届	Emil Adolf von Behring（德国）	血清疗法防治白喉、破伤风
1905 年第 5 届	Robert Koch（德国）	发现结核杆菌和结核菌素
1908 年第 8 届（2 人）	Elic Metchnikoff（俄国） Paul Ehrlich（德国）	提出细胞吞噬学说 提出体液免疫理论（抗体形成的侧链学说）
1913 年第 13 届	Charles Robert Richet（法国）	过敏反应的研究
1919 年第 19 届	Jules Bordet（比利时）	发现补体
1930 年第 30 届	Karl Landsteiner（澳大利亚）	发现人类 ABO 血型、免疫化学
1957 年第 57 届	D. Bovet（意大利）	发现并合成抗组胺
1960 年第 60 届 （2 人）	Peter Medawar（阿拉伯裔英国人） Sir Frank Macfarlane Burnet（澳大利亚）	证实获得性免疫耐受性 细胞克隆选择学说
1972 年第 72 届（2 人）	Gerald M. Edelman（美国） Rodney Robert Porter（英国）	阐明抗体化学结构
1976 年第 76 届（2 人）	Baruch S. Blumberg（美国） Carleton Gaidusek（美国）	澳大利亚抗原与急性病毒性肝炎之间的关系 发现朊病毒
1980 年第 80 届（3 人）	Baruj Benacerraf（美国） George D. Snell（美国） Jean Dausset（法国）	免疫应答基因（Ir） 小鼠 MHC 的发现 人 HLA 的发现
1984 年第 84 届（3 人）	Niels K. Jerne（丹麦） Georges J. F. Khler（德国） Csar Milstein（阿根廷）	共同发现：免疫系统的发育和控制特异性的理论和发现单克隆抗体产生的原理
1987 年第 87 届	Susumu Tonegawa（日本）	发现抗体多样性产生的遗传学机制
1996 年第 96 届（2 人）	Peter C. Doherty（澳大利亚） Rolf M. Zinkernagel（瑞士）	共同发现：细胞免疫
2008 年第 108 届（3 人）	Harald zur Hausen（德国） Francoise Barre - Sinoussi（法国） Luc Montagnier（法国）	发现导致子宫颈癌的人乳头状瘤病毒（HPV） 发现艾滋病毒 发现艾滋病毒
2011 年第 111 届（3 人）	Bruce A. Beutler（美国） Jules A. Hoffmann（美国） Ralph M. Steinman（法国，公布三天前去世）	先天免疫激活方面的发现 发现树突状细胞及其在获得性免疫中的作用
2018 年第 118 届（2 人）	James P. Allison（美国） Tasuku Honjo（日本）	共同发现：发现免疫负调节的肿瘤免疫治疗新方法

目标检测

答案解析

1. 机体免疫系统抵抗病原微生物感染的功能称为（　　）

　　A. 免疫监视　　　　　B. 免疫自稳　　　　　C. 免疫耐受

　　D. 免疫防御　　　　　E. 免疫识别

2. 第一个用牛痘疫苗接种来预防天花的医师是（　　）

　　A. Koch　　　　　　　B. Jenner　　　　　　　C. Pasteur

　　D. Von Behring　　　　E. Bordet

3. 适应性免疫应答的特征不包括 （　　）

    A. 特异性　　　　　　　B. 耐受性　　　　　　　C. 记忆性

    D. 即时发生　　　　　　E. 多样性

4. 最早提出克隆选择学说的科学家是 （　　）

    A. Burnet　　　　　　　B. Border　　　　　　　C. Porter

    D. Von Behring　　　　　E. Pasteur

5. 长期使用免疫抑制剂的机体容易发生 （　　）

    A. 恶性肿瘤　　　　　　B. 血清病　　　　　　　C. 移植物抗宿主病

    D. 反复感染　　　　　　E. 溶血性贫血

6. 最早用人痘接种，以毒攻毒，预防天花的国家是 （　　）

    A. 中国　　　　　　　　B. 美国　　　　　　　　C. 法国

    D. 德国　　　　　　　　E. 英国

7. 下列哪种细胞不参与固有免疫应答 （　　）

    A. B-1 细胞　　　　　　B. NKT 细胞　　　　　　C. γδT 细胞

    D. Treg 细胞　　　　　　E. NK 细胞

8. 关于固有免疫的特点，不正确的是 （　　）

    A. 非特异性的　　　　　　　　　　　　B. 感染早期天然的免疫防御功能

    C. 对再次感染的免疫作用更强　　　　　D. 先天具有的

    E. 有限的多样性

9. 简述免疫学在临床上的应用。

10. 简述免疫应答的种类与特点。

（邹义洲）

书网融合……

本章小结　　　　　　微课　　　　　　题库

第二章　免疫器官与组织

PPT

免疫系统（immune system）是机体产生免疫细胞和免疫分子并执行免疫应答的重要系统，包括免疫器官（immune organ）、免疫组织（immune tissue）、免疫细胞（immune cell）和免疫分子（immune molecule）。本章重点讲述免疫器官和免疫组织。

免疫器官包括免疫细胞发生和发育成熟的中枢免疫器官（骨髓、胸腺）和执行免疫应答的外周免疫器官（淋巴结、脾脏、黏膜相关淋巴组织）。免疫组织主要分布在胃肠道、呼吸道、泌尿生殖道等黏膜下层，主要由一些弥散的淋巴组织和淋巴小结组成，在黏膜的抗感染免疫中发挥重要作用。

⇨ **案例引导**

案例 六岁男孩，自出生后 4 个月起，经常发热、腹泻，每月出现 1 ~ 2 次上呼吸道感染，每年患 3 ~ 4 次肺炎。经多次检查，发现所有血清免疫球蛋白严重下降，B 细胞数量显著降低，但 T 细胞数量及功能正常。经反复检查，确诊为先天性免疫缺陷病。针对此种情况，讨论回答以下问题。

讨论 1. 哪些实验室检查可以确诊该病？如何与其他疾病做鉴别诊断？

2. 本章叙述的免疫器官中哪种器官功能障碍可能导致该病的发生？如何治疗才能彻底治愈该病？

第一节　中枢免疫器官 ⓔ 微课

中枢免疫器官（central immune organ）也称为初级淋巴器官（primary lymphoid organ），是免疫细胞发生、分化、发育和成熟的场所。人类和其他哺乳动物的中枢免疫器官包括骨髓和胸腺。

一、骨髓

骨髓（bone marrow）具有造血功能，是各类血细胞和免疫细胞的发源地，是 B 淋巴细胞分化、发育和成熟的场所，还是再次体液免疫应答发生的场所。

（一）骨髓的细胞组成

骨髓位于骨髓腔中，分为红骨髓和黄骨髓。红骨髓造血功能活跃，由造血细胞、血窦、基质细胞和脂肪细胞组成。基质细胞包括网状细胞、成纤维细胞、巨噬细胞和血窦内皮细胞，基质细胞可以分泌白细胞介素（interleukin，IL）－3，IL－4，IL－6，IL－7，集落刺激因子（colony stimulating factor，CSF），粒细胞－巨噬细胞集落刺激因子（granulocyte－macrophage colony stimulating factor，GM－CSF），这些细胞因子与基质细胞共同构成骨髓中的造血诱导微环境（hematopoietic inductive microenvironment，HIM），为造血干细胞的分化发育提供条件。造血细胞分化后通过血窦离开骨髓进入血液循环。

（二）骨髓的功能

1. 骨髓是各类血细胞和免疫细胞发生的场所　由于骨髓造血干细胞能分化成各种血细胞，因此被称为多能造血干细胞（multiple hematopoietic stem cell，HSC）。在骨髓造血诱导微环境的作用下，可分化为髓系祖细胞（myeloid stem cell）和淋巴祖细胞（lymphoid stem cell）。髓系祖细胞最终分化为血液中的中性粒细胞、嗜酸性粒细胞、嗜碱性粒细胞、单核细胞、红细胞和血小板，淋巴祖细胞最终分化为T淋巴细胞、B淋巴细胞和NK细胞。树突状细胞分别来自于髓系祖细胞和淋巴祖细胞，见图2－1。

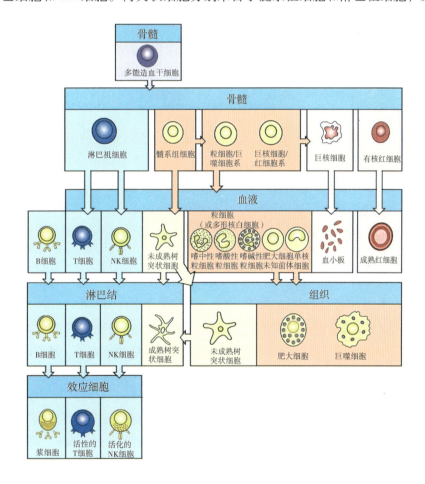

图 2 - 1　骨髓造血干细胞的分化示意图

2. 骨髓是B淋巴细胞分化成熟的场所　骨髓中产生的淋巴祖细胞分化为祖B细胞和祖T细胞。祖B细胞在骨髓内继续分化为成熟B细胞，而祖T细胞进一步前往胸腺进行分化成熟。成熟的B淋巴细胞离开骨髓，经过血液进入外周免疫器官，成熟的T淋巴细胞离开胸腺，经过血液和淋巴进入外周免疫器官并定居于此。未经抗原刺激的成熟T、B淋巴细胞被称为初始淋巴细胞（naïve lymphocytes）。

骨髓内干细胞分别分化为B淋巴细胞系和T淋巴细胞系，B细胞在骨髓内进一步成熟而T细胞在胸腺内进一步成熟，之后这些成熟细胞经血液循环进入外周免疫器官，然后再通过血液或者淋巴液在身体各处的外周免疫器官循环（图2-2）。

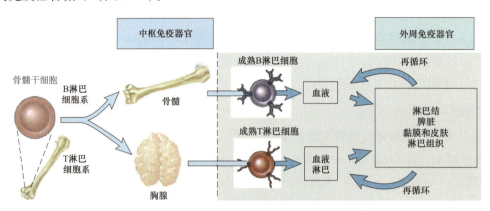

图2-2　B细胞和T细胞分别在骨髓和胸腺分化成熟

3. 骨髓是再次体液免疫应答中产生抗体的主要场所　外周免疫器官生发中心的记忆B细胞在特异性抗原刺激下被活化，分化为浆细胞，经淋巴和血液进入骨髓，并缓慢持久地产生大量抗体（主要为IgG，也有IgA），浆细胞在血液中可持续数年，成为血清抗体的主要来源。除介导体液免疫应答的浆细胞以外，也有一些长寿的记忆性T淋巴细胞迁移并定居于骨髓。

二、胸腺

胸腺（thymus）是T淋巴细胞分化发育成熟的场所。胸腺位于纵隔前、胸骨后、心脏上方。胚胎后期及出生时，人胸腺重10~15g，是相对重量最大的时期，到青春期重30~40g，是绝对重量最大的时期，之后逐渐萎缩，淋巴细胞减少而脂肪组织增多，胸腺微环境改变，至老年仅为15g，因此老年个体免疫力减退。关于T细胞在胸腺中的分化发育将在本书第十章讲述，本章重点讲述胸腺的组织学结构和功能。

（一）胸腺的组织结构和细胞组成

胸腺分左右两叶，每叶又被结缔组织的纤维小梁分隔为多个小叶。每个小叶包括外层皮质（cortex）和内层髓质（medulla）。HE染色中，皮质染色深而髓质染色浅。从骨髓来的T淋巴细胞经过血管进入胸腺皮质，胸腺内的T淋巴细胞又称为胸腺细胞。胸腺细胞的成熟始于皮质，随着胸腺细胞的成熟，逐渐向髓质迁移，所以髓质内仅有成熟的T淋巴细胞，数目少因而染色浅。而胸腺皮质中密布各个成熟阶段的T淋巴细胞，数目多因而染色深。

胸腺皮质和髓质中散布着一些非淋巴样的上皮细胞，具有丰富的胞质，可包绕胸腺细胞，称为抚育细胞（nurse cell）。抚育细胞和它产生的激素、细胞因子等与骨髓来源的巨噬细胞和树突状细胞一起构成胸腺微环境，以促进胸腺细胞的分化发育。胸腺组织具备两个特点：①胸腺组织构成网状结构，为细胞-细胞紧密接触提供了微环境；②胸腺组织能异位表达外周组织特异性抗原。

在胸腺髓质中，有一种特征性结构叫作胸腺小体（也称作赫氏小体），由呈同心圆状包绕排列的上皮细胞构成，类似于皮肤和肠道中的成熟细胞，起到了训练胸腺中免疫细胞的功能（图2-3）。

（二）胸腺的功能

1. T淋巴细胞发育、分化、成熟的场所　从骨髓迁入到胸腺的祖T细胞在胸腺微环境诱导下，经历T细胞抗原受体（TCR）的基因重排、T细胞的阳性选择和阴性选择的发育过程后，只有不足5%的胸腺细胞最后可以发育为成熟的初始T淋巴细胞，离开胸腺经血液循环进入外周免疫器官。

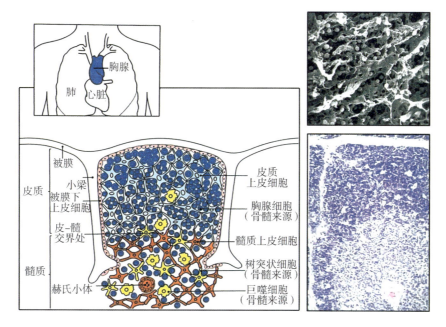

图 2-3　胸腺的形态学

光学显微镜下的胸腺小叶呈现皮质和髓质。

蓝染的细胞为发育中的 T 淋巴细胞也称胸腺细胞。结缔组织被膜

深入胸腺实质将胸腺分隔为多个小叶，内有皮质、髓质、血管、胸腺小体等

2. 免疫调节作用　胸腺上皮细胞、巨噬细胞、树突状细胞等构成胸腺基质细胞，它们所产生的多种细胞因子和胸腺激素，构成了胸腺微环境，不仅促进胸腺细胞的发育成熟，也具有调节免疫功能的作用。

3. 屏障作用　胸腺皮质内毛细血管及其周围结构具有屏障作用（称为血 - 胸腺屏障），对进入胸腺的细胞有严格限制性，并且可以阻止血液中大分子物质进入胸腺。

⊕ **知识链接**

DiGeorge 综合征

　　DiGeorge 综合征（DGS）是人类最常见的微缺失综合征，每 4000 个出生婴儿中就有一个，也被称作 22q11.2 基因缺失综合征。这是一个包含多系统发育异常的疾病，如心脏发育异常、腭发育异常、甲状旁腺功能减退、面部异常，而发育迟滞和迟发的神经系统异常尤其常见。主要原因是部分 22q11.2 基因缺失导致正常蛋白功能受损。除以上系统和组织异常之外，DGS 患者的一个重要特征是胸腺发育不全，有完全型和部分型之分。完全型只占病人的一小部分，约 0.5%。这些患者表现为严重的近乎缺乏 T 细胞的免疫缺陷。而其他的大部分患者为部分型，也表现为中度至重度的 T 细胞缺乏。此类患者极易感染病毒和真菌，可见正常的胸腺功能对 T 细胞发育起着决定性作用。

第二节　外周免疫器官和组织

　　外周免疫器官（peripheral immune organ）又称作次级淋巴器官（secondary lymphoid organ），包括淋巴结、脾脏、黏膜相关淋巴组织和皮肤淋巴组织。外周免疫器官是成熟 T 淋巴细胞和 B 淋巴细胞定居的主要场所，也是淋巴细胞对外来抗原（尤其是来自外周组织的抗原）发生免疫应答的主要部位。

一、淋巴结

淋巴结（lymph node）是小的结节状器官，沿着淋巴管道广泛分布于全身，是结构最完备、高度组织化的外周免疫器官。人体内有数以千计大小不同的淋巴结。淋巴管（lymphatic vessel）在淋巴结中的作用非常重要，有将淋巴液引入淋巴结的输入淋巴管，也有将淋巴液引出淋巴结的输出淋巴管。组织或器官的淋巴液均引流至局部淋巴结，入侵的病原体可由淋巴液带到临近的淋巴结。在这里，T 细胞、B 细胞、抗原递呈细胞以及抗原汇集在一起，通过增加它们相互作用的概率而有效激活适应性免疫应答。

（一）淋巴结的结构

淋巴结由纤维被膜包裹，实质分为皮质区和髓质区。皮质内含初级淋巴滤泡、次级淋巴滤泡和副皮质区。

1. 皮质（cortex）

（1）皮质内有浅皮质区和深皮质区（又称副皮质区），浅皮质区是靠近被膜的表浅部分，内有大量 B 细胞聚集为淋巴滤泡，因此又被称为非胸腺依赖区。深皮质区位于浅皮质区与髓质之间，是 T 细胞定居的场所，所以是胸腺依赖区。

（2）浅皮质区内主要是初始 B 淋巴细胞（B 细胞区），未受到抗原刺激，这样的淋巴滤泡被称为初级淋巴滤泡。当初始 B 细胞遇到从感染部位携带抗原来的树突状细胞之后，B 细胞识别抗原后活化，从初级淋巴滤泡迁出至副皮质区，经过 T 细胞辅助，活化的 B 细胞回迁至淋巴滤泡，滤泡内出现生发中心，B 细胞大量增殖分化为淋巴母细胞，被称为次级淋巴滤泡。

（3）B 细胞在生发中心的增殖速率非常惊人，每 6 小时其细胞数将翻倍。淋巴母细胞可向内转移至淋巴结髓质的髓索，分化为浆细胞、产生抗体并进入循环。还有一部分 B 细胞成为记忆性 B 细胞进入淋巴细胞再循环，之后驻扎在骨髓和脾脏。

（4）副皮质区内不仅有 T 淋巴细胞，还有从外周组织来的树突状细胞，这些树突状细胞有可能携带着从外周捕获的抗原，提供给 T 细胞识别。副皮质区内有 T 细胞和树突状细胞特异性的趋化因子。

（5）在副皮质区内还有一个非常重要的高内皮微静脉（high endothelial venule，HEV），它们由特殊的柱状内皮细胞即高内皮细胞围成，细胞之间有足够的空间让淋巴细胞蠕动通过，因此高内皮微静脉是血液循环中的初始淋巴细胞进入淋巴结的"大门"（图 2－4）。

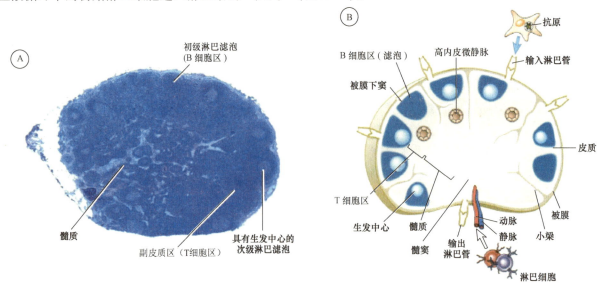

图 2－4　淋巴结的形态学

A. 光学显微镜下的淋巴结呈现皮质区、副皮质区、生发中心和髓质。

B. 淋巴结内 B 细胞区和 T 细胞区示意图，并显示淋巴细胞和抗原进入淋巴结的路径。

2. 髓质（medulla） 由髓索和髓窦构成。髓索内含大量 B 细胞、浆细胞、少量 T 细胞和巨噬细胞。髓窦内富含巨噬细胞，可以有效清除淋巴液中的病原体和有害物质。

（二）淋巴结的功能

1. T 细胞和 B 细胞定居的场所 在骨髓成熟的 B 细胞和在胸腺成熟的 T 细胞进入外周后被血循环送至淋巴结，淋巴结成为其主要定居部位。其中，T 细胞约占淋巴结淋巴细胞数量的 75%，B 细胞约占 25%。

2. 适应性免疫应答发生的场所 淋巴结是 T、B 细胞接受树突状细胞携带来的抗原刺激、发生适应性免疫应答的主要场所。以上皮细胞感染病原体为例（图 2-5）：①在感染部位，游离抗原被树突状细胞摄取，树突状细胞经淋巴管进入局部引流淋巴结，将抗原运输至淋巴结，并在此处与从血液循环来的初始 T 和 B 细胞相遇；（2）初始 T 和 B 细胞受到特异性抗原刺激后被激活、发生克隆扩增并分化为效应性或记忆性 T 和 B 淋巴细胞；③效应 B 细胞分化为浆细胞产生抗体进入外周，效应性 T 细胞也进入外周，用于清除外周组织中的外来抗原；④记忆性 T 和 B 淋巴细胞也进入外周，次级免疫器官为下次感染已经做好准备（图 2-5）。关于适应性免疫应答的详细机制将在本书第十章和十一章详述。

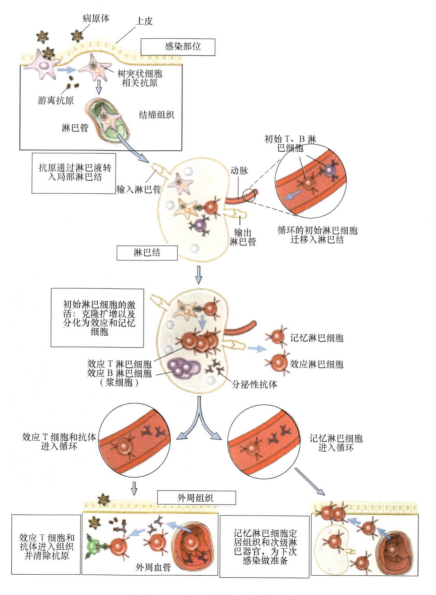

图 2-5 淋巴细胞激活的解剖学

3. 过滤作用   当淋巴液进入淋巴结后，渗入到边缘窦，再通过浅皮质区和副皮质区，最终进入髓窦。在边缘窦和髓窦中都富含巨噬细胞，巨噬细胞贴于窦壁，主要职责是清洁淋巴液，吞噬并清除其中的病原体和有害物质，因此淋巴结的功能之一就是作为淋巴滤器。

4. 参与淋巴细胞再循环   淋巴结是再循环淋巴细胞的重要来源，关于淋巴细胞再循环在本章第三节有详述。

二、脾脏

脾脏（spleen）是胚胎时期的造血器官，自胚胎后期骨髓开始造血后，脾脏的造血功能弱化而逐渐演变为体内最大的外周免疫器官。成人脾脏重约150g，位于腹腔左上部。脾脏在结构上不与淋巴管道相连，没有淋巴窦。脾脏介于动脉和静脉之间，内有大量血窦，因此脾脏成为血源性抗原发生免疫应答的主要部位。

（一）脾的结构

脾表面为结缔组织被膜，被膜向脾内延伸形成脾小梁，将脾分隔成若干小叶。脾小梁对于脾实质内的淋巴组织和血液具支持和保护作用。脾的实质部分由白髓和红髓构成（图2-6A）。

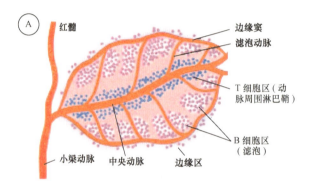

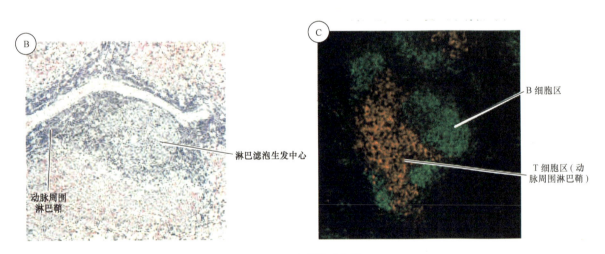

图2-6 脾脏的形态学

A. 脾脏示意图，显示红髓和白髓内主要结构：T细胞区域（动脉周围淋巴鞘）和B细胞区域（淋巴滤泡）。B. 光学显微镜下的人脾脏标本切片，显示动脉周围淋巴鞘和带生发中心的淋巴滤泡，以及充满血窦的红髓。C. 免疫组织化学技术显示脾脏内的T细胞区和B细胞区。动脉周围淋巴鞘的T细胞显示红色荧光，淋巴滤泡内的B细胞显示绿色荧光。

1. 白髓（white pulp）   是脾脏内淋巴细胞密集的区域，相当于淋巴结的皮质区。脾动脉入脾后，分支成为小梁动脉，小梁动脉继续分支进入脾实质，称为中央动脉。中央动脉周围密集分布T淋巴细胞，根据它的解剖形态，被称为动脉周围淋巴鞘（periarteriolar lymphoid sheath，PALS）（图 2 – 6A），它与 B 细胞密集的滤泡和边缘区共同构成白髓。动脉周围淋巴鞘内除密布 T 细胞外，还有少量树突状细胞和巨噬细胞，相当于淋巴结的副皮质区。

动脉周围淋巴鞘旁边的淋巴滤泡为脾小结，内含大量 B 细胞和少量巨噬细胞及滤泡树突状细胞，受抗原刺激后中央出现生发中心，类似淋巴结的浅皮质区（图 2 – 6B）。

白髓的边缘即和红髓交界的部位称为边缘区，主要由 B 细胞、T 细胞和巨噬细胞构成。血液从脾动脉进入，并向外流向边缘窦，继而渗透入整个脾脏，最后进入静脉。巨噬细胞衬于边缘窦内，通过吞噬细胞碎片和外源入侵者而净化血液。当初始 B 细胞和初始 T 细胞与血液一起流动时，在淋巴细胞归巢机制的作用下，它们会停留在不同区域，T 细胞位于环绕中心小动脉的动脉周围淋巴鞘区域，B 细胞位于脾小结的淋巴滤泡内（图 2 – 6C）。

2. 红髓（red pulp） 分布于被膜下、小梁周围及白髓边缘区外侧，由脾索和脾血窦组成。脾索为索条状组织，主要含散在的淋巴细胞、浆细胞、巨噬细胞和树突状细胞。脾索之间为脾血窦，内含大量血液。脾血窦汇于小梁静脉再于脾门处汇合为脾静脉出脾，进入门静脉循环。红髓内巨噬细胞可清除血液中的病原体和衰老红细胞。

（二）脾的功能

1. T 细胞和 B 细胞定居的场所 在骨髓成熟的 B 细胞和在胸腺成熟的 T 细胞进入外周后被血液循环送至脾，脾成为其定居部位。B 细胞约占脾淋巴细胞数量的 60%，而 T 细胞约占 40%。

2. 适应性免疫应答发生的场所 脾和淋巴结一样，也是 T、B 细胞接受抗原刺激、发生适应性免疫应答的主要部位。脾是对血源性抗原产生免疫应答的主要场所，而如前所述，淋巴结主要对引流淋巴液带来的抗原产生免疫应答。

3. 滤过血液作用 红髓内巨噬细胞可吞噬清除血液中的病原体和衰老红细胞，主要是吞噬那些经抗体调理的病原体。脾缺如或者脾切除的患者对荚膜细菌很易感，如肺炎链球菌和脑膜炎链球菌，因为这些细菌就是通过调理作用而被吞噬的，而在脾缺如的情况下，该吞噬过程无法进行。与淋巴结是主要的淋巴滤器不同的是，脾脏是主要的血液滤器。

4. 合成生物活性物质 脾可以合成一些重要的生物活性物质，如补体成分和细胞因子等。

三、黏膜相关淋巴组织

黏膜相关淋巴组织（mucosal – associated lymphoid tissue，MALT）广泛分布于胃肠道黏膜、呼吸道黏膜和泌尿生殖道黏膜表面，主要包含淋巴细胞和抗原递呈细胞，介导对食入性抗原和吸入性抗原的免疫应答。淋巴细胞主要分布在黏膜的三个区域：上皮细胞层、散在于固有层以及在固有层内器官化的淋巴组织，如扁桃体、派尔集合淋巴结和阑尾等。

（一）MALT 的组成

MALT 主要包括肠相关淋巴组织、鼻相关淋巴组织和支气管相关淋巴组织。

1. 肠相关淋巴组织（gut – associated lymphoid tissue，GALT） 在胃肠道黏膜，淋巴细胞主要分布在黏膜上皮层、散在于固有层以及以集合淋巴小结的方式如派尔结（Peyer's patch）存在于固有层内（图 2 – 7 – A）。每个部位的淋巴细胞都有其独特的表型和功能。

（1）上皮内的淋巴细胞大部分是 T 细胞。人类主要是 $CD8^+$ T 细胞。上皮内 T 细胞抗原受体多样性受限，支持了黏膜上皮内 T 淋巴细胞可能特异性稍差的观点，而有限的受体库可能只用于识别那些会经常遇到的肠腔内抗原。

（2）小肠固有层包含混合的免疫细胞群，有 $CD4^+$ T 细胞、激活的 B 淋巴细胞、浆细胞、巨噬细胞、树突状细胞、嗜酸性粒细胞和肥大细胞。

（3）除了上述的散在淋巴细胞，黏膜免疫系统还包括了器官化的淋巴组织，最突出的例子就是小肠中的派尔结。派尔结是黏膜相关淋巴组织中的一类。就像淋巴结和脾中的淋巴滤泡一样，派尔结的中心区域是 B 细胞区，经常包含生发中心。派尔结也包含少量的 CD4$^+$T 细胞，主要位于滤泡间的区域。在成年小鼠的派尔结中，B 细胞约占 50% ~70%，而 T 细胞占 10% ~30%。

（4）肠黏膜上皮细胞间有一种扁平上皮细胞，对抗原具有转运作用，是一种特化的抗原转运细胞，称为膜上皮细胞或者微皱褶细胞（microfold cell，M 细胞）。M 细胞的基底侧凹陷成口袋状，内含 T 细胞、B 细胞、树突状细胞和巨噬细胞等。M 细胞可以高效摄取及转运肠道中来自病原体等的抗原性异物，并以囊泡形式转运给口袋内的上述淋巴细胞，并引发黏膜免疫应答。M 细胞收集的抗原能被引流自派尔结的淋巴液携带到肠系膜淋巴结（图 2 – 7B）。

2. 鼻相关淋巴组织（nasal associated lymphoid tissue，NALT） 包括咽扁桃体、腭扁桃体、舌扁桃体及鼻后部淋巴组织，都是与派尔结比较相似的集合淋巴小结。主要作用是抵御经空气传播的病原微生物的感染，如流感病毒等。NALT 表面覆盖有上皮细胞，但无输入淋巴管。抗原和异物陷入淋巴上皮隐窝中，然后被送至淋巴小结。淋巴小结内主要为 B 细胞，受抗原刺激后形成生发中心。

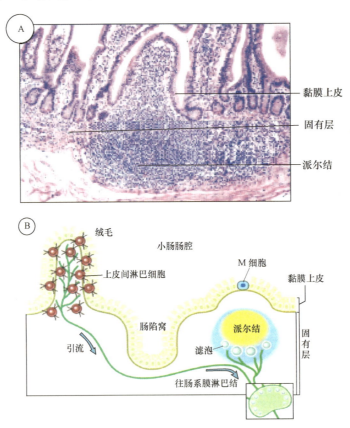

图 2 – 7 黏膜免疫系统
A. 人类小肠组织内的黏膜淋巴组织。类似的结构在整个胃肠道和呼吸道分布普遍。
B. 小肠黏膜系统内派尔节、上皮内淋巴细胞及 M 细胞示意图

3. 支气管相关淋巴组织（bronchial associated lymphoid tissue，BALT） 主要分布于各肺叶的支气管上皮下，其结构与派尔集合淋巴结相似，滤泡中淋巴细胞受抗原刺激后形成生发中心，B 细胞是滤泡中的主要细胞。

（二）MALT 的功能

1. 执行黏膜的局部免疫应答 人体黏膜表面积约 400m²，机体近 50% 的淋巴组织分布于黏膜系统。因此，黏膜相关淋巴组织又称为黏膜免疫系统，介导黏膜局部的免疫应答。

2. 产生分泌型 IgA（secretory IgA，sIgA） sIgA 是机体保护其黏膜表面的主要抗体，大约 80% 位于黏膜下方的 B 细胞都会产生 sIgA 抗体。这些黏膜包括消化道、呼吸道、生殖道黏膜。sIgA 能够通过血液穿过肠壁转运到肠腔。一旦进入肠腔，能够包裹病原体从而阻止病原体去感染小肠上皮细胞。sIgA 还能把病原体聚集成簇，以粪便黏液的形式排出体外。母亲乳汁中的 sIgA 抗体可以覆盖在婴儿的肠黏膜表面，防御婴儿摄入的病原体。

第三节　淋巴细胞归巢与再循环

一、淋巴细胞归巢

成熟淋巴细胞离开中枢免疫器官后，经血液循环趋向性迁移于外周免疫器官及其特定区域的过程，称为淋巴细胞归巢（lymphocyte homing）。归巢过程主要是由归巢受体和配体结合完成的，以 T 细胞为例，初始 T 细胞的归巢是由 T 细胞表面较高表达的 L 选择素和淋巴结内高内皮微静脉的选择素配体（地址素）、CCR7 和 CCL19/21 相互作用完成的。所以，初始 T 细胞由于其表面高表达的 L 选择素，可进入淋巴结，通常进入外周免疫器官；效应 T 细胞表面 L 选择素表达降低，通常进入受感染的组织部位（图 2-8）。B 细胞归巢的机制与初始 T 细胞的基本相似。

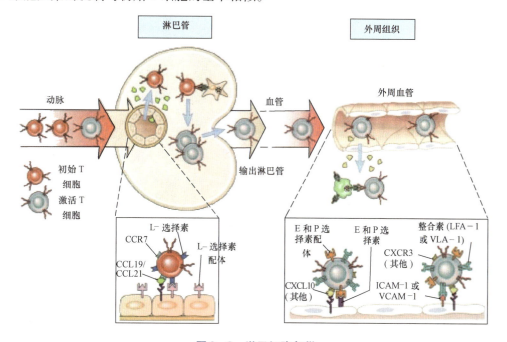

图 2-8　淋巴细胞归巢

二、淋巴细胞再循环

人体内淋巴细胞从血液流经各外周免疫器官，然后又流回血液，进行周而复始的循环，这样的运输过程称为淋巴细胞再循环（lymphocyte recirculation）。淋巴细胞并不是漫无目的地游荡，而是遵循着一定的运输模式，以期最大限度地增加遇到入侵者（抗原）的机会。需要注意的是，初始 T 细胞和效应性 T 细胞再循环的路径不同（图 2-9）。初始 T 细胞在所有的次级免疫器官进行再循环，而效应性 T 细胞在次级免疫器官和外周受感染的组织之间再循环。

初始 T 细胞首先离开血液经过高内皮微静脉进入淋巴结。树突状细胞携带抗原通过输入淋巴管进入淋巴结。如果 T 细胞能特异性识别树突状细胞提呈的抗原，则被激活，通过输出淋巴管和胸导管返回到血液当中。效应性和记忆性 T 细胞则离开血液后通过炎症部位的微静脉进入外周感染部位。相似的淋巴细胞再循环也会在脾脏或派尔集合淋巴结进行。

初始 T 细胞的运输。由于表达相应的选择素分子和整合素分子，初始 T 细胞在所有的外周免疫器官循环。在外周免疫器官中，初始 T 细胞穿过 T 细胞区内抗原呈递细胞富含区。如果没有遇到被呈递的相应抗原，它们就直接在脾脏入血或者通过淋巴再次入血，继续循环。一个初始 T 细胞可以持续这种循环很长时间。但是大约六周后，如果 T 细胞还没有遇到其相应抗原，它将会凋亡。相反，那些找到了抗原的初始 T 细胞会在外周免疫器官中被激活，成为效应性 T 细胞或者记忆 T 细胞。

效应性 T 细胞的运输。在激活期间，效应性 T 细胞表面的某些黏附分子表达增加，另一些减少。这种表达模式更倾向于让效应性 T 细胞再循环回到其最初被激活的外周免疫器官。如在派尔结内被激活的 T 细胞表达高水平的肠特异性整合素，因此在派尔结内被激活的 T 细胞更倾向于返回到派尔结。这样做的意义是让有经验的 T 细胞去应对下次有可能还会遇到的相同抗原。

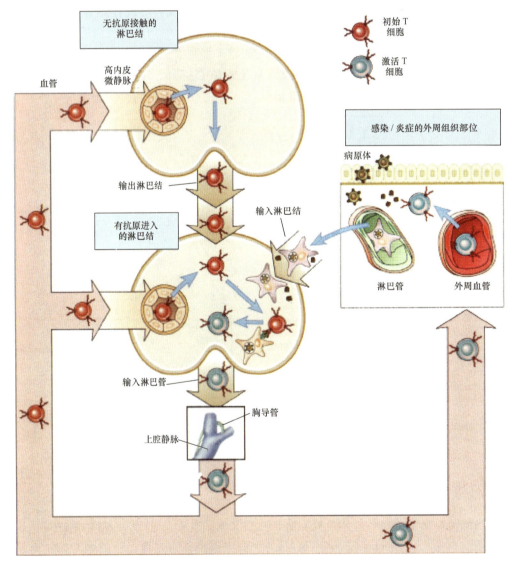

图 2-9 T 淋巴细胞再循环的路径

由此可见，淋巴细胞再循环的意义是使每个阶段的淋巴细胞得到充分的利用来更好地执行免疫应答。

目标检测

答案解析

1. B细胞主要定居在淋巴结的（　　）

    A. 髓窦　　　　　　　　　　B. 髓质区

    C. 浅层皮质区　　　　　　　D. 深层皮质区

2. 人类T淋巴细胞分化发育成熟的场所是（　　）

    A. 肝脏　　　　　　　　　　B. 淋巴结

    C. 胸腺　　　　　　　　　　D. 法氏囊

3. 人体最大的外周免疫器官是（　　）

    A. 脾脏　　　　　　　　　　B. 淋巴结

    C. 扁桃体　　　　　　　　　D. 胸腺

4. 实验动物新生期切除胸腺后（　　）

    A. 细胞免疫功能受损，体液免疫功能缺乏　　B. 细胞免疫功能正常，体液免疫功能受损

    C. 细胞免疫功能缺乏，体液免疫功能受损　　D. 细胞免疫功能正常，体液免疫功能正常

5. 既属于中枢免疫器官，又属于外周免疫器官的是（　　）

    A. 脾脏　　　　　　　　　　B. 骨髓

    C. 扁桃体　　　　　　　　　D. 胸腺

6. 胸腺的主要作用是（　　）

    A. 为T细胞定居提供微环境　　B. 为T细胞分化、成熟提供微环境

    C. 为B细胞定居提供微环境　　D. 为B细胞分化、成熟提供微环境

7. 脾脏所不具备的作用是（　　）

    A. 提供T、B细胞寄居的场所　　B. 产生分泌型IgA，发挥黏膜免疫作用

    C. 提供免疫应答的场所　　　　D. 贮血作用

8. 可由髓样干细胞和淋巴样干细胞发育分化而来的免疫细胞是（　　）

    A. 单核-巨噬细胞　　　　　　B. 树突状细胞

    C. NK细胞　　　　　　　　　D. T细胞

9. 初始T细胞在所有外周免疫器官中循环的意义是什么？

10. 母亲为什么要亲吻婴儿？除了表现爱之外，这种亲吻在免疫学上有何意义？

（申延琴）

书网融合……

    本章小结　　　　　　　　微课　　　　　　　　题库

第三章 抗原与抗原识别受体

PPT

免疫是机体识别"自己"和"非己"，对非己物质予以清除的生物学效应总和，机体免疫系统针对"非己"物质而发生免疫应答，非己物质就是抗原。抗原是指能与 T 细胞抗原受体（TCR）和 B 细胞抗原受体（BCR）结合，诱导 T 和 B 细胞活化、增殖、分化，产生免疫应答效应产物（致敏淋巴细胞和抗体），并能与相应免疫应答产物在体内外特异性结合，产生免疫效应的物质。抗原可以是蛋白质、肽、多糖、脂质或核酸，包括来源于自然界的外源性物质，也包括自身物质。TCR（T cell receptor）和 BCR（B cell receptor）是特异性抗原识别受体。

案例引导

临床案例 第二次世界大战时期，一种抗疟疾药物"奎宁"用于在南太平洋作战士兵感染疟原虫的治疗。发现一小部分士兵用药后出现慢性肾病、补体介导的红细胞溶血、自身免疫性病类似的症状。

讨论 奎宁在治疗中起了什么作用？

第一节 抗原的性质

一、抗原的基本特性

抗原有两种基本特性：免疫原性和免疫反应性。

1. 免疫原性（immunogenicity） 是指抗原与 BCR 或 TCR 特异性结合，能刺激特异性 B 细胞和 T 细胞，使之活化、增殖、分化，产生特异性抗体和致敏淋巴细胞的能力，有些小分子物质没有这个基本特性，称其没有免疫原性。

2. 免疫反应性（immunoreactivity） 是指抗原能与其诱导产生的免疫应答产物（抗体或致敏淋巴细胞）在体内外发生特异性结合的能力。

同时具有免疫原性和免疫反应性的物质称为完全抗原（complete antigen），如细菌、病毒、动物血清等；只具有免疫反应性而无免疫原性的物质称为半抗原（hapten）或不完全抗原（incomplete antigen），如一些小分子的化学物质、药物等，其单独作用时无免疫原性，不能诱导免疫应答产物的产生，但当与蛋白质载体（carrier）结合后可获得免疫原性。20 世纪 40 年代青霉素问世后，由青霉素引起的超敏反应证实了这一点，青霉素为小分子物质本身并无免疫原性，但其降解产物青霉噻唑可与组织蛋白结合而具有免疫原性，可诱导机体产生 IgE 抗体，再次接触青霉素时可发生 I 型超敏反应。

二、抗原的特异性

抗原特异性（antigenic specificity）指抗原刺激机体产生适应性免疫应答及其与应答产物发生结合所显示的专一性。它表现在两个方面：①免疫原性的特异性，指某一抗原只能诱导机体产生特定的免疫应答，即产生针对该抗原的特异性抗体或致敏淋巴细胞；②免疫反应性的特异性，指某一抗原只能与其诱导产生的抗体或致敏淋巴细胞发生特异性结合。如乙型肝炎病毒表面抗原（HBsAg）可诱导机体产生的抗乙型肝炎病毒表面抗体，后者只能与 HBsAg 特异性结合，不会与乙型肝炎病毒的其他抗原（如核心抗原）或其他病毒抗原（如麻疹病毒）发生结合，因此有人将抗原与其所对应的效应产物专一识别结合的特异性比喻为"一把钥匙开一把锁的关系"。

抗原与抗体反应的特异性是免疫应答最重要的特征，也是免疫学诊断与防治的理论依据。决定抗原特异性的分子基础是抗原分子结构中的抗原表位。

（一）表位的概念

表位（epitope）又称抗原决定基（antigenic determinant），是抗原分子中决定抗原特异性的特殊化学基团，是抗原与 T 细胞抗原受体（TCR）和 B 细胞抗原受体（BCR）或抗体分子发生特异性结合的最小基本结构单位（图 3 - 1）。抗原通过表位与相应淋巴细胞表面的抗原受体结合，从而激活特异性淋巴细胞克隆，产生免疫应答。因此，抗原表位既是被免疫细胞识别的靶结构，也是免疫反应具有特异性的物质基础。抗原分子可能含多个抗原表位，每个表位大小不一定相同，可由 5 - 15 个氨基酸残基组成，也可由 5 - 7 个多糖残基或核苷酸组成。表位的性质、位置、空间结构决定着抗原特异性（表 3 - 1）。

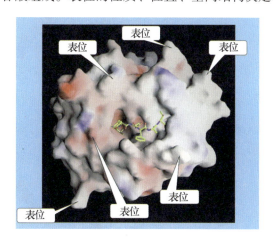

图 3 - 1　抗原表位示意图

（二）抗原表位的类型

多数天然抗原分子结构十分复杂，可含有多个相同或不同的抗原表位，属于多价抗原。蛋白质抗原由氨基酸残基组成，通常具有复杂的折叠螺旋三维空间结构，根据表位的结构特点或识别特点等，可对抗原表位进行分类。

表 3 - 1　抗原表位的化学基团的性质和位置对抗原的基本特性和特异性的影响

抗血清①	半抗原化学基团R的位置③与抗血清结合反应			
	化学基团R的组成②	邻	间	对
抗血清 (NH₂ ... SO₃H 结构)	R′ = SO₃H	+ +④	+ + +	±
	R = AsO₃H₂	−	+	−
	R = COOH	−	±	−

注：①抗血清：由间位氨基苯磺酸（半抗原 R = SO₃H）与载体蛋白制成的完全抗原免疫动物产生的抗血清（含有特异性抗体）。
②R 代表特异性的化学基团（3 种）。
③半抗原化学基团 R 的位置（邻位、间位或对位）。
④＋代表抗血清与抗原反应阳性；－代表抗血清与抗原反应阴性；±代表抗血清与抗原反应可疑。

1. 按结构特点分类　可分为线性表位（linear epitope）和构象表位（conformational epitope）（图 3 −2）。

线性表位是由一段序列相连的氨基酸残基构成，多存在于抗原分子的内部，也可存在于分子表面。T 细胞 TCR 仅识别由 MHC 分子提呈的抗原线性表位。

构象表位是由序列上不相连、但在空间结构上彼此接近形成特定构象的氨基酸残基或多糖组成，一般位于抗原分子表面，被 B 细胞 BCR 或抗体识别。

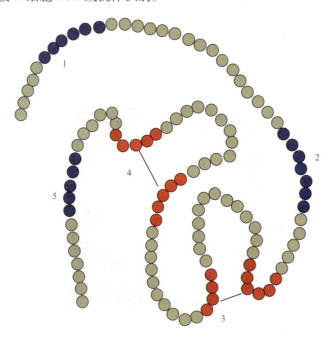

图 3 − 2　抗原分子中的线性表位和构象表位

1、2、5 为线性表位，3、4 为构象表位

2. 按分布的部位分类　可分为功能性表位和隐蔽性表位。位于抗原分子表面的表位易被相应的淋巴细胞识别，具有易接近性，可直接启动免疫应答，称为功能性表位。位于抗原分子内部的表位，正常情况下不能直接引起免疫应答，称为隐蔽性表位，若由于一些理化因素的作用而导致抗原结构发生改变，使内部隐蔽性表位暴露，可以成为新的功能性表位。

3. 按结合的抗原受体分类　分为 T 细胞表位和 B 细胞表位（表 3 −2）。

表 3 – 2　抗原 T 细胞表位和抗原 B 细胞表位的特点比较

	T 细胞表位	B 细胞表位
识别受体	TCR	BCR
表位性质	蛋白多肽	多肽、多糖、脂多糖、核酸
表位类型	线性表位	构象表位或线性表位
表位大小	8~10aa（适合 MHC – Ⅰ类分子结合） 12~18aa（适合 MHC – Ⅱ类分子结合）	5~15aa、单糖、核苷酸
表位位置	抗原分子任意部位	抗原分子表面
APC 处理	需要	不需要
MHC 限制性	有	无

　　T 细胞抗原受体（TCR）所识别的表位称为抗原 T 细胞表位。由于 T 细胞仅识别由抗原提呈细胞（APC）加工、处理后并与 MHC 分子结合的多肽分子表位。构象表位在抗原分子水解后可能就不存在了，因此抗原的构象表位可能无法被 T 细胞识别。抗原 T 细胞表位主要是线性表位，可以位于抗原分子的任何部位。

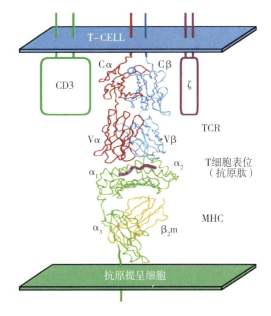

图 3 –3　抗原 T 细胞表位被识别过程

T 细胞通过其抗原受体（TCR）识别由抗原提呈细胞（APC）的主要组织相容性复合体（MHC）提呈的抗原
肽，即抗原 T 细胞表位。

　　B 细胞抗原受体（BCR）或抗体特异性识别的表位称为 B 细胞表位。此类表位多为构象表位，也可为线性表位，一般位于天然抗原分子表面，无需 APC 加工处理，也无需与 MHC 分子结合，即可直接被 BCR 所识别。

（三）共同抗原表位和交叉反应

　　天然抗原通常含有多种抗原表位，而不同的抗原之间可能含有相同或相似的抗原表位，称为共同抗原表位（common epitope）。因此，某种抗原诱生的特异性抗体不仅可与本身抗原表位特异性结合，还可与具有共同抗原表位的其他抗原发生反应，称为交叉反应（cross reaction）（图 3–4）。如 A 族溶血性链球菌刺激机体产生的抗体不仅能与 A 族溶血性链球菌的表面成分结合，还可与肾小球基底膜或心肌组织等自身成分发生结合，引起急性肾小球肾炎或风湿性心脏病。这是因为这两种抗原分子含有相同的抗原表位。含有共同抗原表位的不同抗原称为交叉抗原（cross antigen）。

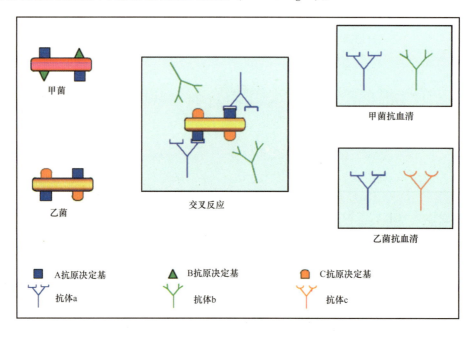

图 3-4　共同抗原和交叉反应

知识链接

半抗原 - 载体效应

在半抗原 - 载体复合物中，载体分子虽有本身的特异性，却不干扰半抗原的特异性，但载体特异性对半抗原诱导抗体应答的效果有明显的影响，只有当初次和再次免疫时，半抗原耦联在相同的载体上才能产生抗半抗原抗体的再次应答。此作用被称为载体效应。在免疫应答中，B 细胞识别半抗原表位，并提呈载体表位给 CD4⁺ Th 细胞的 TCR。通过载体把特异的 T、B 细胞之间连接起来，T 细胞与 B 细胞相互作用，T 细胞才能激活 B 细胞，使 B 细胞分泌抗体。

第二节　影响抗原免疫原性的因素

抗原是否具有免疫原性，既取决于抗原本身的性质，也取决于机体对抗原刺激的反应性，还与抗原进入机体的方式有关。

一、抗原本身的因素

（一）异物性

抗原的异物性（foreignness）是指一种物质被机体免疫系统识别为非己抗原异物的特性，是抗原具有免疫原性的决定因素。一般以抗原与机体之间的亲缘关系判断异物性大小，抗原与机体之间的亲缘关系越远，组织结构差异越大，异物性越强，其免疫原性越强；反之亲缘关系越近，异物性越弱，免疫原性也就越弱。如在不同个体之间进行输血或同种异体器官移植时也可引起免疫排斥反应，而异种移植则产生更加强烈的免疫排斥反应。

（二）抗原的理化性质

1. 分子量 在一定范围内，抗原分子量越大，免疫原性越强。这是由于分子量越大，抗原表位越多，越有利于刺激机体免疫系统产生免疫应答。分子量大于 100kD 的抗原具有强免疫原性，小于 10kD 的抗原通常免疫原性较弱。

2. 化学性质 分子量并非决定免疫原性的唯一因素，其化学组成也同样重要。多数大分子蛋白质是很好的抗原，含有芳香族氨基酸，尤其含有苯环的氨基酸，如酪氨酸的蛋白质，其免疫原性更强。多糖、脂多糖有一定的免疫原性，脂类和核酸通常无免疫原性，但与蛋白质结合形成核蛋白则具有免疫原性。

3. 分子结构 抗原结构越复杂，其免疫原性越强，反之，免疫原性就越弱。如胰岛素分子量仅为5.7kD，但其结构中含复杂的芳香族氨基酸，免疫原性较强；而明胶的分子量虽高达 100kD，但因其是由氨基酸组成的直链结构，易在体内降解，免疫原性很弱。

4. 分子构象和易接近性 分子构象是指抗原分子中一些特殊化学基团的三维结构，是决定抗原与相应淋巴细胞表面的抗原受体（TCR、BCR）结合的关键，其结构的改变则导致免疫原性发生改变。

易接近性是指抗原表位与相应淋巴细胞表面受体相互接触的难易程度。它与某些化学基团在抗原分子中分布的部位有关，例如存在于抗原分子表面的化学基团就易与淋巴细胞抗原受体结合，免疫原性就强（图 3 – 5）。

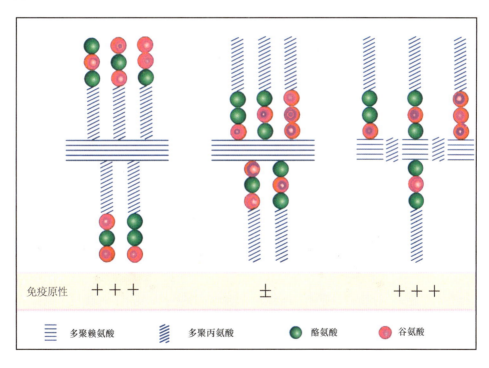

图 3 – 5 化学基团的位置和间距与免疫原性的关系

5. 物理性状 聚合状态的蛋白质免疫原性强于单体蛋白质；颗粒性抗原比可溶性抗原的免疫原性强。因此，许多免疫原性较低的蛋白质，一经聚合或吸附在大的颗粒表面，就可以增强其免疫原性。

二、宿主方面的因素

（一）遗传因素

研究表明，机体对抗原的应答能力受遗传因素控制。不同种属对同一抗原可产生不同程度的免疫应答，同一种属不同个体对同一抗原的应答能力也有所不同。MHC 基因多态性及其他免疫调控基因差异是导致这种应答能力不同的关键因素。

（二）生理因素

宿主的性别、年龄、健康状况、应激刺激等也可影响免疫应答的强弱。一般来说，青壮年比老年和婴幼儿的免疫应答能力强；雌性动物比雄性动物产生抗体的能力强；感染、营养不良、免疫抑制剂的应用、手术、心理创伤等也可影响机体的免疫应答能力。

三、抗原进入机体的方式

除上述因素外，抗原的免疫原性还与其进入机体的剂量、途径、次数以及是否使用免疫佐剂等多种因素有关。适当的抗原剂量可诱导免疫应答，过低和过高的抗原剂量则诱导免疫耐受；同一种抗原物质经不同途径进入机体，诱导免疫应答的强度各异，皮内、皮下注射易诱导免疫应答，肌内注射次之，静脉注射效果较差；抗原的接种次数也与免疫应答强度及效果相关，初次接种免疫应答的强度低，同一抗原的再次接种，免疫应答的强度明显增高；应用佐剂可增强免疫应答的强度。

第三节　抗原种类

抗原种类繁多，来源广泛，可根据不同的分类原则将抗原分为不同种类。

一、根据抗原诱导抗体产生时是否需 T 细胞的参与分类

（一）胸腺依赖性抗原

胸腺依赖性抗原（thymus dependent antigen，TD－Ag）亦称 T 细胞依赖性抗原，指刺激机体 B 细胞产生抗体时需要 T 细胞辅助的抗原。绝大多数抗原都属于 TD－Ag，主要为蛋白质类抗原，如病原微生物、血细胞、血清蛋白等。TD－Ag 分子量大，结构复杂，表位种类多（图 3－6）。

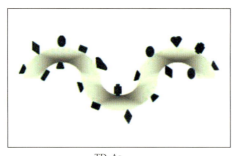

TD-Ag　　　　　　　　　TI-Ag

图 3－6　TD－Ag 和 TI－Ag 结构示意图

（二）非胸腺依赖性抗原

非胸腺依赖性抗原（thymus－independent antigen，TI－Ag）亦称 T 细胞非依赖性抗原，指刺激 B 细胞产生抗体不需 T 细胞辅助的抗原。这类抗原主要的特点是 TI－Ag 具有重复的抗原表位，仅少数抗原属 TI－Ag，主要为多糖类抗原，如脂多糖，荚膜多糖等，其结构比较简单、抗原表位种类单纯，且降解缓慢，故不需 T 参加即能直接刺激 B 细胞产生体液免疫，产生的抗体主要为 IgM 类抗体；由 TI－Ag 诱导的免疫应答不具有记忆性，不能诱导细胞免疫。TI－Ag 与 TD－Ag 的比较见表 3－3。

表 3 - 3　TD - Ag、TI - Ag 的比较

	TD - Ag	TI - Ag
化学组成	多为蛋白质	主要为多糖
结构特点	结构复杂，含多种表位	结构简单，含重复的单一表位
T 细胞辅助	需要	无需
MHC 限制性	有	无
应答类型	体液免疫和细胞免疫	体液免疫
免疫记忆	有	无
常见的抗原种类	外毒素、类毒素、细菌等	脂多糖、荚膜多糖、聚合鞭毛素等

TI - Ag 可分为 TI - 1 Ag 和 TI - 2 Ag（如图 3 - 7）。TI - 1Ag 既有 B 细胞表位，又有丝裂原性质，如细菌脂多糖等，可特异性或非特异性激活 B 细胞；TI - 2Ag 如肺炎球菌荚膜多糖、多聚鞭毛素等，表面有多个重复 B 细胞表位，通过交联 BCR 刺激成熟 B 细胞应答。

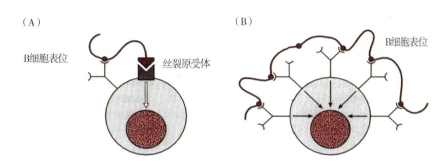

图 3 - 7　TI - 1Ag 和 TI - 2Ag 激活 B 细胞示意图

二、根据抗原与机体的亲缘关系分类

（一）异嗜性抗原

异嗜性抗原（heterophilic antigen）指一类与种属特异性无关，存在于人、动物和微生物之间的共同抗原。此类抗原首先由 Forssman 发现，故亦称 Forssman 抗原。目前发现一些临床疾病与异嗜性抗原有关，如 A 族溶血性链球菌的表面成分与人肾小球基底膜及心肌组织存在共同抗原，故链球菌感染机体产生的抗体可与具有共同抗原的心、肾组织发生交叉反应，导致肾小球肾炎或心肌炎。

（二）异种抗原

异种抗原（xenogenicantigen）指来自不同种属的抗原，如各种病原微生物及其产物、异种动物血清、异种器官移植物、植物蛋白等，对人而言均为异种抗原。

临床上应用的抗毒素，如破伤风抗毒素、白喉抗毒素等为异种动物血清制品，是免疫马匹产生抗体，并分离血清制作的。这种抗毒素血清用于临床治疗时具有双重效应，一方面含有特异性抗体（抗毒素），可以中和相应的外毒素，起到防治疾病的作用；另一方面，动物血清对人而言是异种蛋白，动物的抗体 Ig 分子对人而言均具有免疫原性，可刺激机体产生针对抗毒素的抗体，反复注射可导致超敏反应，因此，在使用前必须做皮肤过敏试验。用胃蛋白酶处理抗血清去除抗体的 Fc 段制成的生物制剂可降低抗血清的副反应，被临床推广应用。

（三）同种异型抗原

同种异型抗原（allogenic antigen）指同一种属不同个体之间存在的不同抗原。人类重要的同种异型

抗原有血型抗原和主要组织相容性抗原。人类红细胞血型抗原是指每个个体红细胞上表达的不同抗原成分，已发现40余种血型抗原系统，如ABO系统和Rh系统。人主要组织相容性抗原，即人类白细胞抗原（human leukocyte antigen，HLA）是人体最具多态性的抗原系统，在同种异体移植中，是介导个体之间移植排斥反应的移植抗原。

（四）自身抗原

自身抗原（autoantigen）指能引起自身免疫应答的自身组织成分。正常情况下，机体对自身组织成分不产生免疫应答，即处于免疫耐受状态。但在某些特殊情况下导致隐蔽性自身抗原释放或自身抗原被修饰，则可诱导自身免疫应答的发生。

1. 隐蔽性自身抗原 是指存在于免疫隔离部位，与免疫系统相对隔绝的自身抗原成分，如脑、眼晶状体、精子、甲状腺球蛋白等在手术、外伤或感染等影响下，屏障结构被破坏，隐蔽抗原释放入血，暴露于免疫系统，引起自身免疫应答。例如，由于眼外伤使晶状体蛋白释放，引起自身免疫性交感性眼炎。

2. 修饰性自身抗原 生物、物理、化学或药物等因素可以改变自身抗原的性质，成为被修饰的自身抗原，而引起自身免疫应答。例如：肺炎支原体感染可使红细胞表面抗原成分发生改变，诱导产生抗红细胞抗体，导致红细胞溶解破坏，引起溶血性贫血。

（五）独特型抗原

独特型抗原（Idiotypic antigen）指淋巴细胞表面的抗原受体（TCR和BCR）或抗体的V区所具有的多样性抗原表位，其特异性由高变区的氨基酸序列和构型决定，引起自身的免疫系统产生抗独特型抗体。

三、根据是否在抗原提呈细胞内合成分类

（一）外源性抗原

外源性抗原（exogenous antigen）是指抗原提呈细胞从细胞外摄取的抗原，此类抗原在内体溶酶体中被降解成短肽，与MHC-Ⅱ类分子结合成复合体提呈给CD4$^+$T细胞，包括细胞外感染性病原微生物、蛋白质等。

（二）内源性抗原

内源性抗原（endogenous antigen）在抗原提呈细胞内新合成的抗原，经细胞质内蛋白酶体降解、加工处理为抗原短肽，与MHC-Ⅰ分子结合成复合物提呈给CD8$^+$T细胞，如自身抗原、肿瘤细胞内合成的肿瘤抗原、病毒感染细胞合成的病毒蛋白等。

第四节　非特异性免疫刺激剂

非特异性免疫刺激剂是指能激活多数或全部T或B淋巴细胞克隆，不受TCR或BCR特异性限制的非特异性刺激物质。如佐剂、超抗原、有丝分裂原等。

一、超抗原

已发现，某些细菌或病毒产物具有强大的刺激T、B细胞活化的能力，产生极强的免疫应答，被称为超抗原（superantigen，SAg），它只需要极低浓度（1~10ng/ml）即可激活总T细胞库中多达2%~20%的T细胞克隆，为多克隆激活剂。

普通蛋白质抗原激活 T 细胞，首先必须被 APC 降解为抗原肽，再结合于 MHC 分子的抗原结合槽内，才能被 T 细胞的 TCR 特异性识别产生应答。而 SAg 无需 APC 处理，其分子的一端直接与 APC 表面 MHC Ⅱ 类分子的非多肽区结合，另一端与 T 细胞 TCRβ 链结合，从而产生激活信号，使 T 细胞激活和增殖（图 3 - 8）。此激活不涉及抗原表位与 TCR 及 MHC 的识别，无 MHC 限制性。

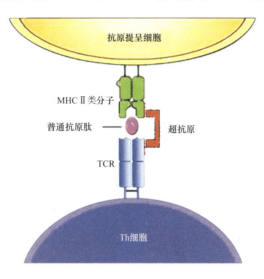

图 3 - 8　超抗原激活 T 细胞示意图

二、佐剂

佐剂（adjuvant）指预先或与抗原同时注入机体，能增强机体对该抗原的免疫应答或改变免疫应答类型的物质。

1. 佐剂的种类　①无机佐剂，如氢氧化铝、明矾、磷酸铝等。②有机佐剂，包括微生物及其代谢产物（如结核分枝杆菌、短小棒状杆菌、脂多糖等）以及一些细胞因子（如 IL - 2，IL - 4 等）。③人工合成佐剂，人工合成的双链多聚核苷酸，如多聚肌苷酸、胞苷酸、多聚腺苷酸等。④油剂，如弗氏完全佐剂、矿物油等。⑤新型佐剂，如纳米佐剂等。

2. 佐剂的作用机制　可能与以下机制有关：①改变抗原物理性状，延长抗原在体内滞留时间；②使抗原易被巨噬细胞吞噬，刺激单核/巨噬细胞系统，增强其对抗原的处理和提呈抗原的能力。③刺激淋巴细胞的增殖分化，增强和扩大机体的免疫应答效应。

由于佐剂的综合效应是增强机体的免疫功能，故应用范围很广，例如免疫动物时加用佐剂可获得高效价的抗体；预防接种时加用佐剂可增强疫苗的免疫效果；临床上可用佐剂作为免疫增强剂，用于肿瘤或慢性患者的辅助治疗等。

三、丝裂原

丝裂原（mitogen）亦称有丝分裂原，可与淋巴细胞表面相应受体结合，刺激静止淋巴细胞转变为淋巴母细胞并进行有丝分裂，属于非特异性多克隆激活剂。T、B 细胞表面表达多种丝裂原受体，可利用淋巴细胞对丝裂原刺激产生的增殖反应，检测机体免疫系统功能状态。能活化 T 细胞的丝裂原有：植物血凝素（PHA）、刀豆蛋白 A（ConA）和美洲商陆（PWM），能活化 B 细胞的丝裂原有：脂多糖（LPS）、美洲商陆（PWM）、葡萄球菌蛋白 A（SPA）。

第五节　抗原识别受体

机体免疫系统针对抗原的刺激而产生免疫应答，免疫系统对抗原的识别依赖细胞的抗原识别受体。主要包括参与适应免疫的 T 淋巴细胞抗原识别受体（TCR）、B 淋巴细胞抗原识别受体（BCR）及参与固有免疫的固有免疫受体。

一、抗原识别受体的结构

人体免疫系统中最重要的免疫受体就是 T 细胞抗原识别受体（TCR）和 B 细胞的抗原识别受体（BCR），两者是在淋巴细胞分化发育过程中，经过随机的基因重排形成的能够特异性识别抗原表位的膜蛋白分子。TCR 和 BCR 都是跨膜蛋白，但胞质尾都很短，都需要与相应的适配器分子，如 T 细胞 TCR - CD3、B 细胞 BCR - Igα/Igβ 结合，才能传递识别抗原信号（图 3 - 9）。

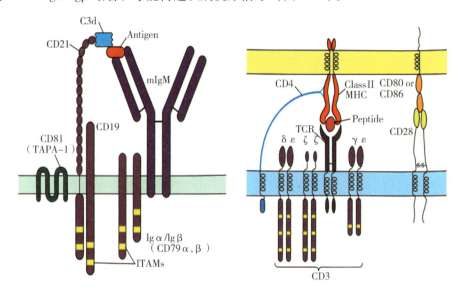

图 3 - 9　抗原识别受体结构

二、TCR 与 BCR 的特性

B 细胞抗原受体（BCR）和 T 细胞抗原受体（TCR）特性如下：BCR 是膜型免疫球蛋白（mIg），分泌型的 BCR 即为可溶性抗体分子。而 TCR 仅有膜型的异二聚体结构，是刚性受体结构，无可溶性的 TCR 形式；BCR 可直接结合抗原表位，但 TCR 不可直接结合抗原表位，需 MHC - Ⅰ或Ⅱ类分子提呈抗原之后才可以结合抗原表位。因此 TCR 识别必须满足识别自身的 MHC 和识别抗原的线性表位两个双识别的条件。

三、抗原识别受体的信号传递

1. TCR　T 细胞在发育成熟拥有功能性 TCR，TCR 识别由 MHC - 提呈的抗原肽（抗原的线性表位），本身不能将信号往 T 细胞内传递，需要依靠与之紧密相联的膜蛋白 CD3 分子胞质 ITAM 磷酸化传递 TCR 识别抗原的信号。机体储备有几乎能够识别自然界任何抗原肽的 TCR 的 T 细胞。抗原提呈细胞（APC）将抗原经加工处理被膜蛋白 MHC - Ⅰ或 MHC - Ⅱ分子结合于抗原结合槽后，再提呈至细胞膜表面，供相应 TCR 的 T 细胞识别，产生适应性免疫应答。

2. BCR　B 细胞抗原受体（BCR）是膜 IgM 或膜 IgD，是 B 细胞特异性识别抗原的分子结构，与抗原的构象表位互补结合后，将识别抗原的信号通过膜蛋白 Igα 和 Igβ 往细胞内传递。B 细胞的 BCR 可以直接识别抗原构象表位，不仅可以捕获可溶性的抗原，活化特异性的 B 细胞，还可以将识别的抗原内饮、加工处理后由 MHC 分子将抗原 T 细胞表位提呈给 T 细胞的 TCR 识别，促进 T 细胞与 B 细胞的相互作用，发挥适应性免疫应答。

🌐 知识链接

固有免疫受体识别抗原

　　除了对特异性抗原的识别，免疫系统还要识别一些在生物进化过程中保守的典型分子，这一类识别受体称之为模式识别受体（PRR），主要表达于树突状细胞、巨噬细胞、单核细胞、中性粒细胞和上皮细胞等固有免疫细胞。PRR 识别的微生物特征性分子被称为病原体相关分子模式（PAMP），包括细菌碳水化合物（如脂多糖或 LPS、甘露糖）、核酸（如细菌或病毒 DNA 或 RNA）、细菌肽（鞭毛蛋白、微管延长因子）、肽聚糖和脂磷壁酸（来自革兰阳性菌）、N – 甲酰甲硫氨酸、脂蛋白和真菌葡聚糖和几丁质等。

目标检测

答案解析

1. 下列关于抗原的说法，哪一项是错误的（　　）
    A. 大分子蛋白质抗原常含有多种不同的抗原决定簇
    B. 不同的抗原之间可以有相同的抗原决定簇
    C. 同种异型抗原指同一种属不同个体之间存在的不同抗原
    D. 异种抗原是一类存在于人、动物和微生物之间的共同抗原
    E. 半抗原虽无免疫原性，但可与相应抗体结合

2. 抗原的特异性取决于（　　）
    A. 抗原决定基的性质　　　　B. 抗原决定基的数量
    C. 抗原分子量的大小　　　　D. 载体的性质
    E. 抗原分子的物理性状

3. 下列不属于 TD – Ag 的是（　　）
    A. 血清蛋白　　　　　　　B. 细菌外毒素
    C. 类毒素　　　　　　　　D. 细菌脂多糖
    E. 病毒蛋白

4. 存在于人、动物及微生物等不同种属之间的共同抗原称为（　　）
    A. 异种抗原　　　　　　　B. 交叉抗原
    C. 超抗原　　　　　　　　D. 异嗜性抗原
    E. 独特抗原

5. T 细胞的抗原识别受体是（　　）
    A. TCR　　　　　　　　　B. CD3 分子

C. 补体受体   D. 细胞因子受体

E. CD4 分子

6. B 细胞活化所需的活化信号由下列哪种分子（   ）传入细胞内

A. CD2   B. CD3

C. CD4   D. Igα、Igβ

E. CD8

7. 试比较 TD – Ag 与 TI – Ag 的异同。

8. 为什么动物免疫血清对人具有双重性作用？其有哪些利弊？

9. 既然抗原诱导的都是特异性免疫应答，为什么针对溶血性链球菌的 O 抗原的免疫应答会造成机体肾小球的损伤？请述其免疫学原理。

10. 病原体通过抗原变化逃避免疫系统的策略有哪些？

（胡 东）

书网融合……

本章小结   微课   题库

第四章 抗 体

PPT

⇒ **案例引导**

临床案例 患儿，男性，5 岁。发热、声音嘶哑、喉痛伴咳嗽 4 天，急诊入院。体格检查：体温 38.5℃，面色苍白，唇稍紫，咽喉壁、腭弓、腭垂等处有灰白色的膜状物，用灭菌棉拭子不易擦掉，心律不齐，每分钟 130 次，取材进行 Albert 染色后见到细长弯曲、一端或两端膨大呈棒状且有异染颗粒的杆菌。临床诊断为咽白喉。针对该患儿，应该采取特异性抗血清治疗。

讨论 抗血清中所含有效成分是什么呢？

抗体（antibody，Ab）是指血液、组织液以及外分泌液中的一组具有活性的免疫球蛋白（immunoglobulin，Ig），由 B 淋巴细胞在受到抗原刺激后，增殖分化成浆细胞而产生，能与相应抗原产生特异性的结合反应。从抗体发现并人工制备抗体开始，已经历多克隆抗体、单克隆抗体、基因工程抗体三个发展阶段。

血清蛋白质根据凝胶电泳法可将其分为白蛋白、α1、α2、β 以及 γ 球蛋白。Ig 是血清中的一类主要蛋白质，其由 α1、α2、β 以及 γ 球蛋白共同组成，绝大部分为 γ 球蛋白。1968 年和 1972 年，世界卫生组织以及国际免疫学会的专业委员会决定，把化学结构和抗体相似或者具有抗体活性的球蛋白统称为免疫球蛋白。

第一节 抗体分子的结构

一、抗体分子的基本结构

（一）四肽链

抗体分子的基本结构，是由两条完全相同的重链和两条完全相同的轻链通过二硫键连接，形成一个"Y"字形结构的四肽链组成，是免疫球蛋白单体分子的基本结构。

1. 重链 抗体分子的重链（heavy chain，H 链），其分子量是 50～75kD，是由 450～550 个氨基酸残基共同组成的。人体编码重链的基因位于第 14 号染色体。依据其重链恒定区的氨基酸组成、排列顺

序的不同，可以将免疫球蛋白分为5类，分别是 IgG、IgM、IgA、IgD 和 IgE，它们所对应的重链分别为
γ、μ、α、δ 和 ε。同一个抗体 Ig（免疫球蛋白）分子中，两条重链类别是相同的。这5类抗体分子的
链内二硫键数目和位置、结构域数目、铰链区长度以及连接寡糖数量等方面都存在差异。

2. 轻链　抗体分子的轻链（light chain，L 链），其分子量为 25kD，由 210 个左右氨基酸残基组成。
人体有两个基因编码两种不同的轻链，编码基因位于第 2 号和第 22 号染色体，编码的轻链决定抗体
（Ig）分子的型。可将免疫球蛋白分为 κ 和 λ 这两个型（type）。同一个天然的抗体（Ig）分子的两条轻
链是相同的，即抗体型别是相同的；在正常人血清中 κ 和 λ 型抗体的含量比值约为 2∶1，小鼠血清中两
者的比值是 20∶1。当 κ 和 λ 比例异常时，可能反映机体免疫系统异常，比如，当人类的免疫球蛋白中
λ 链过多时，提示机体可能发生 λ 链的 B 细胞瘤。

（二）三个区

1. 可变区（Fab）　研究抗体分子重链和轻链的氨基酸序列时发现，在四肽链的氨基端（N 端），
轻链的 1/2 或者重链 1/4 的区域，氨基酸的序列在不同的抗体存在很大的差异，此区域被称作可变区
（variable region，V 区），又被称作高变区（hypervariable region，HVR）。它是抗体分子和抗原表位发生
特异性结合的部位。可变区中大部分序列不是直接和抗原发生接触的，主要是通过重链和轻链各自的
3 个高变区组成的 3 个环形结构形成。由于这些高变区的序列和抗原表位能够在空间结构上发生互补，
因此又称作互补决定区（complementary determining region，CDR）。重链和轻链的 V 区分别表示为 V_H 和
V_L。V_H 和 V_L 中，重链和轻链各有 3 个区域（CDR1，CDR2 和 CDR3），其氨基酸组成以及排列顺序是高
度可变的，由重链的第 29～31、49～58、95～102 位和轻链的第 28～35、49～56、91～98 位氨基酸
组成。

在可变区中，非高变区部位，其氨基酸组成和排列顺序发生变化较少，作为支架，稳定可变区的空
间结构，称作骨架区（framework region，FR）。与高变区交替出现，3 个高变区被 4 个骨架区隔开，而
V_H 与 V_L 的 3 个高变区一起构成抗体分子与抗原表位结合的部位，识别和结合抗原，发挥特异性的免疫
应答效应。

2. 恒定区（Fc）　在抗体分子四肽链结构的羧基端（C 端），轻链的 1/2 或者重链的 3/4，此区域
氨基酸的数量、排列顺序以及种类都较为稳定，所以此区域被称作恒定区（constant region，C 区），重
链以及轻链的 C 区分别叫作 C_H 和 C_L。抗体分子根据其重链恒定区氨基酸组成和排列顺序的差异，将抗
体分为 5 类，分别是 IgG、IgM、IgA、IgD 和 IgE。这 5 类抗体分子的 C_L 长度相同，然而其 C_H 长度不同，
可以是 C_H1－C_H3 或者 C_H1－C_H4；其中 IgG、IgA 和 IgD 具有 C_H1－C_H3 结构域，IgM 和 IgE 具有 C_H1－
C_H4 结构域（图 4－1）。

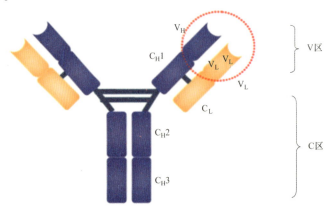

图 4－1　抗体单体分子的基本结构示意图

同一种属中，同一类抗体分子的恒定区，其氨基酸只有少数发生变化；然而不同类别抗体分子是由重链恒定区的氨基酸序列来决定。

3. 铰链区（HR） C_H1 与 C_H2 之间，也就是在重链链间二硫键的连接处附近，有一个能转动的区域，即为铰链区（hinge region，HR），是由 C_H1 尾部、C_H2 头部的小肽段以及 2~5 个链间的二硫键组成。此区域富含脯氨酸和二硫键，不易形成氢键，阻止螺旋结构的形成，因而有很好的延展性，保持一定程度的柔软性能。此区域对蛋白水解酶非常敏感，容易被水解。经由蛋白酶处理后的抗体分子，大多在此发生切断。

铰链区功能主要包括：①抗体与抗原进行结合时，此区域可以转动，从而使抗体分子的两个可变区中的抗原结合位点尽可能和不同部位的 2 个抗原决定基进行结合，发挥弹性和调节的作用；②此区域有利于抗体分子进行变构，从而暴露抗体分子的补体结合部位。

二、抗体分子的其他成分

1. 连接链（joining chain，J 链） 是由浆细胞合成，可与抗体分子的重链以二硫键共价结合，从而使单体形式的抗体分子连接形成多聚体（图 4-2）。2 个 IgA 单体分子可以通过连接链连接成二聚体，5 个 IgM 单体分子可通过连接链连接形成五聚体。IgD、IgE、IgG 一般都以单体分子形式存在。

2. 分泌片（secretory piece，SP） 当连接有 J 链的 IgA 分子穿过黏膜上皮细胞的过程中，上皮细胞中合成的分泌片能以非共价键的形式和 IgA 二聚体发生结合，形成分泌型 IgA（SIgA）（图 4-2）。其功能是保护 IgA，免受蛋白水解酶的水解，协助 IgA 的转运，促使它分泌到黏膜表面，产生黏膜免疫的效应。

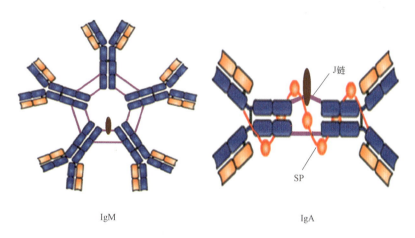

IgM　　　　　　　　　　　　IgA

图 4-2 抗体分子的 J 链和分泌片

三、抗体分子的水解片段

抗体分子中的某些部分容易被蛋白酶水解成各种片段，从而可用来研究抗体的结构、功能、分离及纯化抗体的特定片段。最常用的是木瓜蛋白酶和胃蛋白酶（图 4-3）。

1. 木瓜蛋白酶的水解片段 使用木瓜蛋白酶（papain）能使 IgG 在重链的链间二硫键靠近氨基端切断，得到 2 个同样的抗原肽结合片段（fragment of antigen binding，Fab）以及 1 个可结晶片段（fragment crystallizable，Fc）。Fab 是由 V_H、C_H1、V_L 和 C_L 组成，只能和单个抗原表位（单价）进行结合。Fc 是由 C_H2 和 C_H3 组成，是抗体分子与一些细胞表面的 Fc 受体发生结合的部位。

2. 胃蛋白酶的水解片段 使用胃蛋白酶（pepsin）能使 IgG 在重链链间靠近羧基端处切断，得到 1

个 F（ab′）$_2$以及多个小分子的多肽碎片（pFc′）。F（ab′）$_2$可以同时与 2 个抗原表位（双价）结合，故而产生凝集反应或者沉淀反应；pFc′是无活性片段。在临床上，胃蛋白酶多用于生物制品，因为其既保留了抗体分子 V 区结合抗原肽的生物活性，而且避免了 Fc 段的抗原性引起的不良反应。例如，破伤风抗毒素和白喉抗毒素就是经过胃蛋白酶的水解作用，而提纯了的生物制品。

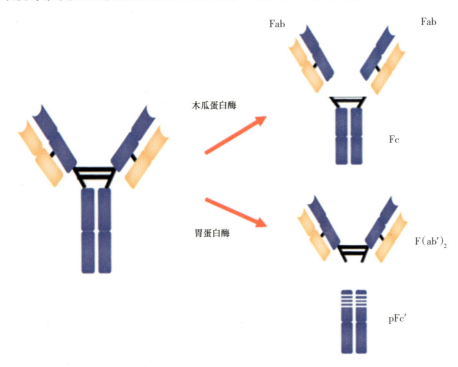

图 4-3　抗体分子被蛋白酶水解后的水解片段示意图

第二节　抗体的多样性和血清型

抗体的多样性是指各种各样的免疫球蛋白分子在大小、结构、氨基酸组成和排列上，表现出的各种不同形式。因为存在无数的抗原，抗体必须具备多样性才能保证与其对应的数量，这样抗体与抗原结合才能呈现高度专一的特异性。抗体的异质性是指因抗体的特异性、类别、型别不同形成的抗体分子差异。不同抗原表位刺激机体所产生的同一类型抗体，其识别抗原的特异性各异；相同抗原表位刺激机体所产生的抗体，其重链类别和轻链型别亦各异。

一、抗体的可变区具有高度多样性

抗体多样性是由 B 淋巴细胞膜上的 B 细胞抗原受体（BCR）决定的。机体 B 细胞库中储备了含有多种多样 BCR 的 B 淋巴细胞，这是在 B 细胞发育过程中通过 B 细胞免疫球蛋白的基因的随机重排来获得的。自然界中存在着多种多样的抗原和抗原表位，机体受到抗原刺激后，机体中相应 BCR 的 B 淋巴细胞被激活，B 细胞克隆增殖，从而产生特异性抗体。所以不同特异性的抗体 Ig 分子的可变区（Fab）具有高度的多样性。

二、抗体的血清型

抗体不仅是 B 淋巴细胞应答中重要的效应分子，与相应的抗原发生特异性结合发挥适应性免疫应答功能，而且抗体本身又可作为"抗原"，刺激机体产生抗体。抗体之所以能够作为"抗原"，是因为其免疫球蛋白分子中含有抗原表位，这些抗原表位具有免疫原性，根据抗体分子对人或动物的相对免疫原性特点，主要将抗体分为三种血清型，分别是同种型、同种异型和独特型（图4-4）。

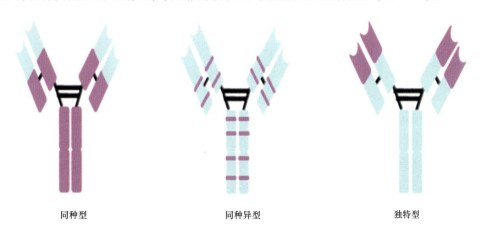

同种型　　　　　　　　　　同种异型　　　　　　　　　独特型

图4-4　抗体分子的抗原性示意图（图中玫红色部分表示）

（一）同种型

同一种属产生抗体分子的恒定区氨基酸序列在很大的程度上是相同的，但不同种属之间抗体分子的恒定区的氨基酸序列差异较大，同种属同一类Ig的Fc区就可以作为该种属的一种遗传标记，称为抗体的同种型（isotype）。例如，可以将纯化的人IgG抗体免疫小鼠，让小鼠产生鼠抗人IgG-Fc的抗抗体；用小鼠来源的单克隆抗体（IgG）免疫羊，然后从免疫羊的抗血清中可以分离出大量的羊抗鼠IgG-Fc的抗抗体IgG，这些抗抗体作为二抗，是常用的免疫诊断试剂。另外从免疫动物分离的抗血清，如抗毒素，在临床可作为急救药物使用，但由于抗毒素是异种动物产生的抗体，对人体而言具有免疫原性，会产生抗抗体，临床使用抗毒素抗血清疗法存在副反应，值得特别关注。

（二）同种异型

抗体分子的同种异型（allotype），是指同一种属的不同个体之间的免疫球蛋白的Fc区还是会存在氨基酸序列的微小差异，可作为同种个体之间抗原标志。如一个人的IgG分子对其他个体而言也具有免疫原性，可刺激不同的个体产生同种异型抗体。如临床使用的丙种球蛋白，是来源于从多个健康献血者分离和纯化的抗体的生物制品，注入患者体内可以增强患者短期内抗感染的免疫力。但多次反复使用丙种球蛋白剂制，也会产生抗抗体，效果随之降低。此外，使用丙种球蛋白也可能出现副反应。

（三）独特型

除了抗体同种型和同种异型之外，在同一个体的同一类型抗体分子的可变区的氨基酸序列存在非常大的差异，该可变区作为抗原表位刺激机体产生一种特殊的自身抗体，抗体可变区作为抗原，称为抗体的独特型（idiotype，Id）。构成独特型的表位被称作独特位。抗体分子可变区的每个Fab段都含有5~6个独特位。独特型位的抗原表位可以刺激机体产生抗独特型抗体（anti-idiotype antibody），并形成独特型-抗独特型网络。

第三节　抗体的功能

抗体分子的肽链可以分为 V 区和 C 区，V 区和 C 区分别具有不同功能。

一、抗体可变区（V 区）的功能

抗体的 V 区（Fab）是特异性识别和结合抗原的部位，这是抗体分子主要的功能，Fab 端能特异性识别与结合抗原的部位包括 6 个 CDR 结构域，分别为重链 V 区的 CDR1、CDR2、CDR3 和轻链 V 区的 CDR1、CDR2 和 CDR3。一个抗体分子能够结合的抗原表位个数称作抗原结合价，Ig 单体型抗体分子（IgG、IgE、IgD）可以结合两个相同的抗原表位，为二价；二聚体 IgA 抗体为四价，而五聚体的 IgM 抗体理论上为 10 价，由于空间位阻，实际的抗原结合价为 5 价。在体内，抗体的 Fab 端与病毒、细菌等病原微生物进行特异性结合，具有中和病毒、阻止细菌黏附等免疫防御作用，抗体 Fab 与抗原表位特异结合的反应作为免疫诊断的基本原理。

二、抗体恒定区（C 区）的功能

抗体的 V 区在特异性地识别和结合抗原后，本身并不能清除抗原性异物，而需要借助于抗体的 C 区效应来完成此项任务。抗体在结合抗原后，其恒定区 Fc 段发生变构，从而发挥抗体的更多的生物学效应。

（一）激活补体

抗体的 V 区与抗原特异性结合后，Fc 段的构型发生改变，称为 Fc 变构效应。从而暴露抗体 C 区的补体结合位点 C_H2 和 C_H3，触发补体系统的经典途径，激活补体发挥，溶细胞的作用。主要激活补体的抗体有 IgG 和 IgM 类抗体，IgM 类抗体激活补体的能力最强，其次是 IgG1、IgG3、IgG2。IgG4、IgA 以及 IgE 均不能通过补体经典途径来激活补体（详见第五章）。

（二）抗体介导的调理作用

抗体与特异性抗原结合后，抗体分子可以作为桥梁，IgG 的 Fc 段与吞噬细胞（如巨噬细胞和中性粒细胞）表面的 Fc 受体结合，介导吞噬细胞对病原体或靶细胞的吞噬功能，这种能够增强吞噬细胞对抗原的吞噬能力，称为调理作用（opsonization）（图 4 – 5）。

（三）抗体依赖的细胞介导的细胞毒作用

抗体依赖的细胞介导的细胞毒作用（antibody dependent cell – mediated cytotoxicity，ADCC），是指抗体 IgG 的 Fab 段与靶细胞（肿瘤细胞或病毒感染细胞）表面的抗原表位特异性结合后，IgG 的 Fc 段可以与自然杀伤细胞（NK 细胞）表面的 Fc 受体相连接，通过激活 NK 细胞分泌穿孔素、颗粒酶等介导 NK 细胞对靶细胞的杀伤功能，使靶细胞裂解死亡。尽管 NK 细胞本身的细胞毒作用没有特异性，但由于抗体识别靶细胞表面的抗原属于特异性结合，抗体 IgG 分子在 NK 细胞杀伤作用中起到了特异性的介导作用，因此 ADCC 作用具有靶向特异性。目前发现 NK 细胞表面的 Fc 受体主要是与 IgG 的 Fc 结合，因此 ADCC 主要是由 IgG 类抗体介导。NK 细胞介导的 ADCC 作用示意图见图 4 – 6。

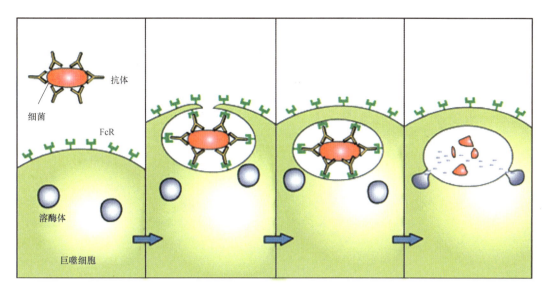

| 抗体与细菌表面的相应抗原表位特异性结合 | 被调理的细菌结合到巨噬细胞的FcR上，并被吞噬 | 形成吞噬体 | 形成吞噬溶酶体，来杀伤细菌 |

图 4－5　抗体介导的调理作用示意图

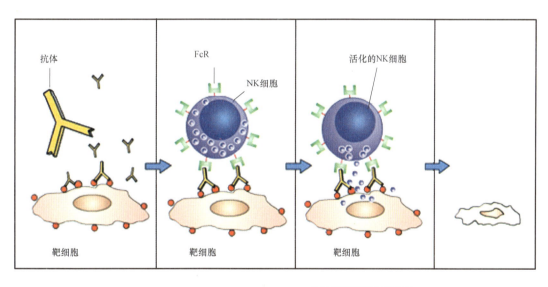

| 抗体与靶细胞表面相应的抗原决定簇发生特异性结合 | NK细胞通过其表面FcR和与靶细胞连接在一起的抗体Fc段结合 | 活化的NK细胞可以释放穿孔素、颗粒酶等细胞毒性物质，来杀伤靶细胞 | 靶细胞凋亡 |

图 4－6　NK 细胞介导的 ADCC 作用示意图

三、抗体的其他功能

1. 通过胎盘屏障，帮助新生儿早期抗感染　在人类，胎儿本身的抗感染免疫能力极其有限，其体内仅合成微量的 IgG。要维持其正常抗感染能力，来自于母体体内的 IgG 借助于胎盘母体一侧的滋养层细胞表面存在的 IgG Fc 受体（FcRn），经过细胞外排的作用，分泌到胎盘胎儿一侧，从而进入胎儿体内。由于母体滋养层细胞只有 FcRn，因而 IgG 类抗体是唯一能够经母体通过胎盘进入胎儿循环中的抗体（图 4－7）。在新生儿早期抗感染免疫发挥重要的作用。

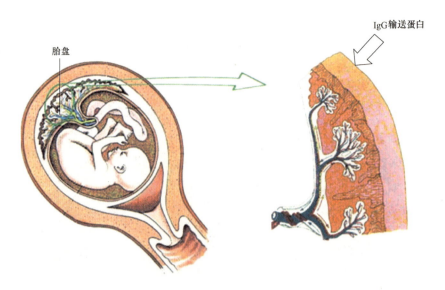

图 4 - 7   IgG 能通过胎盘介导胎儿的免疫保护作用

2. 通过黏膜，是重要的黏膜免疫分子   抗原可以激活黏膜相关的淋巴细胞，从而产生出抗原特异性的 B 细胞，后者可分化成浆细胞，再由浆细胞产生二聚体形式的分泌型 IgA。分泌型 IgA 在通过黏膜上皮细胞进行分泌时，其首先结合于上皮细胞产生的多聚免疫球蛋白样受体（poly - Ig receptor，pIgR），IgA 与 pIgR 形成的复合物可以被内吞进肠上皮细胞中，然后经过酶以及胞吐作用来促使分泌型 IgA 转移至呼吸道以及消化道的黏膜表面。pIgR 胞外区段的 4 个结构域是构成分泌型 IgA 当中的分泌片（SP）的抗体成分（图 4 - 8）。

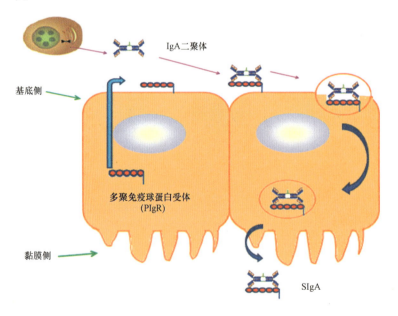

图 4 - 8   SIgA 在黏膜免疫过程中发挥重要作用

3. 介导 I 型超敏反应   可与嗜碱性粒细胞以及肥大细胞表面存在的 IgE Fc 受体（FcεR）发生高亲和性结合，而且此种结合一般于 IgE 分子还未与抗原分子发生结合前，这种特性使得 IgE 通常被称作"亲细胞抗体"，使肥大细胞等处于致敏状态。当结合在细胞表面的 IgE 与特异性抗原结合后，立即引起此类细胞发生脱颗粒，释放生物活性介质，诱导 I 型超敏反应的发生（详见第十五章）。

4. 免疫调节   免疫球蛋白可变区具有的独特型表位可诱导抗独特型抗体产生，从而组成独特型的网络调节，这是抗体参与的免疫调节机制之一。

第四节　各类抗体的特性和作用特点

在五类抗体中，IgM 和 IgG 是执行全身体液免疫应答的主要抗体分子。下面分别介绍五类抗体分子特性及其功能（表 4 - 1）。

表 4 - 1　各类抗体的主要理化特性与作用

理化特性	IgG	IgM	IgA	IgD	IgE
分子量（kD）	150	950	160	184	190
重链	γ	μ	α	δ	ε
亚类数目	4	无	2	无	无
辅助成分	无	J 链	J 链，SP	无	无
主要存在形式	单体	五聚体	单体/二聚体	单体	单体
最初合成时间	出生后 3 个月	胚胎后期	出生后 4~6 个月	随时	较晚
占总血清 Ig 比例	75%~85%	5%~10%	10%~15%	0.3%	0.02%
血清中含量（mg/ml）	9.5~12.5	0.7~1.7	1.5~2.6	0.03	0.0003
半衰期	23	10	6	3	2.5
抗原结合价	2	5	2，4	2	2
溶菌作用	+	+	+	?	?
补体经典激活途径	+	+	−	−	−
补体旁路激活途径	+（IgG4）	−（IgA1）	+	?	−
调理作用	+	−	+	−	−
Ⅰ型超敏反应	−	−	−	−	+
介导 ADCC	+	−	+/−	−	−
其他作用	再次应答	初次应答	黏膜免疫	B 细胞标志	Ⅰ型超敏反应；抗寄生虫

一、IgG

IgG 的特点主要包括：①是血清中含量最多一类抗体，占血清总免疫球蛋白的 75%~80%，IgG 在个体出生后的 3 个月时开始合成，3~5 岁时接近成人的水平；②是抗感染最有力的一类抗体，IgG 与抗原表位结合的亲和力最强，是参与再次免疫应答的主要抗体，因此 IgG 是抗感染的"主力部队"；IgG 以单体形式存在，主要在脾脏和淋巴结中由浆细胞合成，比其他类抗体更容易通过毛细血管进入组织间隙发挥抗感染以及中和毒素等作用，在血浆与组织液中各占 50%，IgG 可分为 IgG1、IgG2、IgG3 和 IgG4 这四个亚类，它们的生物学特征方面有差异；③是唯一能够通过胎盘的一类抗体：IgG1、IgG3 和 IgG4 可通过其 Fc 段与母体滋养层细胞表面存在的 IgG Fc 受体结合，能通过胎盘屏障，在胎儿时期和新生儿抗感染免疫中发挥重要作用；④激活补体经型途径：IgG1、IgG2、IgG3 的 C_H2 可以通过经典途径来激活补体，产生细胞毒作用；⑤参与免疫调理和 ADCC 作用，IgG 分子的 Fc 段可与巨噬细胞以及 NK 细胞表面的 Fc 受体结合，介导调理作用和 ADCC 作用等；⑥IgG 的 Fc 段能与葡萄球菌 A 蛋白（SPA）发生结合，金黄色葡萄菌细胞壁中 SPA 为 395 个氨基酸组成的多肽，一个 SPA 有 4 个能与 IgG 的 Fc 结合的位点，可结合 4 个 IgG 分子，是用于纯化 IgG 抗体重要的配基，应用 SPA 也可用于对抗体 IgG 检测的免疫诊断试剂。

二、IgM

IgM 类抗体的特点包括：①IgM 是分子量最大的一类抗体，又称其为巨球蛋白（macroglobulin），占血清中免疫球蛋白总含量的 5%～10%；②IgM 是抗感染最早产生的一类抗体；初次免疫应答中，IgM 抗体在抗原刺激的第 4 天产生，是抗感染的"先头部队"；因而检测血清中特异性 IgM 的水平可作为传染病的早期诊断指标之一；③激活补体能力最强，IgM 主要以五聚体形式存在于血液中发挥作用，IgM 比 IgG 更容易激活补体还要强，因此，IgM 激活补体的能力最强；④IgM 也是介导 II、III 型超敏反应的重要抗体；⑤是 B 细胞抗原受体（BCR）的分子之一，单体形式的 IgM 主要以膜结合型（mIgM）存在于 B 细胞表面，与膜型 IgD 都是 BCR 分子。

三、IgA

IgA 有两种类型：血清型单体 IgA 和双体的分泌型 IgA。主要特点包括：①IgA 是体内产生最多的一类抗体，血清 IgA 的生成主要在肠系膜淋巴组织中的浆细胞，一般以单体形式存在，占血清中总免疫球蛋白的 10%～15%，在机体抗细菌、抗病毒方面发挥重要作用，分泌型 IgA（secretory IgA，SIgA），其产生部位是在消化道、呼吸道、泌尿生殖道、唾液腺、泪腺、乳腺等处的黏膜固有层，以分泌片将两个 IgA 单体连接成二聚体，分泌到黏膜或者浆膜的表面；②SIgA 主要分布于黏膜表面，是黏膜免疫中重要的免疫分子，是抗感染的"边防军"。微生物感染机体的基础首先是黏附到组织细胞上，从而生长繁殖，进而形成集落、定居于局部。分泌型 IgA 通过促进病原微生物发生凝集，从而使其丧失活力；还可以刺激黏膜当中的杯状细胞产生黏液，冲洗黏膜上皮细胞，以此来阻止这些病原微生物在黏膜上皮细胞表面的黏附，在机体局部黏膜免疫过程中发挥作用。老年易发生支气管炎和幼儿容易发生消化道或者呼吸道感染，可能和分泌型 IgA 的合成下降有关。

四、IgD

正常人血清中 IgD 含量少，占血清中总免疫球蛋白的 0.3%，可以在个体发育任何时间产生。在五类免疫球蛋白中，IgD 铰链区比较长，IgD 不稳定，易被胰蛋白酶分解，因而半衰期短（只有 3 天）。IgD 不能活化补体的经典激活途径，高浓度的凝集状态 IgD Fc 碎片可活化补体旁路途径。IgD 以两种形式存在，分别是血清型和膜结合型。膜型 IgD（mIgD）是 B 细胞抗原受体（BCR）分子之一，是成熟 B 细胞表面的重要标志。幼稚 B 细胞在发育过程中，首先出现膜型 IgM（mIgM），而后出现膜型 IgD（mIgD）；成熟 B 细胞表面既表达 mIgM，也表达 mIgD。B 细胞表面若仅表达 mIgM，其接受抗原刺激后容易导致耐受性；B 细胞表面若同时表达 mIgM 和 mIgD，在接受抗原刺激后易被激活。

五、IgE

IgE 是正常人血清中含量最少的一类抗体，较稳定，主要通过黏膜下的淋巴组织当中的浆细胞来分泌。IgE 一般以单体形式存在，IgE 不耐热，56℃ 4 小时就失去结合的能力。IgE 重链含有 4 个功能区，其 C_H2 和 C_H3 能与肥大细胞、嗜碱性粒细胞表面的 FcεR I 结合，因而被称为亲细胞性抗体，是介导 I 型超敏反应的抗体；IgE 还可能参与机体的抗寄生虫免疫。

第五节　人工制备抗体

抗体在疾病的预防、诊断和治疗中被广泛应用，人们对抗体这类免疫学制品的需求也越来越大，人工制备成为获得大量抗体的重要途径，早期制备多克隆抗体的最主要方法是通过用指定抗原免疫动物（小鼠，兔，马等）制备相应含有特异抗体的血清。多克隆抗体的缺点和局限性促使 Kohler 和 Milstein 创立了在实验室制备单克隆抗体技术。近年来，随着分子生物学技术的发展，通过基因工程制备一系列新型的抗体，例如：改造的鼠源性抗体和人源化抗体等。

一、多克隆抗体

多克隆抗体（免疫血清）是有多个 B 细胞在多种抗原或同一抗原的不同表位的刺激下产生的能与相应抗原结合的抗体的总和。多克隆抗体的主要来源：①来自于动物免疫后的血清；②还可来自恢复期患者血清，接种疫苗的人群等。这种血清中含有多种多样的抗体，但产量很有限，不能满足现代医学或生物学的需求。多克隆抗体优点：作用广泛，具有中和作用，调理吞噬，介导补体经典途径的激活、ADCC 等作用。缺点：但特异性不是很高，容易出现交叉反应，不易大量地制备。因为多克隆抗体的异种血清型，临床应用患者治疗可能发生副反应。

二、单克隆抗体

（一）单克隆抗体的制备原理

单克隆抗体（monoclonal antibody，mAb）是由人工制备的杂交瘤细胞产生的一类特异性单一的抗体，杂交瘤细胞是由一个经抗原激活后的 B 细胞与一个骨髓瘤细胞融合形成。单克隆抗体优点：纯度高，灵敏度高，特异性强，交叉反应少，制备的成本低。缺点：对技术有一定的要求，对筛选所需的单克隆的技术方法要求高。（图 4 - 9）。

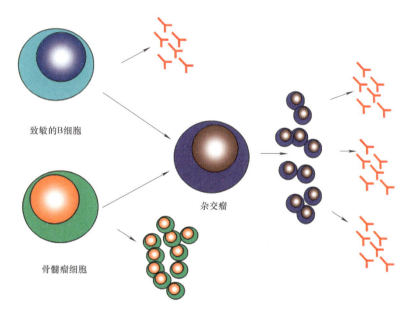

致敏的B细胞

骨髓瘤细胞

杂交瘤

图 4 - 9 单克隆抗体的制备示意图

（二）单克隆抗体的主要用途

1. 用于自身免疫病 单克隆抗体的临床治疗，如抗 TNF - α 单克隆抗体、抗 IL - 6 等，用于临床治疗自身免疫病等。

2. 作为检测试剂 用于检验未知的抗原：肿瘤抗原、细胞表面的抗原、细胞因子、激素、神经递质等。

3. 作为一些药物新型靶向运输载体（生物导弹）　运用分子生物学方法与一些抗癌药、毒素以及放射性物质接合，可以实现向肿瘤灶靶向的定位诊断和治疗（精准诊断与精准治疗）。

4. 作为添加亲和层析中的吸附剂　利用抗体能与抗原特异性结合原理，特异的抗体与蛋白质结合后，其余物质被洗脱，通过改变 PH 和离子强度，即可分离纯化蛋白质。

5. 作为探针　通过与相应的标记物偶联可以用于临床病理组织的免疫组织化学检测和分析。

三、基因工程抗体

基因工程抗体是通过基因工程技术制备的一类抗体，包括修饰抗体、嵌合抗体和人源化抗体。

（一）修饰抗体

（1）增强抗体穿过血管进入肿瘤灶的能力，比如改变抗体的分子量大小。

（2）增强抗体 Fc 段与 FcR 的亲和力，以增强其 ADCC 以及调理效应。

（3）增强抗体 Fab 段与相应抗原的结合力，以减少用量、减轻毒性作用。

（4）增强抗体的稳定性，延长其在体内的半衰期。

（5）增强与抗体偶联毒力药物的靶向给药能力，以期达到较好的疗效。

（二）嵌合抗体

1. 人-鼠嵌合抗体　这类抗体是指人源抗体的 Fc 段与鼠源抗体的 Fab 段接合形成的嵌合抗体，保留鼠源单克隆抗体与抗原的结合力，减少其对人体治疗的副反应。

2. CDR 移植抗体　这类抗体是指通过利用 CDR 移植技术，将鼠源单克隆抗体中 V 区的 CDR 序列移入并取代人源抗体的 CDR 序列而形成的抗体，既保留鼠源单克隆抗体的特异性，又保留人源抗体的亲和力。

3. 小分子抗体　这类抗体指由 Fab 段和 Fv（由 V_H 和 C_H1 形成）组成的小片段的单链抗体，仅含有 V 区结构，弱免疫原性，易于透过血管，易于进入肿瘤灶。

（三）人源化抗体

人源化抗体制备常用的技术手段是从抗体库或转基因小鼠获得筛选的基因序列，通过基因工程和蛋白质表达的方法，直接制备完全属于人体内的特异性抗体。

⊕ **知识链接**

抗体的认识

从 19 世纪末到 20 世纪中叶，抗体生成一直受到高度关注。

（1）1897 年，Ehrlich P 提出了抗体生成侧链学说，这种学说认为细胞表面有很多不同的侧链，能与抗原发生特异性的结合，刺激细胞以产生更多的侧链；侧链从细胞表面脱落，进入体液中，形成抗体。这种学说为后续的选择学说奠定理论依据。

（2）1930 年，Breinl 和 Haurowitz F 提出抗体生成模板学说，该学说认为抗原决定簇有模板功能，能使一般球蛋白变为相应特异性抗体。

（3）1955 年，Jerne 提出了自然选择学说，该学说认为体内有很多"自然抗体"，任何外来抗原都能与其结合，并将抗原转运到抗体的产生细胞，使后者分裂和增殖，从而形成很多特异抗体。

（4）1957 年，Burnet FM 提出了抗体生成克隆选择学说，这被称作是免疫学史上具有里程碑意义的事件。该学说认为当抗原入侵机体时，能够选择性表达特异性受体的免疫细胞，与相应抗原结合，从而导致免疫细胞克隆扩增，大量子代细胞产生，继而合成具有特异性的大量抗体。

答案解析

目标检测

1. 抗体分子的基本结构是 （　　）

　　A. 一条重链和一条轻链　　　　　　　　B. 一条重链和两条轻链

　　C. 两条重链和两条轻链　　　　　　　　D. 两条重链和一条轻链

　　E. 一条 Fab 链和一条 Fc 链

2. 抗体与抗原特异性结合的部位是 （　　）

　　A. C_H和C_L　　　　　B. V_H和C_L　　　　　C. V_H和C_H

　　D. V_L和C_L　　　　　E. V_H和V_L

3. 五类免疫球蛋白中，半衰期最长的免疫球蛋白 （　　）

　　A. IgG　　　　　　　B. IgM　　　　　　　C. IgE

　　D. IgD　　　　　　　E. IgA

4. 分子量最大的免疫球蛋白是 （　　）

　　A. IgG　　　　　　　B. IgM　　　　　　　C. IgE

　　D. IgD　　　　　　　E. IgA

5. 什么是抗体，抗体分子的基本结构是什么？

6. 什么是可变区、恒定区？

7. 什么是铰链区、连接链？

8. IgG 的特性和作用特点有哪些？

9. 抗体的功能有哪些？

（庞　慧）

书网融合……

本章小结

题库

第五章 补体系统

PPT

补体（complement）系统由 50 多种蛋白成分组成，广泛存在于血清、组织液和细胞膜表面，其中有 30 余种可溶性蛋白位于血浆中，具有调节免疫应答、介导炎症反应、清除病原体和免疫复合物等多种生物学功能。补体不仅是固有免疫系统的重要组分，还参与适应性免疫应答的不同环节。补体组分缺陷、功能障碍或过度活化与多种疾病的发病机制有关。

知识链接

补体的发现

补体的研究始于 19 世纪 90 年代，法国巴斯德研究所的朱尔斯·博代特（Jules Bordet）发现抗霍乱弧菌的绵羊抗血清可导致细菌溶解，但将抗血清加热至 55℃ 30 分钟后，只能使细菌凝集，而不能溶解细菌。令人惊讶的是，通过添加不含抗菌抗体的新鲜血清，加热后的血清恢复了溶解细菌的能力。这一发现使 Bordet 推断，细菌溶解需要两种不同的物质：结合在细菌表面的热稳定特异性抗体，以及负责溶解活性的第二种不耐热成分。鉴于这种不耐热成分在抗血清溶菌中起"补充"作用，Ehrlich P 于 1899 年将其命名为 complement（补体）。Bordet 是补体学研究领域的开拓者，获得了 1919 年诺贝尔生理学或医学奖。后来研究者们相继发现了补体活化的三条途径，于 20 世纪 60 年代初和 60 年代末分别确立了补体经典激活途径和补体激活旁路途径，20 世纪 90 年代后期发现了补体激活的凝集素途径。

第一节 补体系统的组成和生物学特点

一、补体系统的组成

根据补体组分生物学功能不同，将其分为补体固有成分、补体调节蛋白和补体受体三类。

（一）补体固有成分

补体固有成分是指存在于体液中、参与补体激活级联反应的蛋白质组分；一般以非活性的形式存在于血浆中，在激活物质的作用下，通过酶促反应被激活，产生具有生物活性的产物。

1. 参与经典途径（classical pathway）的特有的补体成分 C1（C1q、C1r、C1s）、C2、C4。经典

途径的补体成分是最早发现的一批补体蛋白，其命名均以字母 C 开头，其后数字是按照补体蛋白被发现的顺序命名，为 C1、C2、C3、C4、C5、C6、C7、C8、C9，其中 C3、C5 ~ C9 为其他补体活化途径的共同组分。

2. 参与旁路途径（alternative pathway）的特有的补体成分　B 因子、D 因子和备解素（properdin，P 因子）；一般以英文大写字母表示。

3. 参与凝集素途径（lectin pathway）的特有的补体成分　包括甘露糖结合凝集素（mannose - binding lectin，MBL）和 MBL 相关丝氨酸蛋白酶（mannose - binding lectin associated proteinase，MASP）等。

4. 补体活化的共同组分　C3、C5、C6、C7、C8、C9。

补体活化后会产生裂解片段，这些裂解片段一般以该成分的符号后面附加小写英文字母表示，如 C3a、C3b 等，一般 a 表示小片段，而 b 表示大片段，但也有例外，C2a 为大片段，C2b 为小片段。灭活的补体片段在其符号前加英文字母 i 表示，如 iC3b。

（二）补体调节蛋白

补体调节蛋白存在于血浆中或细胞膜表面，通过调节补体激活途径中关键酶而控制补体活化强度的蛋白分子。补体调节蛋白多以其功能命名，如 C1 抑制物（C1 inhibitor，C1INH）、C4 结合蛋白（C4 binding protein，C4BP）、衰变加速因子（decay - accelerating factor，DAF）等。

（三）补体受体

补体受体（complement receptor，CR）存在于不同细胞膜表面，与相应活性片段相结合，介导多种生物学效应。如 CR1 ~ CR5，C3aR、C4aR、C5aR 等。

二、补体的来源和理化性质

（一）补体的来源

体内多种组织细胞如肝细胞、单核/巨噬细胞、内皮细胞和肠道上皮细胞等都能合成补体；其中肝细胞和巨噬细胞是补体的主要产生细胞。血浆中大部分补体由肝细胞分泌，但是在炎症组织中，巨噬细胞是补体的主要来源。不同补体成分的主要合成部位可能各不相同，补体的生物合成受到多种因素的调节。与其他血浆蛋白相比，补体代谢率极快，血浆补体半衰期大约为一天。

（二）补体的理化性质

补体均为糖蛋白，但有不同的肽链结构。血清补体蛋白约占血清总蛋白的 5% ~ 6%，含量相对稳定，但在感染、炎症和组织损伤等应激状态下，其含量会发生改变。补体各组分在血清中浓度差异比较大，从 20μg/ml（C2）至 1300μg/ml（C3），其中 C3 是血浆中浓度最高的补体成分，是三条补体激活途径的共同组分。

补体固有成分对热不稳定，在室温下很快失活，0 ~ 10℃ 中活性仅能保持 3 ~ 4 天；而 56℃ 温育 30 分钟即可被灭活；故补体应保存在 -20℃ 以下或冷冻干燥储藏。紫外线照射、机械振荡或某些添加剂均可能使补体破坏。

第二节　补体激活途径

补体系统各成分通常以非活性状态存在于血浆中，当有激活物的刺激或存在于特定的固相表面才会被活化，进而实现其最终的生物学效应。根据起始激活物和激活过程的不同，可将补体的活化分为三条既各自独立、又相互交联的途径，即经典途径、旁路途径和凝集素途径（图 5 - 1）。旁路途径和凝集素途径不依赖于抗体而启动，是最早出现并发挥作用的激活途径，主要参与固有免疫应答；而经典途径是依赖抗体而启动的激活途径，在进化和抗感染免疫形成过程中，出现得相对滞后，主要参与适应性体液免疫应答。

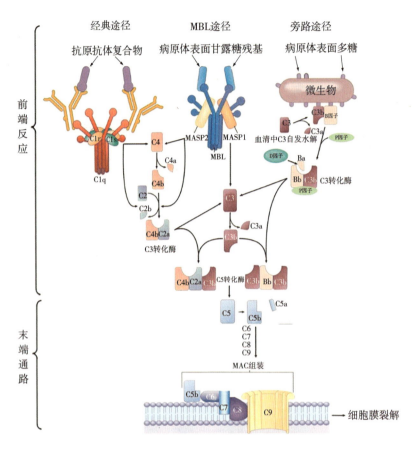

图 5 - 1 补体三条激活途径示意图

补体三条激活途径前端反应（从活化反应开始至 C5 转化酶生成）各异；但末端通路（C5 激活至攻膜复合物（MAC）形成）相同。

一、经典途径

经典途径的激活是由抗体结合抗原后，暴露 Fc 段的补体位点而启动。补体经典途径的激活，需要依赖于抗体的产生，参与适应性体液免疫应答的效应阶段。在血清中，C1 是一种大分子复合物，是由 1 个 C1q、2 个 C1r 和 2 个 C1s 分子构成，在 Ca^{2+} 存在的条件下形成的多聚体复合物。C1q 是分子量相对较大的六聚体蛋白，外观酷似郁金香花束，其头部是抗体的补体结合位点的感受器；C1r 和 C1s 具有丝氨酸蛋白酶活性（图 5 - 2）。

（一）激活物

补体经典途径的激活物主要是抗原 - 抗体结合形成的复合物。可溶性抗原或病毒、真菌、寄生虫和细菌细胞膜上的抗原与抗体

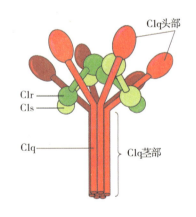

图 5 - 2 C1 分子示意图

特异性结合后，引起抗体分子变构效应，使 Fc 段的补体结合位点暴露，从而激活经典途径。可溶性抗原 - 抗体复合物通常被称为免疫复合物（immune complexes，IC）。只有抗原与 IgM 类抗体或 IgG 抗体的

某些亚类形成的复合物才能激活经典途径。人类不同种类抗体活化 C1q 的能力各异，IgM 激活补体能力最强，IgM > IgG3 > IgG1 > IgG2，而 IgG4 不能通过经典途径激活补体。

此外，血清中的 C 反应蛋白（C – reactive protein，CRP）、血清淀粉样 P 物质（Serum amyloid P – component，SAP）与微生物表面成分（如磷脂胆碱、磷脂酰乙醇胺）结合后也能激活 C1q，因此，这些物质也可以激活补体经典途径。

（二）激活过程

1. C1 活化 抗原 – 抗体复合物的形成引起抗体分子 Fc 段构象变化，从而暴露出与补体 C1q 的结合位点。6 聚体的 C1q 分子至少有两个 C1q 头部与抗体 Fc 段结合后才会被激活，因此，至少两个 IgG 分子才能激活 C1q，但一个 IgM 分子就可以激活 C1q。C1q 激活后，引起其中一个 C1r 分子构象变化，将其转化为具有活性的丝氨酸蛋白酶，该酶会切割并激活其伴侣 C1r 分子。接着两个 C1r 蛋白酶切割并激活两个 C1s 分子，从而引起补体成分活化的级联反应。

2. C3 转化酶和 C5 转化酶形成 C1s 有两种底物，C4 和 C2。在 Mg^{2+} 存在下，C1s 使 C4 裂解为 C4a 和 C4b，其中部分 C4b 结合至紧邻抗原抗体结合处的细胞或颗粒表面。C1s 的第二个底物是 C2 分子。C2 血浆浓度很低，是补体活化级联酶促反应的限速成分。在 Mg^{2+} 存在下，C2 被 C1s 裂解而形成 C2a 和 C2b；C2a 为大片段，可与 C4b 结合成 C4b2a 复合物即为 C3 转化酶。C4b2a 将 C3 裂解为 C3a 和 C3b；小片段 C3a 释放到液相，发挥过敏毒素和炎症介质的作用；而 C3b 与 C4b2a 结合，形成 C4b2a3b，即 C5 转化酶，进入补体激活的终末通路（见图 5 – 1）。C3b 还可进一步被裂解为 C3c、C3dg、C3d 等小片段，其中 C3d 作为黏附分子可参与体液免疫应答。

3. 膜攻击复合物（membrane attack complex，MAC）形成 C5 转化酶（C4b2a3b）裂解 C5 为 C5a 和 C5b，小片段 C5a 游离到液相，发挥过敏毒素和炎症介质作用。C5b 附着于靶细胞或颗粒固相表面，为 MAC 的后续成分提供结合位点。C5b 结合 C6 后，形成稳定的 C5b6；C5b6 结合 C7，C7 构象发生变化，与 C8 结合形成 C5b678，随后与多个 C9 分子聚合形成完整的膜攻击复合体 C5b6789（MAC）（见图 5 – 1 MAC 的组装）。MAC 破坏细胞膜的完整性，导致靶细胞或病原体裂解。

二、旁路途径

旁路途径又称替代激活途径，不依赖于抗原抗体的相互作用，在细菌感染早期即可发挥抗感染作用，是抵御微生物感染的非特异性防线。在生物进化的种系发生上，旁路途径是最早出现的补体活化途径，但因是继经典途径后发现的第二条补体激活途径，故称为"替代途径"。其关键特征是能够自发激活，使机体处于警戒状态。

（一）激活物

某些细菌、内毒素、酵母多糖、葡聚糖和凝聚的 IgG4 和 IgA 等均可成为旁路途径"激活物"，它们实际上是为补体激活提供保护性环境和接触的表面。

（二）激活过程

旁路途径的激活从 C3 开始。生理条件下，少量血清 C3 在蛋白酶作用可下自发性水解，产生低水平 C3b。自发产生的 C3b 绝大多数在液相中快速失活，少数可通过硫酯键共价连接到微生物或其他激活物质表面，结合 B 因子，形成 C3bB 复合物。在 Mg^{2+} 存在下，D 因子将 B 因子裂解为 Ba 和 Bb，Ba 释放到液相中，Bb 与 C3b 结合形成 C3bBb，即旁路途径 C3 转化酶。但 C3bBb 寿命非常短，需要结合血浆 P 因子而稳定。P 因子由中性粒细胞合成并在活化时释放。从而形成稳定的 C3 转化酶 C3bBbP（图 5 – 3）。C3bBbP 可进一步水解 C3，形成 C3bBb3b，即为旁路途径的 C5 转化酶，裂解 C5，后续激活成分与经典途径相同，形成 MAC 溶解细菌或靶细胞。

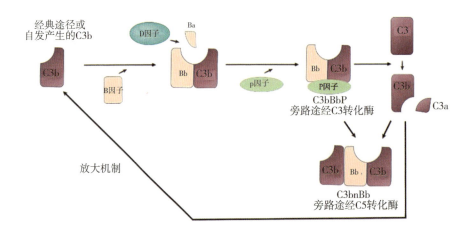

图 5 - 3　旁路途径的放大效应

机体有多种机制确保补体激活仅在病原体表面或受损宿主细胞上进行，而不是在正常宿主细胞和组织上进行。旁路途径的放大效应依赖于 C3 转化酶 C3bBb 的稳定性，这种稳定性由正调控蛋白和负调控蛋白共同调节。例如，P 因子具有模式识别受体的特性，能结合某些病原微生物及已被病毒感染或损伤的哺乳动物细胞，导致 C3b 沉积在这些细胞上。如果 C3bBb 在正常宿主细胞表面形成，它会被宿主细胞表达的多种补体调节蛋白迅速灭活。

三、凝集素途径

凝集素途径也称为 MBL 途径，通过凝集素这种特定受体分子识别微生物的碳水化合物而启动补体活化，不依赖于抗体的作用。

（一）激活物

凝集素途径的激活物是病原体表面的糖结构，包括甘露糖，N - 乙酰氨基葡萄糖、D - 葡萄糖和 L - 岩藻糖聚合物等。含这些末端糖基的聚糖为病原微生物表面的常见成分，但在脊椎动物罕见，因脊椎动物聚糖末端为唾液酸残基（N - 乙酰神经氨酸）。MBL 和纤维胶原素（ficolin，FCN）可选择性识别多种病原体表面的糖结构从而启动补体活化。

（二）活化过程

MBL 为钙离子依赖的 C 型凝集素，与 MBL 相关丝氨酸蛋白酶（MASP）结合形成成熟的 MBL 分子，形态与 C1 分子类似（图 5 - 4）。MASP1 和 MASP2 具有丝氨酸蛋白酶活性，在后续补体活化过程中发挥重要作用。MBL 通过球形头部识别糖基结构后，MBL 构象发生改变，使与之结合的 MASP1 和 MASP2 分别被激活。活化的 MASP1 可直接裂解 C3 产生 C3b，激活补体旁路途径。而 MASP - 2 在结构上与 C1s 类似，活化后，相继裂解 C4 和 C2，生成 C4b2a，即 C3 转化酶。随后的过程与经典途径相似（图 5 - 5）。

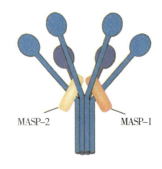

图 5 - 4　MBL 结构示意图

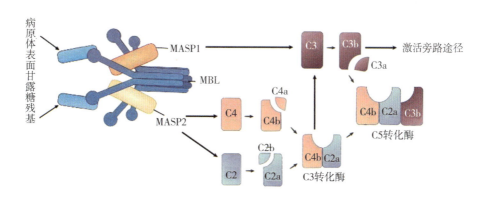

图 5 - 5　MBL 途径前端反应示意图

四、三条补体激活途径的比较

补体系统是一个天然的免疫防御系统，在漫长的种系进化过程中，其出现先后次序是：旁路途径、MBL 途径和经典途径。三条激活途径具有一些共同特点：①均需要激活物；②均为级联反应，每一步都产生"滚雪球"式扩大效应；③有共同的末端效应，生成 MAC 溶解靶细胞；④具有某些共同的调节机制，但三条激活途径前端反应各不相同，见表 5 - 1。

表 5 - 1　补体三条激活途径比较

	经典途径	旁路途径	MBL 途径
激活物	抗原 - 抗体复合物	病原微生物；内毒素、酵母多糖等	含甘露糖基的病原体表面成分
参与成分	C1 ~ C9	B、D、P 因子 C3、C5 ~ C9	MBL、MASP C2 ~ C9
C3 转化酶	C4b2a	C3bBb	C4b2a
C5 转化酶	C4b2a3b	C3bBb3b	C4b2a3b
抗感染作用时期	适应免疫效应阶段 感染中晚期	固有免疫 感染早期	固有免疫 感染早期

第三节　补体激活的调节

补体激活通常在病原体表面启动，产生的补体片段一般结合在病原体表面或因水解而快速失活。但所有补体成分在血浆中都以较低的速率自发激活，这些激活的补体成分有时会与宿主细胞上的蛋白质结合。为保护正常宿主细胞不被补体损伤，同时允许补体在病原体表面激活，机体通过多种机制精细调控补体系统的活化。

一、补体自行衰变调节

在整个补体激活过程中，某些补体成分及其中间产物极不稳定，易自发衰变，这成为补体酶促反应中的重要自限因素之一。例如 C4b 和 C2a 自行衰变使 C3 转化酶（C4b2a）合成受阻，进而无法有效裂解 C3 并抑制其后续一系列酶促反应的进程；C5b 也较易发生自行衰变，直接影响到 C5b67 的合成。旁路途径的 C3 转化酶 C3bBb 如果不与 P 因子结合，其半衰期仅为 5 分钟。

二、补体调节蛋白的调节

在补体激活过程中，一系列可溶性或者膜型调节蛋白会主动抑制、降解或降低补体蛋白及其片段在宿主细胞上的活性，如表 5 − 2 所示。这些调节蛋白或调控补体活化的启动，或调控补体活化关键酶及 MAC 的形成，使补体系统既有效发挥杀灭病原体的作用，又不会对自身组织导致损伤。

表 5 − 2　参与补体活性调节的蛋白质及其功能

可溶性调节蛋白	配体/结合蛋白	功能
C1 抑制物（C1INH）	C1r, C1s（C1q）MASP − 2	抑制 C1r/s 和 MASP − 2，阻断 C4b2a 形成
C4 结合蛋白（C4bp）	C4bp	阻断 C3 转化酶 C4b2a 的形成或加速其分解，作为 I 因子裂解 C4b 的辅助因子
I 因子（If）	C3b, C4b	为丝氨酸蛋白酶，裂解 C3b 和 C4b；抑制 C3 转化酶和 C5 转化酶形成与活性
H 因子（Hf）	C3b	阻断 C3bBb 转化酶的形成或加速其分解
P 因子（Pf）		稳定 C3bBb
S 蛋白（SP）	C5b67 复合物	结合可溶性 C5b67 并防止插入宿主细胞膜，抑制 MAC 形成
膜型调节蛋白		
补体受体 1（CR1）	C3b, C4b	I 因子的辅助受体，将 Bb 从 C3bBb 解离，将 C2a 从 C4b2a 解离，抑制 C3 转化酶的形成与活性
衰变加速因子（DAF, CD55）	C3 转化酶	将 Bb 从 C3bBb 解离，将 C2a 从 C4b2a 解离，抑制 C3 转化酶的形成与活性
膜辅蛋白（MCP, CD46）	C3b, C4b	I 因子的辅助受体，抑制 C3 转化酶和 C5 转化酶形成与活性
CD59	C8	抑制 MAC 形成

（一）可溶性补体调节蛋白的调节作用

1. C1 抑制物（C1 inhibitor，C1INH）　C1INH 可与 C1 或 MASP 结合，使其失去裂解 C4 和 C2 的活性，无法形成 C3 转化酶，进而阻断或削弱下游的酶促反应。当 C1INH 缺陷时，C4、C2 被过度活化，释放血管活性肽和激肽。由于激肽对毛细血管后小静脉的血管舒张效应产生了发作性局限性典型的非凹陷性水肿，导致遗传性血管神经性水肿。

2. C4 结合蛋白（C4 binding protein，C4bp）　与 C4b 结合，竞争性地抑制 C2 与 C4b 结合，进而阻止 C3 转化酶（C 4b2a）的形成。

3. I 因子与 H 因子　I 因子具有丝氨酸蛋白酶活性，裂解 C3b 和 C4b，从而抑制 C3 转化酶和 C5 转化酶形成与活性。H 因子与 C3b 结合后，阻断 C3bBb 转化酶的形成或加速其分解，并在 I 因子作用下，将 C3b 裂解成 iC3b 和 C3f，或进一步裂解为 C3c 和 C3dg 等小片段。

（二）膜结合补体调节蛋白的调控作用

机体内存在多种膜结合补体调节分子，它们在血细胞和组织细胞分布广泛。主要防止补体对自身正常组织细胞造成损伤。

1. 衰变加速因子和膜辅蛋白　衰变加速因子（decay − accelerating factor，DAF）与 B 因子竞争性结合，细胞表面的 C3b，并可以从已经形成的转化酶中取代 Bb，阻断 C3 转化酶的形成（图 5 −6A）。

膜辅蛋白（membrane cofactor protein，MCP，CD46）在多种血细胞、上皮细胞和其他组织细胞表面表达。MCP 能与细胞表面结合的 C4b/C3b 作用，协助 I 因子将 C4b/C3b 裂解灭活，从而抑制 C3 转化酶的生成，维护自身正常组织细胞免遭补体激活介导的损伤（图 5 - 6B）。

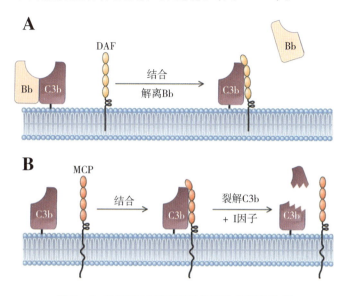

图 5 - 6　DAF 和 MCP 对补体活化的调控作用

2. 补体受体 1（complement receptor 1，CR1）　CR1 分布广泛，为 I 因子的辅助受体，将 Bb 从 C3bBb 解离，将 C2a 从 C4b2a 解离，抑制 C3 转化酶的形成与活性。

3. C8 结合蛋白（C8 binding protein，C8bp）　C8bp 表达于不同细胞表面，能与 C8 结合抑制 C9 分子对 C8 的聚合，阻止膜攻击复合物（C5b6789）的形成，以维护周围正常自身组织细胞在补体激活时不被无辜溶解破坏。由于 C8bp 与 C8 分子的结合受种属特异性的限制，因此也称其为同种限制因子（homologous restriction factor，HRF）。

4. 膜反应溶解抑制物（membrane inhibitor of reactive lysis，MIRL，CD59）　CD59 分布在宿主细胞表面蛋白，是一种保护蛋白，结合可能沉积在宿主细胞上的任何 C5b678 复合物，并阻止其插入宿主细胞膜。CD59 还可阻止 MAC 形成过程中 C9 的进一步添加，阻断 MAC 的形成。

第四节　补体系统的生物学功能

补体活化的共同末端通路是在细胞膜上合成 MAC，介导细胞溶解反应。此外，在补体活化过程中，会产生多种补体活性片段，介导多种生物学功能，在免疫防御、维持内环境稳态及介导炎症反应中发挥重要作用。补体不仅仅是固有免疫的一部分，而且是适应性体液免疫应答的重要效应机制，并可调节适应性免疫应答。

一、细胞毒作用

补体系统激活后，最终在靶细胞表面形成 MAC，导致细胞溶解破坏，例如溶解血细胞、病毒感染细胞及病原微生物等，发挥补体介导的细胞毒作用（complement dependent cytotoxicity，CDC）。补体的细胞作用是补体系统最重要的生物学功能。抗体与病毒结合后激活补体，能促进抗体对病毒的中和作用，抑制病毒对宿主细胞的侵入。近来发现，仅抗体非依赖性补体即可实现溶病毒效应，如由补体介导的 RNA 肿瘤病毒溶解现象，所有 C 型 RNA 病毒，均可被灵长类动物新鲜血清溶解。这可能是由于此类病毒壳膜上存在 C1 受体，通过激活 C1 启动补体的经典途径使病毒溶解。

这种补体介导的溶菌、溶病毒的细胞毒作用是机体抵抗病原微生物感染的重要防御手段。某些自身免疫病可引起自身细胞的裂解，从而导致自身组织的损伤，也与补体的参与有关，如自身免疫性溶血性贫血等。

二、调理作用

补体激活产生的 C3b 等片段直接结合于细菌或其他颗粒物质表面，通过与吞噬细胞表面相应补体受体结合而促进吞噬细胞对其吞噬，这种作用称为调理作用（opsonization）。抗体的 Fc 段与细胞膜表面的 Fc 受体结合后，也可促进吞噬细胞的吞噬作用；若抗体与补体同时发挥调理作用，称为联合调理作用（图 5-7）。这种调理吞噬的作用可能是机体抵御全身性细菌感染和真菌感染的重要机制之一。

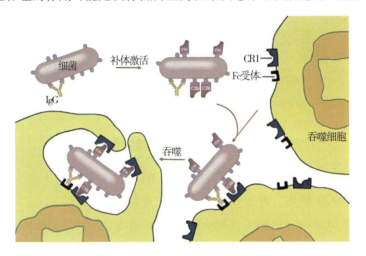

图 5-7　补体介导的免疫调理作用

三、炎症介质作用

补体活化过程中产生的补体片段 C3a、C4a 和 C5a 具有炎症介质作用，C2b 具有激肽样活性。

1. 激肽样作用　C2b、C3a 为补体激肽，具有激肽样作用，可增强血管壁通透性，造成炎性渗出和水肿。

2. 过敏毒素样作用　C5a、C3a、C4a 可与肥大细胞、嗜碱性粒细胞表面相应受体结合，使肥大细胞和嗜碱性粒细胞活化并脱颗粒，释放组胺等活性物质，引起血管扩张、毛细血管道透性增强、支气管痉挛和平滑肌收缩等过敏症状，因此称为过敏毒素。

3. 趋化作用　C5a、C3a 对中性粒细胞有很强的趋化活性，招募中性粒细胞至炎症部位参与炎症反应，并能活化中性粒细胞产生氧自由基、前列腺素和花生四烯酸等。

四、清除免疫复合物

可溶性抗原和抗体形成免疫复合物（IC）后，可与 C3b 结合，C3b 再与红细胞或血小板表面的 CR1 结合，从而将 IC 运送至肝脏和脾脏，转移给巨噬细胞进行吞噬和清除（图 5-8）。

五、参与适应性免疫应答

补体活化产物、补体受体及补体调节蛋白可通过不同机制参与适应性免疫应答。

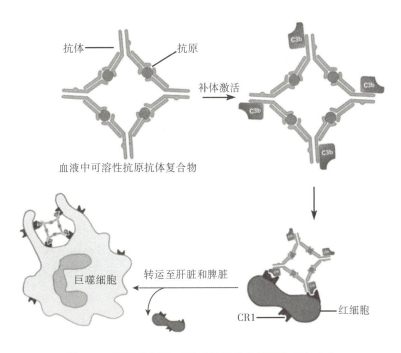

图 5-8　补体通过免疫黏附作用清除循环免疫复合物

1. 促进抗原提呈　补体介导的调理作用可促进抗原提呈细胞对抗原的摄取和提呈，启动适应性免疫应答。

2. 促进 B 细胞应答　B 细胞共受体（CD21/CD19/CD81）中 CD21 为补体受体 2（CR2），结合补体片段 C3d 后，与 BCR 形成受体交联，增强 BCR 识别抗原的跨膜信号的转导，使 B 细胞对抗原刺激的敏感性大为提高，在 B 细胞活化过程中发挥重要作用。

第五节　补体系统与疾病

当补体的编码基因变异导致补体遗传性缺陷和功能障碍或补体系统过度活化都会引起某些免疫性疾病。

一、补体固有成分遗传性缺陷

补体各种成分都有可能发生遗传性缺陷，多数为常染色体隐性遗传。经典途径的任何早期成分（C1q、C1r、C1s、C4 和 C2）的缺陷会引起清除抗原－抗体复合物的功能下降，导致 SLE、肾小球肾炎和血管炎等免疫复合物疾病的发生。

由于 C3 在调理吞噬和 MAC 形成中的中心作用，C3 缺乏症患者常有严重临床表现，如反复的细菌感染或出现免疫复合物性疾病。经典途径的一种或多种成分（如 C4）完全缺乏的患者更容易感染肺炎链球菌、流感嗜血杆菌和脑膜炎奈瑟菌等细菌。而补体末端效应 MAC 形成存在缺陷的人更容易患脑膜炎，因为补体成分 C5~C9 的细胞溶解与控制脑膜炎奈瑟菌感染密切相关。

MBL 缺陷会导致婴儿和儿童容易有反复呼吸道感染。系统性红斑狼疮患者 MBL 缺乏的概率也比正常人高出 2~3 倍。

二、补体调节蛋白的缺陷

补体调节蛋白缺陷可导致补体激活异常，如 C1 抑制物（C1INH）缺陷可引起遗传性血管性水肿，属常染色体显性遗传病，表现为皮肤和黏膜出现反复水肿，并常以消化道或呼吸道黏膜的血管性水肿为特征，严重者可因喉头水肿窒息而危及生命。其发生机制是 C1INH 缺乏使 C1 活化不受抑制，与 C4、C2 作用后产生的 C2b 为补体激肽，增强了血管通透性继而发生血管性炎性水肿。

由于编码糖基磷脂酰基醇（GPI）的 pigα 基因缺陷，补体调控蛋白 DAF 和 CD59 不能锚定在膜上，补体活化的末端通路与 MAC 形成失控，而红细胞膜对补体 MAC 高度敏感，导致阵发性睡眠性血红蛋白尿（paroxysmal nocturnal hemoglobinuria，PNH），临床主要表现为慢性血管内溶血，造血功能衰竭和反复血栓形成。

三、补体受体与感染性疾病

补体在抵御病原微生物感染中发挥重要作用。但在某些情况下，病原微生物可借助补体受体入侵宿主细胞。如病原微生物与补体片段 C3b、iC3b、C4b 等结合后，通过 CR1、CR2 而进入靶细胞，导致感染播散；有些补体受体或调节蛋白是病原体入侵靶细胞的受体，如 EB 病毒通过 CR2，麻疹病毒通过 MCP，柯萨奇病毒和大肠埃希菌通过 DAF 入侵宿主细胞，导致感染。

四、补体检测与自身免疫病的辅助诊断

临床上常通过检测血清中补体活性（complement hemolysis 50% assay，CH50）和 C3 含量等指标为自身免疫病提供辅助诊断。由于自身抗体的存在，不断与自身抗原发生结合，过度激活补体，补体活性和 C3 等检测指标低于正常值有辅助诊断意义。

⇒ **案例引导**

> **临床案例**　患者，男，15 岁，因左侧腹部绞痛伴有轻度恶心 1 天就诊。患儿母亲诉患儿长期身体欠佳，5 年来反复出现皮肤黏膜水肿，表现为无痛性四肢、颜面和生殖器水肿，经常出现脐周腹痛，偶伴有喉部水肿和呼吸困难。患者父亲及姐姐也有类似症状反复发作病史。体格检查：脉搏 98 次/分，呼吸 26 次/分，眼睑、口唇和手背轻度水肿，压之无凹。喉镜检查示喉头水肿。实验室检查：全血细胞计数、电解质及血清肌酐水平均正常。补体 C4 为 0.08g/L（正常参考值 >0.12g/L）。腹部 CT 显示降结肠段存在 8cm 透壁水肿肠段。临床诊断为：遗传性血管神经性水肿。
>
> **讨论**　1. 遗传性血管神经性水肿的发病机制是什么？为何会引起多部位非凹性水肿？根据发病机制，如何治疗该疾病？
> 2. 患者补体 C4 为何低于正常值？

答案解析

💬 **目标检测**

1. 参与补体三条激活途径的共同成分是（　　）
   A. C1　　　　　　　B. C3　　　　　　　C. C4
   D. B 因子　　　　　E. MBL

2. 补体替代途径的激活从下列哪一成分开始（　　）
   A. C1　　　　　　　B. C2　　　　　　　C. C3

D. C4　　　　　　　　E. C5

3. 参与免疫黏附作用的补体裂解片段是（　　）

A. C2a　　　　　　B. C3a　　　　　　　C. C3b

D. C5a　　　　　　E. C5b

4. 被称为过敏毒素的补体裂解片段是（　　）

A. C3a 和 C5a　　　B. C3a 和 C5b　　　C. C3b 和 C5a

D. C3b 和 C5b　　　E. C2a 和 C5a

5. 经典途径中，激活补体能力最强的免疫球蛋白是（　　）

A. IgG　　　　　　B. IgA　　　　　　　C. IgD

D. IgM　　　　　　E. IgE

6. 试述补体系统的组成。

7. 试述补体系统激活后发挥的生物学作用。

8. 列举体液中可溶性补体调节蛋白。

9. 列举细胞表面有哪些补体调节蛋白能保护自身正常组织细胞免遭补体激活介导的损伤。

10. 简述 MAC 的形成过程及其效应机制。

（王芙艳）

书网融合……

本章小结

微课

题库

第六章　细胞因子及其受体

PPT

第一节　概　述

细胞因子（cytokine，CK）是指细胞经刺激活化后分泌的一类具有免疫调节和效应功能的小分子蛋白质。CK 是介导细胞与细胞及细胞与基质间信息传递，参与免疫细胞分化发育、免疫应答、免疫调节和炎症反应的重要免疫分子。

机体多种细胞特别是免疫细胞（如单核/巨噬细胞、T 细胞、B 细胞、NK 细胞等）和某些非免疫细胞（内皮细胞、表皮细胞、成纤维细胞等）均可产生 CK，分泌到体液中以可溶性蛋白形式存在；多数 CK 为低分子量（8~30kD）的糖蛋白；CK 通过结合细胞表面相应的细胞因子受体（cytokine receptor，CKR）发挥生物学功能，CK 与细胞因子受体（CKR）结合的亲和力高，其解离常数（K_d）为 10^{-12} ~ 10^{-10}mol/L，CK 一般在低浓度（pmol/L）水平就有生物学活性；CK 与其受体结合发挥生物学作用。

⇒ **案例引导**

临床案例　患者，男，51 岁，入院确诊为右下支气管中低度分化鳞癌，遂行右下肺叶切除术及纵隔淋巴结清扫。术后第 21 日起给予化疗。化疗第 10 日，患者出现恶心、呕吐、心悸、腹胀。查体：神萎，巩膜无黄染，口腔见少许霉斑，胸部检查无异常，腹软，无压痛，肠鸣音稍活跃，予相应处理后，消化道症状稍缓解。查血常规：血红蛋白 130 g/L，白细胞 0.8×10^9/L，其中中性粒细胞 30%，淋巴细胞 42%，单核细胞 25%；血小板计数 101×10^9/L，C 反应蛋白正常。医生诊断为：手术后化疗反应，尤其以化疗后粒细胞减少较为明显。据此，予皮下注射 200μg 重组 G‑CSF 以升高血细胞。

讨论　1. 试述 CSF 及其分类。

2. 试述 CSF 升高血细胞的机制。

3. 我国目前已上市的 CSF 制剂有哪些？

一、细胞因子分类

CK 种类繁多，根据结构与功能的不同可将 CK 分为六大类，即白细胞介素、肿瘤坏死因子、干扰素、集落刺激因子、生长因子、趋化因子六类。

（一）白细胞介素

白细胞介素（interleukin，IL）因最初被发现是由白细胞分泌，并参与白细胞间相互作用而得名；后来发现其来源、作用的靶细胞均很广泛。IL 在细胞间相互作用、免疫调节、造血以及炎症反应中起重要作用。按照其发现顺序给予 IL 序号（如 IL-1、IL-2 等）并命名，目前已经命名至 IL-40。

根据功能的不同，白细胞介素（IL）又可分为多个亚家族，如 IL-1 亚家族（IL-1α、IL-1β、IL-18、IL-33）、IL-2 亚家族（IL-2、IL-4、IL-7、IL-9、IL-13、IL-15、IL-21、IL-3、IL-5）、IL-6 亚家族（IL-6、IL-11、IL-27、IL-30、IL-31）、IL-10 亚家族（IL-10、IL-19、IL-20、IL-22、IL-24、IL-26 等）、IL-12 亚家族（IL-12、IL-23、IL-27、IL-35、IL-39）和 IL-17 亚家族。

（二）肿瘤坏死因子

1975 年 Carswell 等人发现接种卡介苗的小鼠注射细菌脂多糖后，血清中出现一种可导致多种肿瘤发生出血性坏死的物质，故而得名肿瘤坏死因子（tumor necrosis factor，TNF），分为 TNF-α 和 TNF-β，编码基因位于 MHC Ⅲ类基因区，前者主要由活化的单核/巨噬细胞产生，后者主要由活化 T 细胞产生，又称淋巴毒素（lymphotoxin，LT）；因二者与相同的细胞受体结合，故生物学功能相似。TNF 除具有杀伤肿瘤细胞活性外，还有免疫调节、参与发热和炎症的生物学功能。大剂量应用 TNF-α 可引起恶病质，并引起患者进行性消瘦，因而 TNF-α 又称恶病质素（cachectin）。

与 TNF 结构相似的细胞因子构成 TNF 超家族（TNF superfamily），主要以膜结构的方式存在，包括 CD40L、FasL、LIGHT、肿瘤坏死因子相关凋亡诱导配体（TNF related apoptosis-inducing ligand，TRAIL）和 4-1BBL 等 30 余个成员，它们在免疫调节、杀伤靶细胞和诱导细胞凋亡等过程中发挥重要作用。

（三）干扰素

干扰素（interferon，IFN）是早在 1957 年被发现的第一个细胞因子，因具备干扰病毒复制的功能而得名。IFN 有Ⅰ型、Ⅱ型和Ⅲ型之分，其中Ⅰ型干扰素包括 IFN-α、IFN-β、IFN-ε、IFN-ω 和 IFN-κ，主要由病毒感染的细胞、pDC 细胞产生。其中 IFN-α 来源于单核/巨噬细胞，IFN-β 则来自成纤维细胞。Ⅰ型干扰素可刺激机体细胞产生抗病毒蛋白，干扰并抑制病毒的复制和限制病毒扩散，同时，Ⅰ型干扰素能上调 MHC 分子在细胞膜上的表达，加强抗原提呈，有助于增强 CTL 对病毒感染靶细胞的杀伤；此外，Ⅰ型干扰素还能增强 NK 细胞杀伤肿瘤的作用，具有抗肿瘤活性。

Ⅱ型干扰素即 IFN-γ，也称免疫干扰素，主要由活化 T 细胞和 NK 细胞产生，其功能以免疫调节为主，可增强巨噬细胞、NK 细胞和 CTL 的活性、上调 MHC 分子的表达、促进 Th1 细胞分化和抑制 Th2 细胞分化，亦有抗病毒和抗肿瘤作用。

Ⅲ型干扰素是新发现的干扰素家族成员，包括 IFN-λ1（IL-29）、IFN-λ2（IL-28A）、IFN-λ3（IL-28B）和 IFN-λ4，主要由 DC 产生，主要功能是抗病毒和抗肿瘤作用。

（四）集落刺激因子

集落刺激因子（colony stimulating factor，CSF）是指能够选择性刺激多能造血干细胞和不同发育分化阶段的造血祖细胞分化、增殖的细胞因子。主要包括粒细胞集落刺激因子（granulocyte-colony stimulating factor，G-CSF）、巨噬细胞集落刺激因子（macrophage-colony stimulating factor，M-CSF）、粒细胞-巨噬细胞集落刺激因子（GM-CSF）、多集落刺激因子（multi-CSF，IL-3）、干细胞因子（stem cell factor，SCF）、红细胞生成素（erythropoietin，EPO）、血小板生成素（thrombopoietin，TPO）等。

（五）生长因子

生长因子（growth factor, GF）是可促进不同细胞的生长和分化的一类细胞因子。其种类繁多，包括转化生长因子（transforming growth factor – β，TGF – β）、表皮生长因子（epidermal growth factor, EGF）、成纤维细胞生长因子（fibroblast growth factor, FGF）、胰岛素样生长因子（insulin – like growth factor 1，IGF – 1）、神经生长因子（nerve growth factor，NGF）、血小板衍生生长因子（platelet – derived growth factor, PDGF）和血管内皮细胞生长因子（vascular endothelial growth factor, VEGF）等。

TGF – β 是在免疫调节方面起重要作用的生长因子，其重要特征之一是具有免疫抑制作用。TGF – β 可抑制多种免疫细胞（如巨噬细胞、中性粒细胞、NK 细胞、T/B 细胞）的生长和功能活性。在细胞因子网络中，TGF – β 相当于一种关闭免疫应答的信号分子，发挥重要的免疫抑制作用。一些肿瘤细胞可通过分泌大量 TGF – β 而避免被免疫系统攻击，从而实现免疫逃逸。

（六）趋化因子

趋化因子（chemokine）的英文名源于 chemoattractant cytokine，是一类分子量 8 ~ 12kD、含有半胱氨酸的小分子蛋白质，对免疫细胞有趋化作用，可由免疫细胞和某些基质细胞（如成纤维细胞、内皮细胞）产生。迄今发现的趋化因子有约 50 种，多数趋化因子含有由 2 对或 1 对保守的半胱氨酸残基（cysteine，C）形成的分子内二硫键；根据位于氨基端（N 端）半胱氨酸残基的数量和位置，将趋化因子家族成员分为 C、CC、CXC 和 CX3C（X 指任意氨基酸）四个亚族（图 6 – 1）。

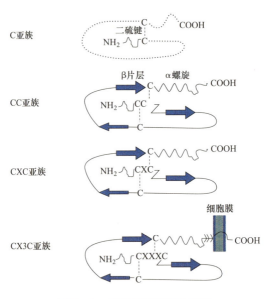

图 6 – 1 趋化因子的四个亚族

1. C 亚族 又称 γ 亚族，N 端只有 1 个半胱氨酸，代表成员是淋巴细胞趋化因子（lymphotactin，LTN），LTN/XCL1 可诱导 T 细胞和骨髓细胞趋化，对单核细胞无趋化作用。

2. CC 亚族 又称 β 亚族，其 N 端含 C – C 基序，有 28 个亚族成员（CCL1 ~ CCL28），主要作用于单核细胞和淋巴细胞，代表成员是单核细胞趋化蛋白 – 1（monocyte chemotactic protein – 1，MCP – 1），MCP – 1/CCL2 的功能是使单核细胞离开血流而分化成为分布于组织中的巨噬细胞。

3. CXC 亚族 又称 α 亚族，其 N 端有一个 C – X – C 基序，即 N 端两个半胱氨酸被一个其他氨基酸隔开，有 17 个亚族成员（CXCL1 ~ CXCL17）；其中 IL – 8/CXCL8 是典型的 CXC 亚族趋化因子，可趋化中性粒细胞离开血流而游走到炎症部位；IL – 8 还能促进血管生成。

4. CX3C 亚族 又称 δ 亚族，其 N 端有一个 CX3C 基序（即两个半胱氨酸被 3 个其他氨基酸隔

开），目前只有分形素（fractalkine，FKN）一个成员，FKN/CX3CL1 可趋化单核细胞、T 细胞和 NK
细胞。

二、细胞因子受体

CK 发挥生物学作用必须与靶细胞上对应受体相结合，才能启动细胞内的信号传导；CK 与其对应的
受体是功能统一体。细胞因子受体（cytokine receptor，CKR）具备一般膜受体的特性，属于跨膜蛋白，
由胞外区、跨膜区和胞内区三部分构成，大部分的细胞因子受体由多个跨膜组成，胞外结构域对相应
CK 的响应非常灵敏。CK 与相应 CKR 结合后启动胞内的信号转导途径从而发挥效应。CK 所能显示的作
用范围和生物学效应，取决于细胞表面 CKR 的表达和 CKR 在细胞的分布。

（一）细胞因子受体的分类

根据 CKR 胞外区氨基酸序列的特性，通常将 CKR 分为六个家族（图 6 - 2）。

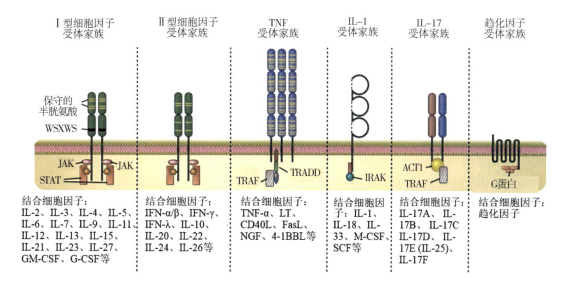

图 6 - 2　细胞因子受体的种类及其结构示意图

JAK（Janus kinase）：Janus 激酶；STAT（signal transducers and activators of transcription）：信号转导和转录因子；TRADD（TNF
receptor - associated death domain protein）：TNF 受体相关死亡结构域蛋白；TRAF（TNF receptor - associated factor）：TNF 受体相关因
子；IRAK（IL -1 receptor - associated kinase）：IL -1 受体相关激酶

1. Ⅰ型细胞因子受体家族（type Ⅰ cytokine receptor family）　又称血细胞生成素受体家族（hema-
topoietin receptor family），属于最大的 CKR 家族。该类受体分子胞外区有 4 个保守的半胱氨酸残基和 1
个位于跨膜区近端的 Trp - Ser - X - Trp - Ser（WSXWS）基序，胞内区没有蛋白酪氨酸激酶（PTK）结
构域，其受体后信号转导需要另外的受体相关分子参与；是 IL - 2 亚家族、IL - 6 亚家族、IL - 12 亚家
族等细胞因子的受体。

多数 Ⅰ型细胞因子受体由 2 或 3 条多肽链组成，其中 1 条（或 2 条）多肽链胞外区结构域特异性结
合 CK，称为结合亚单位；另一条多肽链是信号转导亚单位。结合亚单位构成低亲和力受体，2 条或 3 条
多肽链共同构成高亲和力受体。如 IL - 2R 由 α 链（CD25）、β 链（CD122）和 γ 链（CD132）三条链
组成，α 链和 β 链有识别和结合 IL - 2 的作用，γ 链参与信号转导，其中 IL - 2Rα 为低亲和力受体，而
IL - 2Rβγ、IL - 2Rαβγ 则分别为中或高亲和力受体（图 6 - 3）。

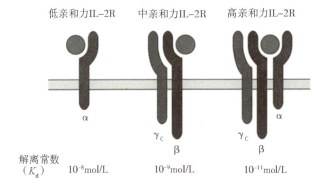

低亲和力IL-2R   中亲和力IL-2R   高亲和力IL-2R

解离常数 (K_d) 10^{-8}mol/L 10^{-9}mol/L 10^{-11}mol/L

图 6-3   IL-2R 结构示意图

信号转导亚单位常可为若干 CK 共用的信号转导链，称为 CKR 共有链（common chain）；现已发现共有 γ 链（common γ chain，γc）、共有 β 链（common β chain，βc）和共有 gp130。如 IL-2、IL-4、IL-7、IL-9、IL-15 及 IL-21 的受体中有相同的 γc，由位于 X 染色体上的基因编码，该基因突变引起 γc 失活而导致对多个细胞因子的响应失灵，从而导致个体发生 X 性联重症联合免疫缺陷病（X-linked severe combined immunodeficiency，X-SCID），这类患者由于介导上述六种 CK 的信号转导发生障碍，T 细胞和 NK 细胞发育停滞，从而出现严重的细胞免疫和体液免疫的联合缺陷。

2. Ⅱ型细胞因子受体家族（type Ⅱ cytokine receptor family）   又称干扰素受体家族（interferon receptor family），该类受体的胞外区有 4 个保守的半胱氨酸残基，但缺乏典型的 WSXWS 基序；是 IFN 亚家族和 IL-10 亚家族等细胞因子的受体。通常Ⅱ型细胞因子受体由两条肽链组成。

3. 肿瘤坏死因子受体家族（TNF receptor family）   该类受体胞外区有数个富含半胱氨酸的结构域，多以同源三聚体形式发挥作用，是 TNF-α、TNF-β、NGF、CD40L、FasL 等分子的受体。

4. IL-1 受体家族（IL-1 receptor family）   又称免疫球蛋白超家族受体（Ig superfamily receptor，IgSFR），该类受体胞外区有一个或多个免疫球蛋白样结构域，胞内区有 Toll/IL-1 受体（TIR）结构域。IL-1、IL-18、IL-33、M-CSF 和 SCF 等细胞因子的受体属于此类受体。

5. IL-17 受体家族（IL-17 receptor family）   该类受体以同源或异源二聚体形式存在，由 IL-17RA、B、C、D 和 E 链以不同形式组合而成，受体二聚体中至少包含一条 IL-17RA 链。受体分子均为Ⅰ型整合膜蛋白（type Ⅰ integral membrane protein），胞外区含有两个Ⅲ型纤连蛋白（FNⅢ）结构域，胞质区含有一个 SEFIR 结构域。已知 IL-17RA/RC 结合 IL-17A、IL-17F，主要通过 TRAF-NF-κβ 通路转导信号。

6. 趋化因子受体家族（chemokine receptor family）   也称 7 次跨膜受体家族，含有 7 个跨膜片段，胞外区的氨基酸决定受体特异性，胞内环状结构与 G 蛋白偶联；属于 G 蛋白偶联受体（G-protein coupled receptor，GPCR）家族。根据其结合的趋化因子亚族，可分为 CXCR、CCR、XCR 和 CX3CR 等亚家族受体；迄今，已确定 20 种趋化因子受体：7 种 CXCR、11 种 CCR、XCR 和 CX3CR 各只有一个成员。

多数情况下，同一种趋化因子受体可结合多种趋化因子，同一种趋化因子也可和多种受体结合（图 6-4）；这种趋化因子及其受体的交叉性结合使得一种趋化因子可以趋化表达不同趋化因子受体的免疫细胞定向迁移，而一种免疫细胞也可以被多种趋化因子所招募。

CCR5 和 CXCR4 是 HIV 在巨噬细胞和 T 细胞上的共受体，CCR5 的小分子拮抗肽可阻止 HIV 感染巨噬细胞。CCR5 的编码基因为多态性基因，携带缺失了 32 个碱基的 CCR5 等位基因的纯合子个体，缺乏功能性的 CCR5，对 HIV 感染具有天然的抵抗能力。

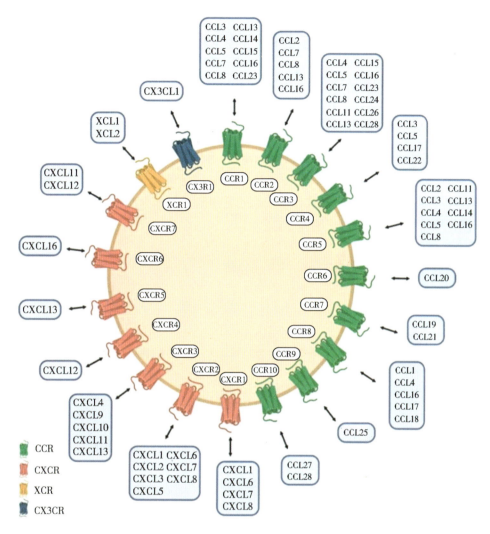

图 6 - 4　趋化因子及趋化因子受体家族

（二）可溶性细胞因子受体

可溶性细胞因子受体（soluble cytokine receptor，sCKR）是指 CKR 在体液中存在的可溶性形式，其产生方式有两种：膜受体脱落型与分泌型。一些 sCKR 可作为 CK 的运载体，但是，sCKR 也可与相应的膜型受体竞争结合 CK 从而抑制 CK 功能。临床上，检测某些 sCKR 的水平有助于某些疾病的诊断及病程发展和转归的监测。

（三）细胞因子受体拮抗剂

某些 CKR 存在天然拮抗剂，如 IL - 1 受体拮抗剂（IL - 1 receptor antagonist，IL - 1Ra）是一种由单核/巨噬细胞产生的、与 IL - 1 有一定同源性的多肽，可以竞争结合 IL - 1R，分泌型 IL - 1Ra 通过阻止 IL - 1 与靶细胞表面 IL - 1R 结合，从而抑制 IL - 1 的生物学活性。有些病毒可分泌细胞因子结合蛋白，抑制 CK 与相应受体的结合从而影响机体的免疫功能。人工制备的细胞因子结合物或受体拮抗剂可用于治疗某些因 CK 过高引起的相关疾病。

（四）细胞因子诱饵受体

某些 CKR 胞内段缺乏信号结构域，与相应 CK 结合后不能产生信号转导，反而使 CK 失活，或介导 CK 内化后被降解，从而负向调节 CK 功能。例如，IL - 1 受体 2（IL - 1R2）缺乏 TIR 结构域，IL - 1β 与 IL - 1R2 结合，并与 IL - 1R3 相结合，而 MyD - 88 不能与 IL - 1R2 的胞内区结合，不能产生信号。

第二节　细胞因子的共同特点 🅔微课

CK 生物学效应各异，但也具有某些共同特点。

一、局部性

多数 CK 以自分泌（autocrine）、旁分泌（paracrine）形式发挥效应（图 6 - 5），即主要作用于产生细胞本身和（或）邻近细胞，多在局部发挥效应；但在一定条件下，某些 CK（如 IL - 1、IL - 6、TNF - α）也可以内分泌（endocrine）形式作用于远处靶细胞，介导全身性反应。还有一种细胞因子表达于细胞内，调控核转录因子，称为细胞内分泌。

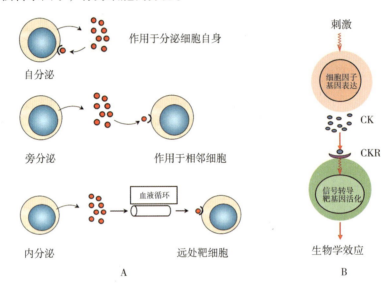

图 6 - 5　细胞因子的作用方式
A. 细胞因子的自分泌、旁分泌和内分泌作用方式示意图；B. 细胞因子作用机制示意图

二、多效性

多效性（pleiotropy）是指一种 CK 能作用于多种效应细胞，发挥不同的生物学作用，因为这种细胞因子受体在这些多种效应细胞都有表达。例如 IFN - γ 能刺激细胞上调 MHC Ⅰ 或 MHC Ⅱ 类分子的表达，也可以活化巨噬细胞和 NK 细胞；IL - 4 可活化 B 细胞并促进 B 细胞的增殖分化和 IgE 抗体类别转换，也可诱导 Th2 细胞生长和分化（图 6 - 6A）。

三、重叠性

重叠性（redundancy）是指两种或两种以上的 CK 可有相同或相似的生物学作用，即这种细胞的膜上表达两种或两种以上的 CKR。例如 IL - 2、IL - 4 和 IL - 5 均能刺激 B 细胞增殖（图 6 - 6B）；IL - 2、IL - 7 和 IL - 15 均可以刺激 T 细胞增殖。CK 生物学功能的重叠性往往与其结构的同源性（如 IL - 4 和 IL - 13 有 30% 同源性）以及细胞因子受体共有链（如 γc，βc）有关。

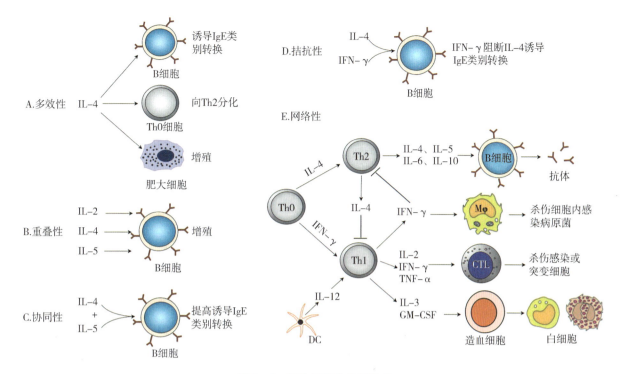

图 6 - 6　细胞因子的作用特点

四、协同性和拮抗性

协同性（synergy）是指一种 CK 可增强另一种 CK 的功能，例如 IL - 5 可增强 IL - 4 诱导 B 细胞分泌的抗体类别向 IgE 转换（图 6 - 6C）；IL - 3 可协同多种 CSF 刺激造血干细胞、祖细胞的分化与成熟。拮抗性（antagonism）是指一种 CK 可抑制其他 CK 的功能，例如 IFN - γ 可抑制 IL - 4 诱导 B 细胞分泌的抗体类别向 IgE 转换（图 6 - 6D）。细胞因子受体的存在和信号传导方式决定 CK 的协同性或拮抗性。

五、短暂性

通常机体细胞内并无 CK 的预先合成、分泌或储备，只有当刺激因子作用于细胞，激活 CK 基因（图 6 - 5B），其转录、翻译后合成的过程通常是短暂的；一旦刺激消失，合成即停止，即合成具有自限性。因此，CK 的半寿期较短，靶细胞对 CK 的反应通常发生于几个小时之内，临床应用 CK 作药物治疗需持续给药。

六、网络性

CK 与 CKR 的响应在介导机体多种免疫反应过程中，除了单独就具有多种生物学活性外，彼此之间还在诱生、受体表达调节及生物学效应等三个水平上发挥相互作用，构成复杂而有序的细胞因子网络（cytokine network）。细胞因子网络主要通过诱导免疫细胞的分化和活化来发挥调节作用，例如初始 CD4$^+$T 细胞（Th0）在不同抗原刺激和 CK 环境作用下（图 6 - 6E），可以极化成不同亚群。

第三节　细胞因子的生物学功能

细胞因子在免疫细胞的分化发育、免疫应答及其免疫调节等方面发挥着重要作用。

一、参与免疫细胞分化发育

（一）调控免疫细胞在中枢免疫器官的分化、发育

在骨髓微环境中，不同 CK 的组合，会诱导多能造血干细胞向不同谱系的方向分化。中枢免疫器官的局部微环境是调控免疫细胞生长、分化的关键因素，而各种 CK 正是局部微环境的重要组分（图 6 - 7）。例如，SCF 和 IL - 3 主要作用于多能造血干细胞及定向干细胞；IL - 7 和 IL - 11 能使淋巴样干细胞分化为 B 细胞系；IL - 7 和 IL - 3 可促进淋巴样干细胞分化为 T 细胞系；IL - 15 刺激 NK 细胞增殖；G - CSF 诱导中性粒细胞生成；M - CSF 能诱导单核/巨噬细胞的活化与分化。

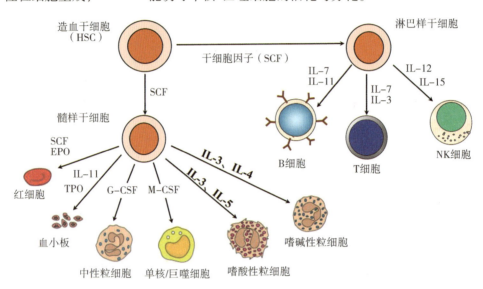

图 6 - 7　细胞因子在造血过程中的作用

（二）调控免疫细胞在外周免疫器官的分化、发育

在外周免疫器官，免疫细胞继续生长、分化，也离不开 CK 的调控。例如，IL - 4、IL - 5、IL - 6、IL - 10 和 IL - 13 等促进 B 细胞的活化、增殖和分化；多种 CK 调控 B 细胞分泌 Ig 的类别转换，如 IL - 4 可诱导 IgG1 和 IgE 的产生；TGF - β 和 IL - 5 可诱导 IgA 的产生。

二、调节免疫应答

不同免疫细胞亚群的发育、成熟、分化、活化、效应过程都有多种 CK 参与，CK 直接调节固有免疫和适应性免疫的进程。

（一）参与固有免疫和炎症反应

CK 激活相应固有免疫细胞而发挥作用，例如 IL - 8 可趋化中性粒细胞进入感染区域；IL - 2、IL - 12 和 IFN - γ 可增强 NK 细胞杀伤病毒感染细胞的能力；IL - 1、TNF、IFN - γ 可增强单核/巨噬细胞的吞噬杀伤功能；IL - 1、IL - 6 和 TNF - α 可诱导肝细胞分泌急性期蛋白；均有助于在细菌、病毒感染的早期实现抗感染免疫效应。

（二）参与适应性免疫和免疫调节

CK 参与适应性免疫应答的全过程，包括抗原提呈、淋巴细胞活化、增殖和分化，多数 CK 具有上调免疫功能的作用，甚至决定着免疫应答的类型。例如，IFN - γ 能促进 MHC Ⅰ/Ⅱ 类分子在 APC 的表达，促进其抗原提呈作用。CK 调节 T 细胞分化是 CK 参与免疫调节最典型的例子。IL - 12 和 IFN - γ 可

诱导 Th0 细胞分化为 Th1 细胞，而 IL-4 诱导 Th0 细胞分化为 Th2 细胞；TGF-β、IL-6 和 IL-23 等 CK 在小鼠 Th0 细胞分化为 Th17 细胞的过程中起重要作用，其中 IL-23 发挥促进 Th17 细胞增殖和维持 Th17 细胞稳态的作用（图 6-8）。

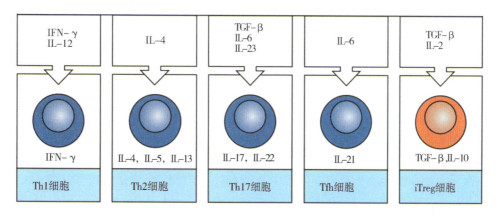

图 6-8 细胞因子对 Th 细胞亚群分化的调节作用

一些 CK 可诱导细胞凋亡，如 TNF-α 可诱导肿瘤细胞或病毒感染细胞发生凋亡；活化 T 细胞表达 FasL，经 Fas-FasL 途径诱导靶细胞凋亡。

三、促进创伤修复

CK 大多能促进组织损伤后的修复，例如 TGF-β 刺激成骨细胞和成纤维细胞活化增殖，促进损伤组织的修复；VEGF 可促进血管和淋巴管的再生；FGF 可促进多种细胞的增殖，有利于慢性软组织溃疡的愈合；EGF 可促进上皮细胞、成纤维细胞和内皮细胞的增殖，促进皮肤溃疡和创伤的愈合。

四、其他

除上述免疫学功能之外，CK 还参与造血、致热、致疼等效应，并在内毒素血症、超敏反应和自身免疫病等多种病理过程中扮演着重要角色。

⊕ 知识链接

细胞因子与肿瘤

细胞因子及其受体表达异常与某些肿瘤的发生发展密切相关，细胞因子对肿瘤的作用具有双向性，分别为抗肿瘤作用和促肿瘤作用。多种细胞因子能直接或间接发挥抗瘤作用，如 IFN-γ 促进肿瘤细胞表达 MHC I 类分子，增强机体对肿瘤的识别能力；IFN 和 IL-4 可抑制多种肿瘤细胞的生长；TNF-α 能直接杀伤肿瘤细胞；IL-2、IL-1、IFN-α 增强 CTL 和 NK 细胞的杀瘤活性。

细胞因子的促肿瘤作用体现在：① 通过促进肿瘤细胞增殖抑制其凋亡；②通过调节肿瘤血管生成、控制肿瘤细胞迁移发挥促瘤作用。例如，IL-1、IL-6、CSF、EGF 等过度表达及其相应受体质量的改变和后续信号转导的异常，均能导致某些细胞增殖失控、恶变，最终转化为肿瘤细胞。骨髓瘤细胞高分泌 IL-6、骨髓瘤细胞表面高表达 IL-6R（高出正常浆细胞 10 倍以上），骨髓瘤细胞可依赖过度分泌的 IL-6 生长。

第四节　细胞因子与临床

正常生理状态下，机体严格调控 CK 的表达和分泌，在病理状态下，CK 会出现异常表达，可表现为 CK 表达过高、CK 或 CKR 缺陷，以及 sCKR 的水平增加等。因 CK 作用的多样性、双向性（既可致病，又可治病）和网络性，在应用 CK 分析相关疾病或治疗疾病时，必须结合多因素慎重分析。

一、细胞因子与疾病发生

（一）细胞因子表达过高

1. 细胞因子风暴　细胞因子风暴（cytokine storm）又名高细胞因子血症（hypercytokinemia），是指机体因剧烈刺激（如感染微生物）后引起体液中多种 CK，如 TNF－α、IL－1、IL－6、IL－12、IFN－α、IFN－β、IFN－γ、MCP－1 和 IL－8 等迅速大量产生的现象。由于 CK 的过度分泌，使得病变部位的血管通透性增大，导致病变部位的病原体更容易地进入血管，同时也加速了血管中液体的外渗，从而破坏组织；严重者可导致多器官功能障碍综合征。细胞因子风暴可发生于多种疾病，如移植物抗宿主病、急性呼吸窘迫综合征（ARDS）、脓毒血症和流感等。

2. 致热作用与炎症损伤　IL－1、IL－6 和 TNF－α 为内源性致热原，可作用于下丘脑体温调节中枢引起发热。IL－1、TNF－α 等可刺激白细胞和内皮细胞释放炎性介质，导致组织损伤，与感染性休克的发生有关。

3. 超敏反应　IL－4 可促进 IgE 合成，IL－5 和 IL－6 协同 IL－4 促进 IgE 产生，IFN－γ 可抑制 IL－4 诱生 IgE 的作用；因此，IL－4 过高和 IFN－γ 不足可能是诱发 I 型超敏反应的因素之一。

4. 自身免疫病　CK 与自身免疫病的炎症过程密切相关。类风湿关节炎（RA）患者的关节腔滑膜液中可检测到高水平的 TNF－α、IL－1，临床上应用 TNF－α 单抗或 IL－1 受体拮抗剂治疗 RA 已取得较好疗效。在强直性脊柱炎、银屑病关节炎患者体内均可检测到高水平的 TNF－α，拮抗 TNF－α 的生物制剂对上述疾病有治疗作用。

5. 肿瘤的发生与免疫逃逸　CK 及其 CKR 的异常表达与某些肿瘤的发生、发展密切相关。如骨髓瘤细胞表面高表达 IL－6R 并可分泌大量 IL－6，应用 IL－6 抗体可抑制体外培养的骨髓瘤细胞生长。另外，一些肿瘤细胞通过分泌 IL－10、TGF－β 等抑制机体的免疫功能，从而有助于肿瘤逃逸免疫系统的监视。

（二）细胞因子及其受体的缺陷

1. 原发性缺陷　某些免疫缺陷病发病与 CK 或 CKR 的缺陷有关，如 X 性联重症联合免疫缺陷病（X－SCID）就是因为 γc 链基因突变致 γc 链缺陷，由此导致相应 CK 的功能障碍，使机体免疫功能严重受损。

2. 继发性缺陷　CK 的继发性缺陷往往继发于感染、肿瘤等疾病，如人类免疫缺陷病毒（HIV）感染后破坏 CD4$^+$ T 细胞，可导致 T 细胞后续产生的相应 CK 缺陷，由此体液免疫和细胞免疫功能全面下降，从而表现出获得性免疫缺陷综合征的一系列症状。

二、细胞因子与疾病诊断

某些 CK 的检测及其水平的动态观察，能作为相关疾病的诊断、判断疗效和预后指标。

（一）感染性疾病

CK 可用于急性感染的早期诊断、评价病情严重程度及判断预后。在炎症和感染的早期（1～2 小时），临床症状出现前即可观测到 IL－6 水平升高，IL－6 和 IL－8 灵敏度高，联合多种指标（如 CRP、

PCT），可显著提高诊断灵敏度；抗生素治疗 48 小时后，IL－6、IL－8 水平显著下降，PCT 水平没有显著变化，CRP 出现升高，可帮助临床获取治疗进展，降低抗生素治疗强度。

（二）自身免疫病

不同的自身免疫病中，Th1/Th2 平衡失调的表现各不相同。类风湿关节炎、多发性硬化症及慢性甲状腺炎等疾病中，Th1 型细胞因子占优势，这可能与细胞免疫的激活有关；系统性红斑狼疮、硬皮病以及 HIV 的感染，则 Th2 型细胞因子占优势。

（三）生殖疾病及妊娠不良结局

正常妊娠时，母体内 Th2 细胞占优势，进而发挥免疫保护作用维持妊娠。免疫复发性流产患者体内 Th1 型细胞因子增加，Th2 型细胞因子减少，Th1/Th2 比值变化向 Th1 偏离；免疫性不孕患者体内 Th1 型细胞因子表达明显升高，Th2 型细胞因子表达无明显变化；胎盘免疫微环境中 Th1/Th2 失衡严重影响正常妊娠的维持和发展，免疫调控向 Th1 发展，相关细胞因子表达增多，参与了妊娠期高血压、子痫前期、宫内发育迟缓、早产和胎膜早破等疾病的发生和发展。

三、细胞因子与疾病治疗

（一）细胞因子补充疗法

将具有生物学活性的 CK 通过各种途径直接注入人体内，使患者体内 CK 水平增加，充分发挥 CK 的生物学作用，在治疗感染、肿瘤、血液系统疾病中取得较好的疗效。目前已获批准的细胞因子药物包括 IL－2、IFN、EPO、GM－CSF、G－CSF、IL－3 等，正在进行临床试验的包括 IL－1、IL－4、IL－6、IL－11、M－CSF、SCF、TGF－β 等。如应用 IFN 治疗肿瘤及病毒感染；GM－CSF 和 G－CSF 对再生障碍性贫血、化疗导致的粒细胞减少症和化疗导致的血细胞减少症有作用；重组 IL－11 对放疗和化疗所致血小板减少症有作用；重组 EPO 临床应用于治疗各种不同原因引起的贫血，还可以用于癌症或癌症化疗导致的贫血和失血后贫血。

此外，以免疫细胞因子（immunocytokine，ICK）为代表的新一代细胞因子药物在免疫治疗中发挥广泛作用；ICK 将 Ab 和 CK 融合，利用 Ab 的靶向作用，将 CK 运抵疾病病灶，从而可以减少 CK 的使用，降低相关副作用。

（二）细胞因子拮抗疗法

其基本原理是通过抑制 CK 的产生、阻断 CK 与其相应 CKR 的结合或阻断细胞因子受配体结合后信号转导过程，使 CK 的病理作用难以发挥。

该疗法主要用于自身免疫病、器官移植排斥反应、感染性休克等疾病的治疗。例如：用抗 TNF－α 抗体或 TNF－α 抗体阻断剂治疗类风湿关节炎；应用抗 CD25 单抗（抗 IL－2R 抗体）防治移植排斥反应等（表 6－1）。

表 6－1 细胞因子和细胞因子受体拮抗剂及其应用

名称	适应证
重组 IL－1Ra（阿那白滞素，Anakinra）	类风湿关节炎
抗 IL－1α 单抗（MABp1）	2 型糖尿病，结直肠癌
抗 IL－1β 单抗（卡那津单抗，Canakinumab）	家族性寒冷自身炎症综合征，系统性青少年特发性关节炎，痛风
抗 IL－2Rα 单抗（达克利珠单抗，Daclizumab）	移植排斥反应，多发性硬化症
抗 IL－4Rα 单抗（度普利尤单抗，Dupilumab）	哮喘，特应性皮炎
抗 IL－5 单抗（美泊利单抗，Mepolizumab）	哮喘，鼻息肉
抗 IL－6R 单抗（托珠单抗，Tocilizumab）	类风湿关节炎，巨细胞动脉炎

续表

名称	适应证
抗 IL - 6 单抗（奥洛珠单抗，Olokizumab）	类风湿关节炎
抗 IL - 17A 单抗（司库奇尤单抗，Secukinumab）	银屑病关节炎，斑块型银屑病，强直性脊柱炎
抗 IL - 17RA 单抗（柏达鲁单抗，Brodalumab）	类风湿关节炎，银屑病
抗 IL - 31Rα 单抗（奈莫利珠单抗，Nemolizumab）	特应性皮炎
抗 TNF - α 单抗（戈利木单抗，Golimumab）	类风湿关节炎，银屑病关节炎，强直性脊柱炎
抗 TNF - α 单抗（英夫利昔单抗，Infliximab）	类风湿关节炎，克罗恩病，强直性脊柱炎，银屑病关节炎
JAK 抑制剂（芦可替尼，Ruxolitinib）	原发性骨髓纤维化
JAK 抑制剂（托法替尼，Tofacitinib）	类风湿关节炎

目标检测

答案解析

1. 关于细胞因子的叙述，错误的是（ ）

A. 为小分子可溶性蛋白质

B. 仅少量的细胞因子即可发挥显著的生物学作用

C. 主要以内分泌方式发挥作用

D. 相互调控呈网络性

E. 半衰期较短

2. Th1 细胞通过产生哪种细胞因子抑制 Th2 细胞的活性（ ）

A. IL - 4　　　　　　B. IL - 5　　　　　　C. IL - 12

D. IFN - γ　　　　　E. TNF - α

3. 在 Ig 类别转换中，诱导产生 IgE 的细胞因子是（ ）

A. IL - 1　　　　　　B. IL - 2　　　　　　C. IL - 4

D. IL - 6　　　　　　E. IL - 10

4. 能上调巨噬细胞 MHC 分子表达的细胞因子是（ ）

A. IL - 4　　　　　　B. IFN - γ　　　　　C. IL - 10

D. IL - 5　　　　　　E. IL - 7

5. 肿瘤细胞通过分泌下列哪种细胞因子而实现免疫逃逸（ ）

A. IL - 2　　　　　　B. IL - 1　　　　　　C. TNF - α

D. IFN - γ　　　　　E. TGF - β

6. 试述 CK 及 CKR 的分类。

7. 简述 CK 的共同特点及生物学功能。

8. 试述 CK 调控免疫细胞在中枢和外周免疫器官中发育、分化的过程。

9. CK 表达异常引发的疾病有哪些？

10. 试述细胞因子是如何参与和调节适应性免疫的？

（陈超群）

书网融合……

本章小结　　　　　微课　　　　　题库

第七章　白细胞分化抗原和黏附分子

PPT

学习目标

1. 掌握　白细胞分化抗原、CD 分子、细胞黏附分子的概念；T 细胞、B 细胞膜上的主要 CD 分子。

2. 熟悉　黏附分子与 CD 分子的关系；黏附分子的分类、特性及功能。

3. 了解　CD 分子、黏附分子与临床的关系。

4. 学会免疫学基础知识，具备将免疫学基础知识应用到临床的能力。

机体免疫系统包括免疫器官、免疫细胞和免疫分子。免疫应答的过程有赖于免疫细胞对病原体等抗原性异物的识别、免疫细胞间的相互作用及免疫细胞和免疫分子效应的发挥。免疫分子包括：①膜蛋白免疫分子如免疫受体（传递细胞信号）和黏附分子；②游离的可溶性免疫分子，如细胞因子；③细胞内信号分子。单个的免疫分子通常不发挥功能，需与相对应的分子相互作用后才能发挥免疫功能，如受体 - 配体结合方式。

免疫分子种类繁多，主要包括 B 细胞抗原受体（BCR）和 T 细胞抗原受体（TCR）、抗体分子、补体与补体受体、细胞因子与细胞因子受体、主要组织相容性复合体（MHC）、模式识别受体（PRR）、黏附分子等。本章重点介绍白细胞分化抗原、CD 分子和黏附分子。

第一节　白细胞分化抗原 🅴微课

一、白细胞分抗原概念

白细胞分化抗原（leukocyte differentiation antigen，LDA）是造血干细胞在分化为不同谱系（lineage）、各个谱系不同分化阶段及细胞活化过程中，出现或消失的细胞膜分子。LDA 种类繁多，分布广泛，除白细胞外，已将红细胞系、血小板谱系以及非造血细胞如血管内皮细胞、成纤维细胞、上皮细胞、神经内分泌细胞等表达的细胞膜分子也归类为白细胞分化抗原。

LDA 多为跨膜糖蛋白，含胞外区、跨膜区和胞质区；某些 LDA 以糖基化磷脂酰肌醇（glycosy - phosphatidylinositol，GPI）锚定于细胞膜表面，少数 LDA 是碳水化合物。

二、白细胞分化抗原种类

不同的 LDA 分子，其胞外区由不同的结构域组成，结构域相同的分子构成一个家族（family）或超家族（superfamily，SF）。常见的有免疫球蛋白超家族、细胞因子受体家族、整合素家族、选择素家族、C 型凝集素家族、肿瘤坏死因子超家族和肿瘤坏死因子受体超家族等。

三、白细胞分化抗原与免疫分子的关系

大部分 LDA 以跨膜蛋白形式存在于细胞膜表面，为膜型免疫分子，少部分 LDA 因其胞外区脱落进

入血液，或因其编码基因 mRNA 存在不同的剪切形式，翻译后产物直接分泌入血而成为可溶性免疫分子。如 B 细胞表面的膜型 IgM（即 BCR）和 B 细胞活化后分化为浆细胞，产生并分泌进入体液中的抗体（如 IgM）；此外，重要的免疫分子还有细胞膜表达的多态性人类白细胞抗原分子（HLA）和可溶性 HLA 分子。因此，LDA 包括了大部分的免疫分子，一些 LDA 还有更多的分类命名，如下面讲到的 CD 分子和黏附分子也属于 LDA。

第二节 CD 分子

一、CD 分子定义与命名原则

1. CD 分子的定义及 CD 数字命名由来 1975 年创立的 B 淋巴细胞杂交瘤和单克隆抗体技术，极大地推进了 LDA 的研究。研究初期，对膜表面抗原分子命名主要是根据它们与对应的单克隆抗体结合反应来定义。随后多个实验室逐渐发现，一个 LDA 分子可具有多个不同表位，能刺激机体产生多种不同的单克隆抗体，也就是说用不同的单抗也可能会鉴定出同一个 LDA。加之不同实验室制备的、针对同一膜分子的单克隆抗体具有不同的名称，导致 LDA 命名较为混乱。1982 年第一届人类 LDA 国际研讨会将来自国际上不同实验室的单克隆抗体所识别的同一分化抗原归为一个分化群（cluster of differentiation，CD），给予同一个 CD 数字编号。CD 命名明确了 LDA 分子，现在，全球已统一采用该方法对细胞膜蛋白进行命名，其中包括了大多数的免疫分子，目前已命名的 CD 分子有 CD1～CD371。

2. CD 分子命名原则

（1）具有多态性的膜蛋白分子如 TCR、BCR、MHC 分子等，因人群同一个基因座位编码不一样的膜蛋白分子，无法赋予特定的 CD 编号，仅保留原有的膜蛋白命名。

（2）大部分 LDA 既有膜蛋白分子的命名，又有 CD 数字命名，如 LFA－3（CD58）、CTLA－4（CD152）、补体受体 2（CD21）等分子。

（3）部分 LDA 仅有 CD 数字命名，如 CD4、CD8 等分子。

二、CD 分子的分类

CD 分子大多是跨膜蛋白。依据细胞类型、活化状态、发育阶段的不同，CD 分子呈现出选择性表达，常作为特定细胞类型的标志物。按执行功能不同将 CD 分子分为受体、共刺激（共抑制）分子及黏附分子等，其中受体包括特异性抗原识别受体（TCR、BCR）的共受体、模式识别受体（PRR）、细胞因子受体、补体受体、NK 细胞受体及 Ig Fc 受体等。本节主要介绍参与 T 细胞和 B 细胞识别、活化、效应发挥的 CD 分子及参与补体系统的 CD 分子。

1. 参与 T 细胞免疫应答的主要 CD 分子 当 TCR 识别抗原肽－MHC 分子复合物时，其抗原信号通过 CD3 分子转导至胞质内，同时 T 细胞表面的共受体 CD4/CD8 和辅助受体 CD28、CD2 也分别与 APC 上相应的 MHC－Ⅱ／Ⅰ类分子、共刺激分子 CD80/CD86（又名 B7－1/B7－2 分子）、CD58 分子相结合，信号分子通路激活，引起 T 细胞活化。

参与 T 细胞识别与活化的主要 CD 分子的分布、相应配体及其功能见表 7－1。

表 7 – 1　参与 T 细胞 Ag 识别与活化的主要 CD 分子

CD	别名	主要分布	配体	功能
CD2	LFA2、绵羊红细胞受体	T 细胞、NK、胸腺细胞	CD58（LFA3）	黏附作用、参与协同刺激信号转导
CD3	T3	T 细胞		构成 TCR – CD3 复合体，传递 T 细胞激活信号
CD4	T4、Leu3、L3T4、Ly4	Th 细胞、胸腺细胞	MHC – II（β_2）	介导黏附和信号转导，HIV 受体
CD8	T8、Leu2、Lyt2	CTL 细胞、胸腺细胞	MHC – I（α_3）	介导黏附和信号转导
CD25	IL – 2Rα	活化 T 细胞、部分活化 B 细胞	IL – 2	参与组成高亲和力 IL – 2R，参与 T 细胞活化
CD28	Tp44	CD4$^+$T 细胞、50% CD8$^+$T 细胞	B7 分子	T 细胞活化的主要协同刺激分子
CD58	LFA3	广泛	CD2	黏附作用
CD80/CD86	B7 – 1/B7 – 2	活化 B、T 细胞、M	CD28	提供 T 细胞激活的共刺激信号

2. 参与 B 细胞免疫应答的主要 CD 分子　B 细胞的 BCR 在识别结合抗原时，其抗原信号通过 CD79a/CD79b 转导至胞质内，同时其表面膜分子（CD19、CD21、CD81、CD225、CD40 等）与相应配体结合后提供的共刺激信号，促进 B 细胞活化。与 B 细胞识别与活化有关的 CD 分子的分布、相应配体及其功能见表 7 – 2。

表 7 – 2　参与 B 细胞识别与活化的主要 CD 分子

CD	别名	主要分布	配体	功能
CD79a/CD79b	Ig α/Ig β	B 细胞、浆细胞		构成 BCR – Igα/Igβ 复合体，传递 BCR 识别信号
CD19	B4、Leu12	B 细胞、滤泡树突状细胞		B 细胞共受体成员、加强抗原识别信号转导，B 细胞淋巴瘤抗体免疫治疗靶点
CD21	CR2、EB 病毒受体	B 细胞、DC	iC3b、C3d、C3dg、EBV	B 细胞共受体成员、加强信号转导，EBV 受体
CD40	TNFRSF5、Bp50	B 细胞、DC、APC、内皮细胞	活化 T 细胞的 CD40L	参与 B 细胞活化协同刺激信号传导
CD81	TAPA – 1、四跨膜蛋白28	B 细胞、造血细胞、内皮细胞、上皮细胞	HCV E2 蛋白	B 细胞共受体成员、参与 B 细胞活化协同刺激信号传导

3. 参与补体系统的主要 CD 分子　补体系统活化后形成膜攻击复合物（MAC）并产生多种活性片段，发挥生物学作用。体内存在多种调节蛋白调控补体系统的活化程度和范围，从而保护自身正常细胞免受补体攻击。与补体调节相关的主要 CD 分子见表 7 – 3。

表7-3　参与补体系统的主要CD分子

CD	别名	主要分布	功能
CD35	补体受体1、CR1	红细胞、B细胞、单核细胞、中性粒细胞等	与C3b、C4b结合，介导黏附和吞噬；抑制C4b2a、C3bBb、C4b2a3b、C3bBb3b形成及活性
CD46	膜辅蛋白、MCP	除红细胞以外的所有细胞	促进I因子介导的C4b的裂解，调控补体激活
CD55	衰变加速因子、DAF	外周血细胞、内皮细胞、上皮细胞	调控补体激活
CD59	膜反应性溶破抑制物（MIRL）、同源限制因子20（HRF20）	广泛，皮肤、肝脏、肺脏等	防止补体聚合，抑制MAC形成

4. 参与免疫黏附功能的CD分子　详见本章第三节。

第三节　黏附分子

一、黏附分子的定义

黏附分子（adhesion molecule，AM）是介导细胞间或细胞与细胞外基质间相互接触和结合的一类分子，多为糖蛋白，位于细胞表面，通过配体-受体或配体-配体结合的方式发挥免疫细胞的黏附作用。AM参与细胞的发育和分化、附着和移动、识别活化和信号传递等，在免疫应答、炎症发生、肿瘤转移等多种生理、病理过程中发挥重要作用。

AM和CD是从不同的角度对免疫分子进行命名的。AM是根据免疫分子的功能命名，包括具有黏附功能的各种分子；大多数的AM会给予一个CD命名编号。CD分子范围更广，包含大部分的AM。因此，CD分子与LDA和黏附分子存在广泛的交叉现象。

二、黏附分子的种类与结构

根据AM结构特点，将其分为整合素家族、免疫球蛋白超家族、选择素家族、黏蛋白样家族和其他一些尚未归类的AM。

1、整合素家族（integrin family）　整合素是一类由α和β两条链以非共价键结合而形成的跨膜异二聚体糖蛋白（图7-1A），是细胞黏附分子的重要成员。该家族成员主要介导细胞与细胞外基质间的黏附，使细胞得以附着以形成整体而得名。此外，整合素家族还可介导白细胞与血管内皮细胞间的黏附。目前已发现有18种α亚单位和8种β亚单位。多数α亚单位只能与1种β亚单位结合，而大部分β亚单位则可以结合数种不同的α亚单位（图7-1B）。按照β亚单位的不同可将整合素家族分为8个组（$\beta_1 \sim \beta_8$），同一个组种β链相同，α链不同，共组成至少24种整合素。整合素分子在体内分布广泛，一种整合素分子可分布于多种细胞表面，同一种细胞也可表达多种整合素分子。

整合素家族的配体为细胞外基质成分，如纤连蛋白（fibronectin，Fn）与β_1、β_3、β_5、β_6和β_7等多组整合素分子受体结合，在免疫细胞的黏附、细胞的生长发育、伤口修复等过程发挥重要作用。与免疫功能密切相关的整合素分子还包括β_1组的迟现抗原（VLA，very late appearing antigen）组和β_2组的白细胞黏附受体组，如淋巴细胞功能相关抗原-1（LFA-1）、Mac-1等诸多分子。

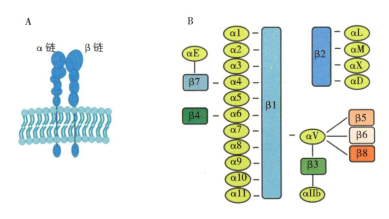

图 7-1　整合素分子的基本结构及整合素家族的组成

整合素β₂亚单位为 CD18 分子，表达于所有白细胞表面。该分子可分别与 CD11a～c（αL、αM、αX）和αD 亚单位结合组成不同的整合素 LFA-1（αL β₂，CD11a/CD18）、Mac-1（αM β₂，CD11b/CD18）、p150-95（αX β₂，CD11c/CD18）和αD β₂。其中，LFA-1 通过与 ICAM-1 结合，在炎症过程中白细胞与内皮细胞的黏附起着关键作用，除此之外，LFA-1 还参与 T 细胞免疫应答等。另一个重要的β₂组成员是 Mac-1，又称补体受体 3（CR3），通过与 iC3b 结合介导调理吞噬，并在炎症过程中白细胞的黏附、迁移发挥重要作用。

2. 免疫球蛋白超家族（Ig superfamily，IgSF）　在参与细胞间相互识别、相互作用的 AM 中，许多免疫分子具有与 Ig 的 V 区或 C 区相似的折叠结构，其氨基酸组成也具一定同源性，此类免疫分子属 IgSF 成员。该家族成员众多、分布广泛、功能多样，主要参与免疫细胞的抗原识别及细胞间的相互作用等。其主要种类、分布及其配体见表 7-4。

表 7-4　IgSF 黏附分子的种类、分布和识别配体

IgSF 黏附分子	分布	配体
LFA-2（CD2）	T 细胞、胸腺细胞、NK 细胞	LFA-3
LFA-3（CD58）	广泛	LFA-2
ICAM-1、2、3	广泛	LFA-1
CD4	辅助性 T 细胞亚群	MHC-II
CD8	杀伤性 T 细胞亚群	MHC-I
MHC-I	广泛	CD8
MHC-II	APC、活化 T 细胞	CD4
B7	活化 B 细胞、活化单核细胞	CD28
CD28	T 细胞、活化 B 细胞	B7
VCAM-1	APC	VLA-4

3. 选择素家族（selectin family）　选择素家族在白细胞与内皮细胞黏附、炎症发生及淋巴细胞归巢中发挥重要作用。该家族有 3 个成员，L-选择素（leukocyte selection，CD62L）、P-选择素（platelet selection，CD62P）和 E-选择素（endothelium selection，CD62E），其命名源于此类分子最先被发现表达的细胞。

选择素分子为跨膜糖蛋白，该家族各成员的胞膜外区结构相似，均由 C 型凝集素（CL）结构域、表皮生长因子（EGF）样结构域和补体调节蛋白（CCP）结构域三部分组成，其中 CL 结构域是选择素与配体结合的部位，可结合某些碳水化合物（图 7-2）。

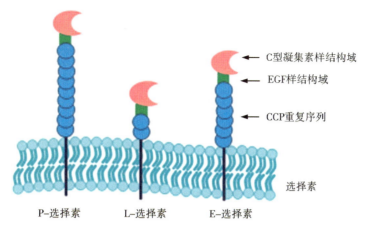

图 7-2 选择素分子的结构

与其他 AM 不同，选择素分子的配体是糖类基团，唾液酸化的路易斯寡糖（Sialyl – Lewis，sLe^x，即 CD15s）是选择素识别的主要配体，CD15s 主要表达于白细胞、血管内皮细胞、肿瘤细胞等表面。选择素分子与相应的配体结合，介导白细胞从血管内向炎症部位游走，并与肿瘤的转移等有关。

表 7-5 选择素的分布、配体及功能

	分布	配体	功能
L-选择素 （CD62L）	白细胞	CD15s（sLe^x），可存在于外周淋巴结上 CD34、GlyCAM – 1	白细胞与内皮细胞黏附，参与炎症、淋巴细胞归巢、淋巴细胞归巢到外周淋巴结和派尔集合淋巴小结
P-选择素 （CD62P）	血小板	CD15s（sLe^x）、CD15、PSGL – 1	白细胞与内皮细胞黏附，参与炎症
E-选择素 （CD62E）	活化内皮细胞	CD15s（sLe^x）、CLA、PSGL – 1、ESL – 1	白细胞与内皮细胞黏附，参与炎症

4. 钙黏蛋白家族（Ca^{2+} dependent cell adhesion molecules，cadherin） 钙黏蛋白家族有 20 多个成员，较重要的有 E – cadherin、N – cadherin 和 P – cadherin 等，E、N、P 分别表示上皮（epithelial）、神经（neural）和胎盘（placental），是三种钙黏蛋白最初被发现的组织。三者在体内组织的分布各异，其表达随细胞生长、机体发育状态不同而改变。

钙黏蛋白以其独特的方式相互作用，其配体是与自身相同的钙黏蛋白分子（图 7 – 3），介导同型细胞间的黏附作用，在胚胎发育中的细胞识别、迁移、组织分化及维持成体组织结构完整性具重要作用。

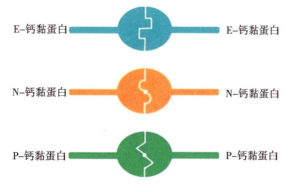

图 7-3 钙黏蛋白分子作用模式图

> ⊕ **知识链接** --
>
> **其他黏附分子**
>
> 　　除上述几个家族外，还有许多其他的黏附分子，如黏蛋白样家族和其他未归类的黏附分子如 CD44 等。其中黏蛋白样家族成员主要包括 3 类：①CD34，主要分布于造血祖细胞和部分淋巴结的内皮细胞表面，是 L 选择素的配体，同时也是外周淋巴结的地址素。可调控早期造血，介导淋巴细胞归巢；②糖酰化依赖的细胞黏附分子 - 1（glycosylation dependent cell adhesion molecule - 1，GlyCAM - 1），分布于部分淋巴结的内皮细胞表面，是 L 选择素的配体，协助白细胞与血管内皮细胞间的黏附；③P 选择素糖蛋白配体（P - selectin glycoprotein - 1，PSGL - 1），主要分布于中性粒细胞表面，介导中性粒细胞向炎症部位迁移，是 E 选择素和 P 选择素的配体。

第四节　白细胞分化抗原的主要生物学功能

　　LDA 成员众多、功能各异，几乎参与了免疫系统各个方面的功能：固有免疫应答，适应性免疫应答中的免疫识别、淋巴细胞活化、增殖和分化以及免疫效应的发挥、免疫调节和免疫耐受、免疫细胞的发育分化、炎症反应和组织修复等多种生物学过程。

一、免疫学功能

　　1. 参与免疫细胞的发育分化　T、B 淋巴细胞的发育成熟分别依赖于胸腺基质细胞、骨髓基质细胞及其分泌的细胞因子构成的微环境。发育过程中淋巴细胞会定向移行并在移行中逐步发育成熟，该过程涉及多种黏附分子介导的淋巴细胞 - 基质细胞相互作用，如胸腺基质细胞表面的 MHC Ⅰ、Ⅱ类分子分别与 T 细胞表面 CD8 和 CD4 分子相互作用。

　　2. 参与免疫应答和免疫调节　T、B 细胞在接受抗原刺激的同时，还必须由辅助受体提供协同刺激信号才能被活化。如 T 细胞活化时，必须要有 CD28 - B7、LFA1 - ICAM1、LFA2 - LFA3 等多组黏附分子的参与，才能使 T 细胞和 APC 细胞紧密接触，提供共刺激信号；T 细胞活化后，上述多种黏附分子表达水平升高。若 APC 不表达 B7，则 T 细胞缺乏 CD28 - B7 相互作用提供的协同刺激信号，接受抗原刺激后的 T 细胞将处于免疫无能状态。

　　3. 参与炎症反应　白细胞黏附并穿过血管内皮细胞向炎症部位聚集，是炎症过程的特征性表现。其分子基础是白细胞与血管内皮细胞表面 LDA 的表达与相互作用，以及细胞因子对黏附分子表达的调节。以中性粒细胞为例，炎症初期，中性粒细胞表面的 sLe^x 与内皮细胞表面的 E - 选择素（炎症介质诱导表达）相互作用，介导中性粒细胞沿血管壁的滚动；随后，中性粒细胞表面的 IL - 8 受体结合内皮细胞表面的膜型 IL - 8，刺激细胞表面 β_2 整合素 LFA - 1 和 Mac - 1 等分子表达上调和活化，并同内皮细胞表面的 ICAM - 1 结合，介导中性粒细胞和内皮细胞紧密地黏附和穿出血管内皮细胞到达炎症部位（图 7 - 4）。若 CD18（β_2 亚单位）表达缺失，不能与 α 亚单位组装形成完整的 LFA1（CD11a/CD18）、Mac - 1（CD11b/CD18）等黏附分子，导致机体发生感染时白细胞不能与内皮细胞黏附、移行并穿过血管壁进入炎症区，引起白细胞黏附缺陷症（leukocyte adhesion deficiency，LAD）。

　　4. 参与淋巴细胞归巢及再循环　淋巴细胞在中枢免疫器官发育成熟后，经血流迁移到外周免疫器官，并在全身各器官、组织及炎症部位发挥多种生物学功能。借助精细的调节机制，淋巴细胞与正常内皮细胞相互作用归巢至淋巴组织，继而经淋巴管、胸导管进入血液，进行淋巴细胞再循环。通过其表面称为归巢受体（homing receptor）的黏附分子，如 L - 选择素和 LFA - 1，淋巴细胞与淋巴结 HEV 内皮细胞表面的相应配体血管地址素结合进入淋巴结（图 7 - 5）。血管地址素包括外周淋巴结地址素（Peripheral node addressin，PNAD，如 CD34 和 GlyCAM - 1）和黏膜地址素（mucosal addressin，MAD），介导淋巴细胞分别归巢至淋巴结和 MALT。

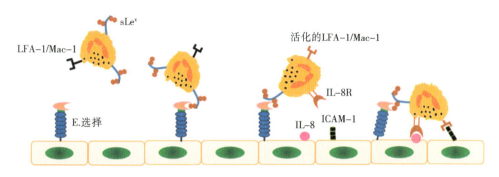

图 7 - 4　中性粒细胞参与炎症与黏附分子相互作用的关系

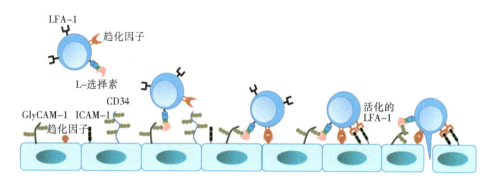

图 7 - 5　淋巴细胞进入淋巴结与黏附分子相互作用的关系

二、其他功能

除了上述作用外，LDA 还具有其他的生物学作用，如参与生殖与胚胎发育、凝血、创伤愈合、细胞的附着与移动、肿瘤细胞转移等过程。

⇒ 案例引导

临床案例　患者李某，男，12 岁，因高热、寒战入院。该患者从小体弱多病，经常发生扁桃体炎、细菌性肺炎等上呼吸道感染，每次发作持续近一个星期，经多种抗生素联合抗感染治疗后逐渐消退，但当患者受凉、淋雨等后又再次反复发作；家庭成员无传染病史、无药物过敏史、无精神病史，其父母体健。

体格检查：体温 39℃，脉搏 110 次/分，血压 120/75mmHg，神志清楚、嘴唇有发绀现象。

实验室检查发现外周血白细胞计数 15.3×10^9/L，红细胞计数与血小板计数在正常范围内，CD18 分子在淋巴细胞、单核细胞表面均无表达。肝、肾功能未见异常，患者炎症部位很少见到中性粒细胞。

讨论　（1）初步诊断为何种疾病？列出诊断依据，发病机制为何？

（2）该患者反复感染最可能的原因是什么？该患者对哪些病原体易感？

（3）该疾病预后如何？会遗传吗？

第五节　CD 和黏附分子与临床疾病

一、参与疾病的发生

1. 病毒感染性疾病　某些病毒与免疫细胞表面膜分子结合，将其作为感染免疫细胞的门户（即病毒受体），如 CD4、CD21、CD54、CD155 等分子分别为人类免疫缺陷病毒（HIV）、EB 病毒、埃可病毒和丙型肝炎病毒（HCV）的受体，在介导病毒感染中发挥重要作用。以获得性免疫缺陷综合征（AIDS）为例，CD4 分子是 HIV 包膜糖蛋白 gp120 的受体。HIV 侵入机体后，以其 gp120 与 CD4$^+$ 的细胞（主要为 Th 细胞）结合，进入 Th 细胞并破坏之，最终导致宿主因免疫缺陷继发感染或肿瘤死亡。

2. 免疫缺陷病　白细胞表面的整合素 β_2 亚单位（CD18）基因表达异常或缺陷，不能与 α 亚单位组成完整的 LFA1（CD11a/CD18）、Mac-1（CD11b/CD18）分子，导致机体发生感染时，白细胞虽然可以沿血管壁发生滚动，但不能与内皮细胞表面的 ICAM-1 结合，致白细胞无法穿过血管壁进入炎症区，引起一种称为白细胞黏附缺陷病（LAD-1）的严重免疫缺陷病。该病的临床特征是反复发生难以治愈的感染。另一种白细胞黏附缺陷病（LAD-2），其发病机制是患者白细胞的 CD15s 表达缺陷，不能与内皮细胞选择素 P、E 结合，导致白细胞与内皮细胞间的黏附障碍。

3. 自身免疫病　凋亡受体 CD95（Fas）基因突变与胰岛素依赖型糖尿病、多发性硬化症和桥本甲状腺炎等自身免疫病的发病密切相关。正常情况下，胰岛细胞、神经系统白质和甲状腺滤泡细胞均不表达 Fas，感染、炎症等多种致病因素可诱导这些组织细胞高表达 Fas 分子，与其周围浸润的自身反应性 CTL 作用或通过自身上调表达凋亡配体 FasL，促发胰岛细胞、神经系统白质和甲状腺细胞凋亡。

4. 移植排斥反应　多种免疫细胞膜分子参与组织器官移植时机体对移植物的排斥反应。其机制为：移植物抗原可刺激、活化血管内皮细胞，促使表达黏附分子，诱导白细胞向移植部位浸润，或提供 T 细胞活化的协同刺激信号，参与效应细胞对靶细胞的溶解破坏作用。

5. 肿瘤　癌细胞间的黏附作用较正常细胞间弱。癌细胞侵袭转移的过程包括：癌细胞间黏附力降低，癌细胞脱离原发灶；血管内同质或异质瘤栓形成；癌细胞游出血管。其中，癌细胞与血管内皮细胞、皮下基底膜黏附是其侵袭、转移的关键，黏附分子在肿瘤发展和转移过程中发挥重要作用。

二、在疾病诊断中的应用

CD 分子及黏附分子可作为临床免疫缺陷病诊断以及肿瘤免疫学分型的生物标志物。如检测外周血中 CD4/CD8 比例及 CD4$^+$T 细胞绝对数，对辅助诊断和判断 AIDS 病情有重要参考价值；检测免疫细胞表面膜分子的表达，可进行白血病和淋巴瘤的常规免疫学分型。

三、在疾病治疗中的应用

CD 分子、黏附分子特异性单抗在器官移植、肿瘤、自身免疫病等免疫相关疾病的治疗中得到广泛应用。如抗 CD3 单抗作为清除 T 细胞的药物，是预防和治疗移植排斥反应的免疫抑制剂；抗 CD20 单抗作为清除 B 细胞的药物，可用于治疗 B 细胞淋巴瘤；抗 CD25 单抗，可阻断 IL-2 与其受体的结合，抑制 IL-2 活化的多种免疫细胞；携带放射性核素/化学药物/毒素的 CD22 单抗可用于治疗 B 细胞淋巴瘤；近年来新兴的 CAR-T 就是以肿瘤细胞表面抗原 CD19/CD20 分子作为靶标来设计的 T 细胞肿瘤过继免疫治疗。应用抗 CTLA-4（CD152）单抗、抗 PD-L1（CD274）单抗分别阻断 CTLA-4/B7 及 PD-1/PD-L1 免疫检测点，解除对 T 细胞的抑制作用，已成功用于多种肿瘤的免疫治疗。

目标检测

答案解析

1. 黏附分子的作用不包括（　　）

　　A. 在免疫应答过程中，介导 T 细胞和 APC 细胞之间的相互作用

　　B. 参与炎症过程中白细胞与血管内皮细胞之间的相互作用

　　C. 参与淋巴细胞归巢

　　D. 参与补体系统的激活

　　E. 参与细胞与细胞基质间的相互作用

2. MHC 属于哪一类黏附分子中（　　）

　　A. 整合素　　　　　　　B. IgSF　　　　　　　C. 选择素

　　D. 钙黏蛋白家族　　　　E. 其他未归类 AM

3. 关于白细胞分化抗原、CD 分子和黏附分子三者之间关系的描述，正确的是（　　）

　　A. 所有的白细胞分化抗原都有 CD 编号

　　B. 白细胞分化抗原就是 CD 分子

　　C. 白细胞分化抗原就是黏附分子

　　D. 黏附分子属于白细胞分化抗原

　　E. 黏附分子就是 CD 分子

4. CD 分子与下列哪一项作用无关（　　）

　　A. 补体攻膜复合物的形成

　　B. T/B 细胞的活化

　　C. 免疫应答

　　D. AIDS 发生

　　E. EB 病毒对 B 细胞的感染

5. 简述黏附分子的种类和生物学作用。

6. 简述 CD 分子和黏附分子的临床意义。

（朱珊丽）

书网融合……

　　　本章小结　　　　　　　　微课　　　　　　　　题库

第八章 主要组织相容性复合体及其编码分子

PPT

　　早期科学家在研究组织移植排斥反应中发现一组紧密连锁的免疫应答基因与移植排斥有密切的相关性，即组织相容性。该基因群集中在染色体的某一区域，称为主要组织相容性复合体（major histocompatibility complex，MHC）。随着免疫学的快速发展，主要组织相容性复合体的生物学功能已远远超出移植排斥的范畴。其中，经典的 MHC - Ⅰ类分子表达在几乎所有的有核细胞表面；而经典的 MHC - Ⅱ类分子仅表达在专职抗原提呈细胞（APC，树突状细胞、吞噬细胞和 B 淋巴细胞）和胸腺上皮细胞表面。MHC 编码分子最重要的功能是提呈抗原供 T 细胞识别，为启动适应性免疫应答，在 T 细胞分化发育过程中选择 T 细胞和调节免疫等方面发挥重要的作用。

第一节　MHC 分子的结构与功能 🅴 微课1

　　MHC - Ⅰ类和Ⅱ类分子是以膜型糖蛋白形式表达在细胞膜表面，两者在分子结构和功能上具有许多相似之处。从这类分子胞外结构域的三维结构来看，都具有一个结合抗原多肽的沟槽，能够稳定地结合蛋白质多肽链于细胞膜表面，可与 T 细胞的受体（TCR）发生特异性结合。相对而言，MHC - Ⅲ类分子在结构和功能与Ⅰ类和Ⅱ类分子相差较大，但其中大部分的分子参与免疫应答相关的功能。

一、MHC - Ⅰ类分子的结构

　　MHC - Ⅰ类分子由一条 45kDa 糖蛋白重链（α 链）和一条 12kDa 蛋白轻链（β_2 微球蛋白，β_2m）结合而成的异源二聚体（图 8 - 1a）。重链（α 链）分为胞质区、跨膜区和胞外段三个结构。胞外段含有 α_1、α_2、α_3 三个结构域，其中膜远端的 α_1 和 α_2 折叠构成了抗原肽结合槽，该凹槽两端封闭，只能接纳 8~10 个氨基酸残基。α_3 结构域是 T 细胞共受体 CD8 分子结合部位。MHC - Ⅰ类分子的轻链（β_2m）由 MHC 基因复合体区域以外的基因编码。轻链 β_2m 与重链分子的 α_3 结构域很相似，但其无跨膜区域，以非共价键与重链 α_3 相结合。β_2m 在物种间高度保守，其作用与维持 MHC - Ⅰ类分子在细胞膜上的稳定性有关（图 8 - 1a）。

二、MHC - Ⅱ类分子的结构

　　MHC - Ⅱ类分子由 33kDa 的 α 链和 28kDa 的 β 链通过非共价键相互作用形成异源二聚体。与 MHC - Ⅰ类分子重链一样，MHC - Ⅱ类分子的两条多态性糖蛋白链（α 和 β 链）都包含有细胞膜外段、跨膜段和胞质段，属跨膜蛋白多肽。其中，α链的胞外区含有 α_1 和 α_2 结构域，另一条 β 链的胞外区含有 β_1 和 β_2 结构域。膜远端的 α_1 和 β_1 结构域共同形成抗原肽结合槽，该凹槽由两条不同的蛋白链组成，两端开放，可接纳 13～17 个氨基酸残基。α_2 和 β_2 组成膜近端结构；β_2 结构域可与 T 细胞共受体 CD4 分子结合（图 8 –1b）。

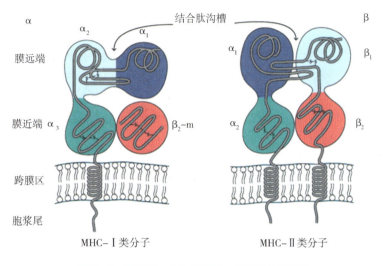

图 8 –1　MHC – Ⅰ和 MHC – Ⅱ类分子的结构

三、MHC 分子与抗原肽的结合

MHC 分子主要功能是将抗原肽提呈至细胞膜表面，供 T 细胞受体（TCR）来识别，诱导机体免疫系统对形形色色抗原产生适应性免疫应答。图 8 – 2 显示 MHC –Ⅰ类和 MHC – Ⅱ类分子结合抗原多肽的分子模拟的情景。MHC 抗原肽结合槽与抗原肽结合并非完全互补，抗原肽与 MHC 分子结合沟槽的结合有两个或两个以上氨基酸位置较为关键，称为抗原肽的锚定位（anchor position，图 8 – 3）。位于锚定位上的氨基酸残基则称为锚定残基（anchor residue）。抗原肽的锚定残基（氨基酸残基）决定 抗原肽与MHC 分子结合的牢固程度。细胞内产生的蛋白多肽片段（8～10 个氨基酸）被转运至内质网后与 MHC –Ⅰ类分子结合，然后转运至细胞膜的表面，供 CD8[+] T 细胞的 TCR 识别。MHC – Ⅱ类分子的抗原结合槽结合经细胞加工和处理的外源性抗原肽（13～18 个氨基酸），并将这些抗原肽提呈到细胞膜表面，供 CD4[+]T 细胞的 TCR 识别。

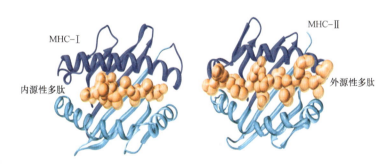

图 8 – 2　MHC – Ⅰ类和 MHC – Ⅱ类分子及其结合的抗原多肽

MHC 分子结合抗原肽并非完全特异性的，一个 MHC 分子应该可以结合许多不同的肽。相反，一个肽也可能绑定于几种不同的 MHC 分子。能够结合于同一种 MHC 分子沟槽的不同的抗原肽，则拥有特定的共用基序（consensus motif，图 8 – 3），如多肽的第 2 位和第 9 位为锚定位，满足两个锚定位的氨基酸种类，其他位置可以为任何氨基酸的多肽都可与特定的 MHC 分子的抗原槽结合。所以，抗原肽与 MHC 分子的结合具有以下特点：①非共价键结合；②专一性（相对选择性）；③包容性，特定 MHC 分子能够选择性结合具有特性一定锚定残基的蛋白肽，即一类带有特定共同基序的不同的蛋白肽段都可与该 MHC 分子结合。

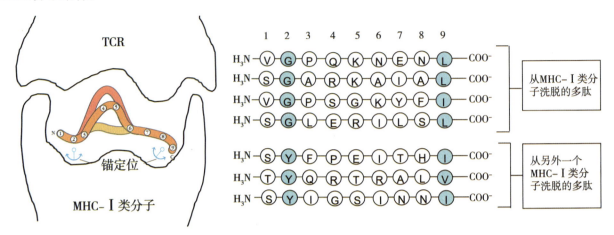

图 8-3   MHC 分子与抗原肽的锚定残基结合

🌐 **知识链接**

MHC 限制性多肽

特定的 MHC 分子选择性地结合具有某种共用基序的抗原肽，而同一种抗原肽也可以被不同个体的 MHC 结合，这种结合模式并非严格的一对一关系，而是显示一定的包容性。然而，一些单一的人工合成多肽疫苗，可能选择性与部分人群的 MHC 结合，使得该疫苗不能对所有的人群都有效果。这在疫苗设计时考虑 MHC 的个体差异是具有重要意义的。

四、人类白细胞抗原的组织分布和功能特点

人类的 MHC 分子又称为人类白细胞抗原（human leukocyte antigen，HLA），经典的 HLA-I 类分子和 HLA-II类分子在结构、组织分布和功能各有特点（表 8-1）。经典的 HLA-I 类分子包括 HLA-A，B 和 C，分别由其重链（α链）和共用的 $\beta_2 m$ 组成，分布于所有有核细胞表面。经典的 HLA-II类分子包括 HLA-DR，DQ 和 DP，分别由其α链和其β链组成，仅表达于一些特定的细胞表面，如专职抗原提呈细胞（APC，包括 B 细胞、巨噬细胞、树突状细胞）和 胸腺上皮细胞等。这些膜分子均为共显性表达。

表 8-1   人类 MHC 分子的结构和功能特点

项目	HLA-Ⅰ类分子	HLA-Ⅱ类分子
经典的分子名称	HLA-A，B 和 C	HLA-DR，DQ 和 DP
分子结构	重链（α链，45kDa）和轻链（$\beta_2 m$，12kDa）	α链（35kDa）和 β链（28kDa）
抗原结合槽和肽种类	$\alpha_1 + \alpha_2$，细胞内合成的肽	$\alpha_1 + \beta_1$，细胞外抗原肽
与 CD4 或 CD8 结合的结构域	α_3 与 CD8 结合	β_2 与 CD4 结合
组织分布	所有的有核细胞、血小板	抗原提呈细胞（APC）
被识别的 T 细胞	细胞毒性 T 细胞（$CD8^+$，CTL）	辅助性 T 细胞（$CD4^+$，Th）
功能特点	与内源性抗原肽结合，并将其提呈给 $CD8^+$ T 细胞的 TCR 识别，以清除异常的或感染的宿主细胞	与外源性抗原肽结合，并将其提呈给 $CD4^+$ T 细胞的 TCR 识别，以活化抗原特异性 T 细胞

第二节 MHC 基因结构及其遗传特性

主要组织相容性复合体（MHC）是一群紧密连锁在一条延伸的基因组 DNA 序列。小鼠的 MHC 位于第 17 号染色体，称为 H-2 复合体。而人类的 MHC 位于第 6 号染色体，称为人类白细胞抗原（HLA）复合体。两者 MHC 复合体基因群按 DNA 序列的顺序，分为三类区域（MHC-Ⅰ，Ⅱ和Ⅲ类区），分别编码三类不同的 MHC-Ⅰ，Ⅱ，Ⅲ类分子。本节仅重点描述人类 MHC 基因（HLA 基因）结构。

一、HLA 基因复合体的结构

人类 HLA 基因复合体位于人第 6 号染色体短臂 6p21.31，全长 3600kb，占人基因组的 1/3000，共有 224 个基因座位，其中 128 个为功能性基因（有产物表达），96 个为假基因。习惯上按 HLA 基因在染色体上的排列分为 3 个区（图 8-4）。

（一）Ⅰ类基因区

位于 HLA 复合体远离着丝点一端，含有 122 个基因。其中经典的 HLA-Ⅰ类基因是最早发现的三个功能基因：HLA-A，B 和 C；重要的非经典Ⅰ类基因主要有 HLA-E，F 和 G 等（图 8-4）。Ⅰ类基因编码的产物称为 HLA-Ⅰ类分子，但是Ⅰ类基因仅编码Ⅰ类分子异二聚体的重链（α）。而构成Ⅰ类分子的轻链（β_2m），则由第 15 号染色体上的基因编码。

（二）Ⅱ类基因区

位于 HLA 复合体近着丝点一侧，含 34 个基因；经典的 HLA-Ⅱ类基因区，结构较为复杂，包括 HLA-DP、HLA-DQ 和 HLA-DR 三个亚区。每一亚区包含 A 和 B 两种功能基因座位（图 8-4），分别编码分子量相近的 HLA-Ⅱ类分子的 α 链和 β 链，共同形成 α/β 异二聚体的膜蛋白分子（HLA-DR、-DQ 或 -DP）。

（三）Ⅲ类基因区

位于上述二者之间，含 62 个基因。其中大部分基因编码与免疫功能相关的蛋白分子。

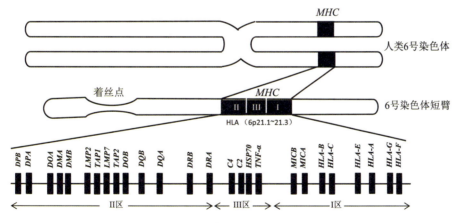

图 8-4 人类 MHC 基因结构图

二、MHC-Ⅰ类和 MHC-Ⅱ类基因外显子及其编码结构域

MHC-Ⅰ类和 MHC-Ⅱ类基因的 DNA 序列由多个外显示子和内含子组成。如图 8-5 所示，小鼠和人的 MHC-Ⅰ类基因序列从 5′至 3′端，依次为外显子-1 至 7，外显子之间与内含子序列相连。其转录

的 mRNA 仅包含外显子序列，依次为编码一个短的引导肽（L），外显子 2 - 4 编码胞膜外结构域（α_1，α_2 和 α_3），外显子 5 编码跨膜区（Tm）和外显子 6 编码胞质区（C）（图 8 - 5a）。翻译好 MHC - I 类分子进入在内质网（ER）之后其信号肽被蛋白酶切除，α_1 与 α_2 结构域折叠形成抗原肽结合沟槽，因此外显子 2 和 3 基因序列具有高度多态性。α_3 结构域由外显子 -4 编码，与 MHC 区外的基因编码的 β_2m 结合，对稳定 MHC - I 类分子在细胞膜上表达极为重要。MHC - II 类分子（如 HLA - DR，DQ，DP）分别由相应两个基因（A，B 基因）编码而成，两个基因的 DNA 序列由一系列的外显子和内含子基因序列组成（图 8 - 5b）。编码小鼠和人的 MHC - II 类分子的基因的外显子 1 编码引导肽（L），外显子 2 和 3 胞膜外结构域（α_1 和 α_2）或（β_1 和 β_2），外显子 4 编码跨膜区（Tm + C）和外显子 5 或外显子 5 - 6 编码含有 1 个或多个胞质区（C）的结构域。外显子与 MHC 分子的对应关系见下图 8 - 5。MHC - II 类分子的抗原结合沟槽由 α_1 和 β_1 结构域共同组成，由各自基因外显子 -2 编码，如 HLA - DRB1 基因的外显子 -2，编码 HLA - DR 分子的 β 链的 β_1 结构域，是构成 HLA - DR 分子抗原结合槽重要的结构，因此 HLA - DRB1 基因的外显子 2 是具有高度多态性的区域。

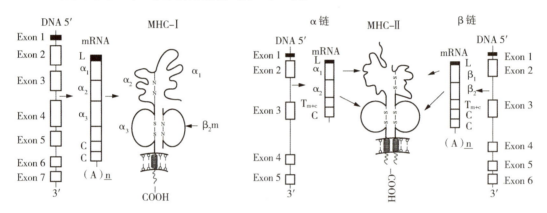

图 8 - 5　MHC - I 和 MHC - II 基因外显子及其编码分子的结构域

三、MHC 基因结构特点及其遗传特性

（一）MHC 基因的多样性

经历千万年的进化，到目前为止人 MHC（HLA）已发展成为最复杂、最具有多态性的人类基因群。HLA 复合体具有某些有别于其他真核基因系统的遗传特性。

1. 多基因性　就个体而言，MHC 具有多基因性（polygeny），即 MHC 复合体由多个紧密相邻的基因群组成，其编码的产物具备相同或相似的功能。如人类 MHC - I 类基因区包含了经典的 HLA - I 类基因：HLA - A，B 和 C；非经典的 HLA - I 类基因：HLA - E，F，G 等；经典的 HLA - II 类基因包括 HLA - DRA，DRB1，DRB3，DRB4，DRB5，DQA1，DQB1，DPA1 和 DPB1 等。所以每一个体的细胞表面均表达一组结构和功能相似、但又不完全相同的 HLA 分子，且各个分子具备与不同抗原肽结合的特性。

2. 共显性（codominant）　指同一个体内两条同源染色体上同一基因座位的每一个等位基因均为显性基因，均能编码和表达各自的 HLA 分子。因此，HLA 复合体基因群中每个基因座位中（遗传于父亲和母亲）的两个等位基因均可以表达。由于可能存在一个或多个基因座位的两个等位基因分型相同（纯合）的现象，纯合的两个等位基因所编码产物仅表达为一种细胞表型。而杂合的两个等位基因表达两种不同的细胞表型。

3. 多态性　就人群而言，MHC 具有高度多态性。多态性（polymorphism）是指在种群中同源染色体的相同位点上，存在两个或两个以上不同的等位基因，遗传学上把这种等位基因称为复等位基因

(multiple alleles)。等位基因（allele）是位于同源染色体相同基因座位上的一对基因。HLA 是人类基因组中多态性最为丰富的区域。截至 2022 年 7 月，在人群中的 HLA – A 基因座位发现有 7562 个等位基因，HLA – B 有 9000 个等位基因，HLA – C 有 7513 个等位基因。表 8 – 2 提供了 HLA 主要座位的等位基因数。尽管人群中不同的 HLA 基因座位存在如此之多的等位基因数目，但对一个个体而言，每一基因座位上的等位基因数目仅有两个。而且，在一个特定的群体中，真正能检测到的等位基因数目也是有限的。

表 8 – 2　多态性的 HLA 基因座位及已获得正式命名的等位基因数（2022/07）

经典 I 类基因			经典 II 类基因							免疫功能相关基因					其他	合计
位点	B	C	A	DPA1	DPB1	DQA1	DQB1	DRA	DRB1	DRB3	TAP1	TAP2	MICA	E	G		
等位基因数	9000	7513	7562	455	2067	483	2278	32	3298	436	12	12	388	311	104	1121	35072

（其他：包括 DOA/DOB、DRB4 ~ DRB9、DMA/DMB 等）

MHC 多态性将扩大种群对抗原肽的提呈范围，赋予人群中的每个个体不同的免疫应答能力，阻止感染在人群中的扩散，有利于维持种群的生存与延续。但是，人群中这种多态性的存在，给临床器官移植或骨髓移植供体的选择带来了难题。

（二）单倍型遗传和连锁不平衡

1. 单倍型遗传　HLA 复合体是一组紧密连锁的基因群。这些连锁在一条染色体上的一系列等位基因很少发生同源染色体间的交换（仅 1% 交换），构成了一个单倍型（haplotype）。每一个体都拥有两条 HLA 单倍型，分别遗传于父亲（ab）和母亲（cd）。因此，任何一个个体与其父亲或母亲至少有一条 HLA 单倍型是相同的，也可以说至少有一半的 HLA 等位基因与父母是相合的。同胞兄弟姐妹遗传于父母亲的 HLA 单倍型仅存在四种可能性，即 ac，ad，bc 和 bd（图 8 – 6）。然而，同胞兄弟姐妹之间比较 HLA 单倍型则有 3 种可能：①两条 HLA 单倍型完全相同（全相合，概率为 25%）；②有一条 HLA 单倍型相同而另一条不同（半相合，概率为 50%）；③两条 HLA 单倍型完全不相同（全不合，概率为 25%）。分析 HLA 单

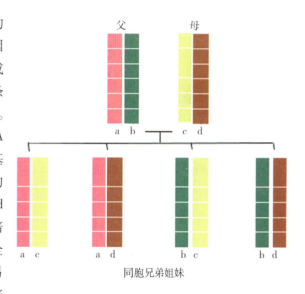

图 8 – 6　HLA 基因单倍型遗传与家系分析

倍型遗传，有利于在临床骨髓或造血干细胞移植时选择最佳供者，也可为亲子鉴定提供参考数据。

2. 等位基因的非随机分布　等位基因的非随机分布是指群体中等位基因不以相同频率出现，与人种有关。例如北方汉族人中 HLA – DRB1 * 09：01 等位基因频率为 15.6%，HLA – DQB1 * 07：01 等位基因频率为 21.9%。假设这两个等位基因是随机分布的，理论上两个等位基因在该人群同时出现的概率为 3.4%（15.6% × 21.9%）。但调查结果，这两个等位基因在该人群中实际连锁在一起的频率为 11.3%，高出理论频率 3 倍，即表现出连锁不平衡性。

3. 连锁不平衡（linkage disequilibrium，LD）　指分属两个或两个以上基因座位的等位基因，同时出现在一条染色体上的概率高于或低于随机出现的频率。出现连锁不平衡现象可能与自然选择压力有关。其意义有，第一，可作为人类种群基因结构的一个特征，可追溯和分析人种的迁移和进化规律。第二，人群中某两个或两个以上等位基因的连锁不平衡如果与特定疾病相关联，以此可作为进一步的研究线索，也可为该疾病的诊断和防治提供参考。第三，有利于在无血缘关系的志愿中寻找 HLA 相匹配的移植供者。

四、免疫功能相关基因

除了上述经典的 I 类和 II 类基因，在 HLA 复合体的 I 类、II 类及 III 类基因区内均有免疫功能相关基因（immune function – related genes）的分布，它们通常不显示或仅显示有限的多态性。它们或参与抗原加工，或在固有免疫和免疫调节中发挥作用。

（一）血清补体成分的编码基因

血清补体成分的编码基因即位于 *HLA – III* 类基因区，所表达的产物包括 C4、C2，B 因子等补体组分和一些炎性细胞因子（TNF – α，TNF – β 等）。

（二）抗原加工相关基因

1. 抗原加工相关转运物（transporters associated with antigen processing，TAP）基因 均位于 II 类基因区，编码 TAP 分子位于内质网（ER）膜上。TAP 将胞质中的抗原肽转运至 ER 内腔，是 MHC – I 类分子提呈抗原途径中最重要的伴侣分子。

2. TAP 相关蛋白基因 该类基因位于 HLA – II 类基因区内，其产物 TAP 相关蛋白（TAP – associated protein），主要对 MHC – I 类分子在内质网的折叠和装配过程中发挥作用。

3. 蛋白酶体 β 亚单位（proteasome subunit beta type，PSMB）基因 人类 *PSMB* 基因位于 *MHC – II* 类基因区，编码蛋白酶体 β 亚单位，参与内源性抗原的酶解。在 MHC – I 类分子抗原提呈中发挥着重要作用。

4. *HLA – DM* 基因和 *HLA – DO* 基因 *HLA – DM* 和 *HLA – DO* 同属于 HLA – II 类相关抗原加工提呈基因，分别编码 HLA – DM 分子和 HLA – DO 分子。DM 分子主要参与外源性抗原的加工。DO 分子是 HLA – DM 行使功能的负调节蛋白。

（三）非经典 I 类基因

非经典 I 类基因又称 *HLA – Ib*，即 b 型 I 类基因，包括 *HLA – E*、*HLA – F*、*HLA – G* 三个座位。*HLA – Ib* 中目前研究得较多的有下列两类基因。

1. *HLA – E* 位于 *HLA – C* 和 *HLA – A* 座位之间，已检出 300 多种等位基因。HLA – E 分子广泛低表达于各种组织细胞，但在羊膜和滋养层细胞表面高表达，可抑制母体蜕膜中 CD94/NKG2$^+$NK 细胞的杀伤作用，对于维持胚胎发育所需的免疫耐受起着重要的调节作用。

2. *HLA – G* 位于 *HLA – A* 座位远侧，HLA – G 分子主要分布于母胎界面绒毛外滋养层细胞，是 NK 细胞 KIR2DL4 受体的专一性配体，在母胎耐受中发挥功能。

（四）炎症相关基因

1. 肿瘤坏死因子基因家族 包括 *TNF*、*LTA* 和 *LTB* 三个座位，*TNF* 基因的编码产物为 TNF – α。*LTA* 和 *LTB*（lymphotoxin，LT）基因编码的产物为淋巴毒素。

2. 转录调节基因或类转录因子基因家族 含调节 NF – κB 活性的类 I – κB 基因（*IκBL*）等。

3. MHC – I 类链相关分子（MHC class I related chain，MIC）基因家族 该家族中仅 *MICA* 和 *MICB* 可编码功能性产物。MICA 分子和 MICB 分子是 NK 细胞活化型 NKG2D 受体的配体分子。另外，MICA 和 MICB 基因具有高度多态性，其编码分子在淋巴细胞膜表面没有表达，仅表达在血管内皮细胞，上皮细胞和成纤维细胞表面。近年来发现 MICA 分子在器官移植排斥反应中发挥一定的作用。

4. 热休克蛋白基因家族 包括 *HSPA1A*、*HSPA1B* 及 *HSPA1L*，分别编码 70kDa 的热休克蛋白 1A、1B、1 – like，它们参与炎症和应激反应，并作为分子伴侣在内源性抗原的加工提呈中发挥作用。

五、MHC 分子的生物学功能

（一）提呈抗原，启动适应性免疫应答

MHC 分子的主要生物学功能是通过提呈抗原肽来激活 T 淋巴细胞，参与适应性免疫应答。T 细胞以其 TCR 对抗原肽和自身 MHC 分子进行双重识别，即 T 细胞在识别抗原的同时还要识别自身的 MHC 分子，该现象又称 MHC 限制。MHC－Ⅰ类分子所提呈的抗原被 $CD8^+$ T 细胞的 TCR 识别，引起细胞毒性 T 细胞（CTL）活化；而 MHC－Ⅱ类分子所提呈的抗原被 $CD4^+$ T 细胞的 TCR 识别，刺激辅助性 T 细胞活化，参与细胞免疫应答。

（二）选择 T 细胞，参与 T 细胞在胸腺中的分化发育和选择

Bevan MJ 和 Zinkernagel R 发现表达 TCRαβ 的胸腺细胞只有与胸腺基质细胞表达的自身 MHC 分子相互作用后才能发育为成熟的 T 细胞。T 细胞在编码 TCR 的基因重排完成之后，通过阳性选择，获得 MHC 限制；再经过阴性选择，获得自身免疫耐受。最后只有那些既能识别自身 MHC 分子，又不与自身抗原肽产生高亲和力结合的 T 细胞才能进入外周淋巴器官和血液循环，发挥适应性免疫作用。

（三）作为调节分子参与固有免疫应答

（1）经典的Ⅲ类基因编码多种补体成分，参与对病原体的清除和炎症反应的发生。其中一些成分表达的高低与免疫性疾病的发生有关。

（2）非经典Ⅰ类基因和 *MICA* 基因产物可作为配体分子，以不同的亲和力结合抑制性和激活性受体，调节 NK 细胞的杀伤活性。

（3）炎症相关基因参与启动和调控炎症反应，并在应激反应中发挥作用。

第三节　HLA 与临床医学 🄴微课2

一、临床 HLA 配型在器官/骨髓移植中的应用

人类白细胞抗原（HLA）是引起器官移植排斥反应的主要组织相容性抗原。尽管新型免疫抑制剂的应用降低了受者对移植物的急性排斥反应，供－受者 HLA－A，B 和 DR 等位基因的匹配程度与肾移植物的五年存活率存在正相关。在骨髓移植中，为预防移植物抗宿主病（graft－versus－host disease，GVHD），一般选择 HLA－A、－B、－C、DRB1 和 DQB1 等 5 个基因座位 10 个等位基因全相合者为供者（10/10）。此外，临床在肾移植手术前，用供者淋巴细胞与受者血清进行交叉配型试验的主要目的在于测定受者是否含有预存抗供者特异性的 HLA 抗体（DSA），用以评估移植物的组织相容性，预防移植排斥的风险。

二、临床某些疾病的发生与 HLA 分子异常表达有关

HLA 基因 5'端启动子序列与特异性转录因子结合，调控 HLA 分子的表达。转录因子的缺失可能引起严重的免疫缺陷病；在一些病毒感染或肿瘤细胞中，发现 HLA－Ⅰ类分子在细胞膜上的表达下调，HLA－Ⅰ类分子表达过低不能有效地提呈抗原激活特异性 $CD8^+$ CTL 对靶细胞的杀伤，导致机体免疫系统不能有效地清除病毒或肿瘤细胞，引起病毒慢性感染或诱发肿瘤；另一方面，原先表达低或不表达 HLA－Ⅱ类分子，被细胞因子诱导后，HLA－Ⅱ类分子异常表达增高。组织细胞 HLA－Ⅱ类分子异常增多，引起其周围的 $CD4^+$ Th 细胞活化增强，导致炎症反应。一些自身免疫病的发病机制与此有关，如胰

岛素依赖型糖尿病、乳糜泻和萎缩性胃炎等。

三、HLA 等位基因与一些疾病的易感性关联

人类的 *HLA* 基因具有高度多态性，无血缘相关的个体之间 *HLA* 等位基因相同的概率很低，带有某些特定 *HLA* 等位基因或单体型的个体易患某一疾病（称为阳性关联）或对该疾病有较强的抵抗力（称为阴性关联）。典型例子是 *HLA – B*27 等位基因与强直性脊柱炎（ankylosing spondylitis，AS）相关联，研究发现携带 *HLA – B*27 等位基因个体比没有携带 *HLA – B*27 等位基因的个体患 AS 的风险高出 90 倍。其相对危险度（RR）为 90。研究也发现其他 *HLA* 等位基因与许多疾病存在关联性。HLA 多态性与疾病的发生机制尚未完全清楚，可能与以下几种因素相关。①HLA 的分子模拟作用：一些病原微生物的抗原与 HLA 抗原分子结构相似，当此病原微生物侵入机体时刺激机体产生了相应的抗体，机体在清除病原体的同时损伤了具有共同抗原表位的组织细胞。②MHC 分子抗原提呈功能异常。③T 细胞胸腺选择异常。④受体学说：HLA 抗原作为某种病毒的受体。⑤MHC 与其他易感基因存在连锁不平衡现象。

⇒ **案例引导**

临床案例 患者，女，31 岁，因鼻溃烂和肢体皮肤溃烂就诊，从 9 岁时出现流感样症状，肺炎，皮肤溃疡等，接受抗炎治疗，病情迁延不愈。IgG（2.34g/L）偏低，B 和 NK 细胞数量偏低，$CD8^+$ T 数量明显降低，T 和 B 淋巴细胞膜表面 MHC – Ⅰ类分子，FcRn 和 CD1a 分子明显降低，但 B 细胞的 MHC – Ⅱ 分子表达正常。家属史中，2 个同胞出生夭折，一姐姐存活，有同样的病史，父母正常。

讨论 该患者最可能缺乏何种分子的表达？

目标检测

答案解析

1. 不是由 HLA 基因编码的产物是（ ）
    A. β_2 微球蛋白（β_2m）
    B. HLA – Ⅰ类分子 α 链
    C. HLA – Ⅱ类分子 α 链
    D. HLA – Ⅱ类分子 β 链
    E. 低分子量多肽（LMP）

2. HLA – Ⅱ类基因的表达产物主要分布于（ ）
    A. 所有白细胞表面
    B. 专职性 APC、胸腺上皮细胞
    C. 所有有核细胞和血小板表面
    D. 淋巴细胞表面
    E. 所有血细胞表面

3. 下列不表达 HLA – Ⅰ类分子的是（ ）
    A. 淋巴细胞
    B. 血小板
    C. APC
    D. 肥大细胞
    E. 成熟红细胞

4. 构成 HLA – Ⅰ类分子抗原肽结合槽的部位是（ ）
    A. α_1 结构域和 β_2m
    B. α_1 和 α_2 结构域
    C. α_2 和 α_3 结构域
    D. α_3 结构域和 β_2m
    E. β_2m

5. 关于 HLA – Ⅱ类分子的叙述错误的是 （　　）

　　A. 主要分布于专职性 APC

　　B. 能提呈外源性抗原

　　C. 其两条跨膜蛋白多肽链分别由不同染色体编码

　　D. 参与 Th 细胞的活化

　　E. 能与 Th 细胞辅助受体 CD4 分子结合

6. HLA 的单体型是指 （　　）

　　A. 同一条染色体上 HLA 复合体多个基因座位的等位基因组合

　　B. 任意两条染色体上 HLA 等位基因的特定组合

　　C. 多条染色体上 HLA 等位基因的特定组合

　　D. 某一个体 HLA 的全部序列

　　E. 某一个体 HLA 的特异型别

7. MHC 分子最主要的生物学功能是 （　　）

　　A. 提呈抗原　　　　　B. 选择 T 细胞　　　　　C. 调节免疫

　　D. 诱发移植排斥　　　E. MHC 限制性

8. 与强直性脊柱炎相关联的 HLA 分子是 （　　）

　　A. HLA – A2　　　　　B. HLA – B27　　　　　C. HLA – Cw4

　　D. HLA – DR13　　　　E. HLA – DR14

9. 临床肾移植在可供选择的活体肾器官捐献者中何者最佳 （　　）

　　A. 受者父母

　　B. 受者 HLA 单体型全相同的同胞兄弟姐妹

　　C. 受者丈夫或妻子

　　D. 受者堂或表兄弟姐妹

　　E. 受者子女

10. 简述 HLA 在临床中的应用。

（邹义洲）

书网融合……

本章小结

微课1

微课2

题库

第九章　抗原提呈细胞与抗原提呈

学习目标

1. **掌握**　抗原提呈细胞的种类和特点。
2. **熟悉**　内源性、外源性抗原提呈的过程。
3. **了解**　交叉提呈的过程。
4. 学会不同 APC 之间的异同点分析，具备从抗原提呈角度分析免疫相关性疾病发病机制的能力

抗原提呈是免疫系统启动适应性免疫应答的前奏，也是免疫应答的关键步骤，承担这个任务的是抗原提呈细胞（antigen presenting cells，APC）。APC 是指能捕捉抗原并在细胞内加工处理、最终将抗原展示在细胞膜表面供 T 细胞识别的细胞。APC 提呈抗原的最重要工具为 MHC Ⅰ类和Ⅱ类分子。

第一节　抗原提呈细胞的种类与特点 ▣微课

杀伤性 T 细胞或者辅助性 T 细胞只有被活化后才能发挥效应。T 细胞活化不仅需要识别由另一个细胞表面同源 MHC 分子提呈的抗原信号，而且需要接收协同刺激信号。这些同时装配有 MHC（Ⅰ类或Ⅱ类）分子和协同刺激分子的特定细胞就是 APC。协同刺激主要是通过 APC 表面 B7 分子与 T 细胞表面 CD28 分子的配对来实现，如图 9 - 1 所示。

APC 种类广泛，依据其表面膜分子的种类及功能差异，可分为专职抗原提呈细胞、非专职抗原提呈细胞。

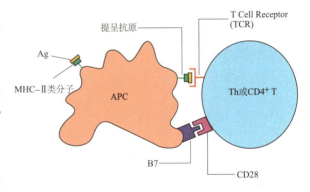

图 9 - 1　APC 与 T 细胞的配对

专职抗原提呈细胞（professional APC，pAPC）包括三种：树突状细胞（dendritic ceⅡ，DC）、巨噬细胞和 B 细胞。这些细胞都是来源于骨髓并迁移至体内不同部位的白细胞，只有在被激活后才能发挥抗原提呈功能。pAPC 的显著特点是能够表达 MHC - Ⅱ类分子，提呈外源性抗原多肽，并向 T 细胞传递共刺激或第二激活信号。

非专职抗原提呈细胞（non - professional APC）包括血管内皮细胞、胸腺上皮细胞、上皮内淋巴细胞、脑胶质细胞、皮肤成纤维细胞、胰腺 B 细胞等。这些细胞都表达 MHC - Ⅰ类分子，可提呈内源性抗原多肽。在一些特定的情况下（如炎症因子刺激下）可诱导性表达 MHC - Ⅱ类分子和共刺激分子，才可提呈外源性抗原多肽，但功能较弱，称之为非专职 APC。以下主要介绍 pAPC。

一、树突状细胞

（一）树突状细胞来源与种类

DC 是抗原提呈功能最强的细胞，它起源于骨髓的多能造血干细胞，分化发育成多能祖细胞（multipotent progenitor）。在骨髓和淋巴器官经过多个分化和发育阶段，最终形成两大类高度异质性的细胞，分别称为常规树突状细胞（conventional DC，cDC）和浆细胞系树突状细胞（plasmacytocid DC，pDC）。这两类细胞根据它们所处的器官部位及功能还可以分成多种不同的 DC，包括：① 皮肤的树突状细胞，如上皮内的朗格汉斯细胞；②黏膜组织的树突状细胞；③淋巴组织相关 DC、如脾脏边缘带 DC、T 细胞带相关的并指细胞、生发中心的 DC、胸腺 DC 及滤泡 DC；④间质组织 DC 包括肝 DC 和肺 DC。

（二）树突状细胞的不同状态

1. 活化的 DC　"朗格汉斯，Langerhans"细胞是最早被描述的 DC。在未感染的组织，DC 一般处于静息状态，虽然他们每小时能摄取四倍自身体积的细胞外液，但不对抗原进行加工，仅充当"采样者"的身份，如图 9 - 2 所示。此时，DC 细胞表面仅表达一些 B7 分子和相对较少的 MHC 分子。因为抗原提呈需要由 MHC 抗原肽复合物及强大协同刺激所介导的广泛受体交联，所以静息 DC 不擅长将抗原提呈给 T 细胞的 TCR 识别，尤其是初始 T 细胞。

感染或炎症部位的 DC 通过接受两类信号的刺激可被激活。第一类来自于 PAMP，多由微生物表达，又常被称为微生物相关分子模式（MAMPs）；第二类来自死亡细胞相关抗原，又被称为损伤相关性分子模式（DAMPs）。识别这两类分子模式的受体统称为模式识别受体（pattern recognition receptor，PRR），介导固有免疫应答。

2. 迁移的 DC　当 DC 被局部细胞因子、化学活性物质及 PRR 交联等信号组合所活化，其状态发生巨大变化。此时，DC 开始加工处理其摄入的抗原。通常，感染后 6 小时内，DC 停留于组织中收集抗原。一旦吞噬作用停止，这些活化的 DC 将离开组织，通过淋巴系统迁移到最近的淋巴结。这种"活化即迁移"的能力赋予了树突状抗原提呈细胞典型特征，如图 9 - 2 所示。

静息状态 DC 内储存大量的 MHC Ⅱ类分子。当静息 DC 被激活，这些储备的 MHC Ⅱ类分子开始加载抗原。DC 到达淋巴结通常需要一天时间，负载抗原的 MHC Ⅱ类分子会优先表达在细胞表面。在它迁移过程中，DC 同样会上调 MHC Ⅰ类分子的表达。因此，被病毒感染的 DC 在到达淋巴结后，将会通过 MHC Ⅰ类分子提呈其细胞内合成的病毒蛋白片段。最后，迁移过程中的 DC 也上调 B7 协同刺激

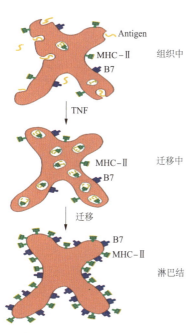

图 9 - 2　处于不同状态的 DC

分子的表达，装载合适肽段的高水平 MHC Ⅰ类和Ⅱ类分子（第一信号），和丰富的 B7 分子（第二信号）。因此，成熟 DC 具有了活化初始 T 细胞需要的所有信号分子；如图 9 - 2 所示。

到达淋巴结后，DC 只存活一周左右。DC 短暂的生命有两个好处。第一，及时更新抗原信息。第二，短寿命的 DC 可以保证免疫系统依据入侵严重程度，而产生适度应答，从而维持免疫反应的强度与感染的严重程度成正比。

二、单核/巨噬细胞

血液中的单核细胞（monocyte）和组织器官中的巨噬细胞（macrophage），都具有很强的吞噬能力。

单核细胞来源于骨髓造血干细胞。在 multi – CSF、M – CSF、GM – CSF 等细胞因子的刺激下，骨髓造血干细胞发育为粒单核前体细胞（granulocyte – monocyte progenitor cell），并进一步分化为单核细胞（monocyte）进入血液。单核细胞穿过毛细血管，迁移到不同的组织或器官分化成为组织特异性的巨噬细胞，例如肺组织中的肺泡巨噬细胞（尘细胞）、肝脏中的枯否细胞（Kupffer cells）、骨组织中的破骨细胞（osteoclasts），脑组织中的小胶质细胞、肾组织中的肾小球系膜细胞及结缔组织中的组织细胞等。

在静息状态下，巨噬细胞具有较强的吞噬能力，但抗原提呈能力较低。一旦存在危险信号，巨噬细胞被细胞因子或 PAMPs/DAMPs 活化后，将表达足够的 MHC 分子和协同刺激分子，发挥 APC 的抗原提呈功能。但巨噬细胞不能将抗原信息提呈给初始 T 细胞，仅能刺激活化的 T 细胞或记忆 T 细胞，这样可以在感染部位持续活化 T 细胞。

三、B 淋巴细胞

B 细胞比其他 pAPC 在处理抗原时有一个很大的优势：B 细胞可以凭其表面的 BCR 捕获特异性低浓度的可溶性抗原，内饮进入 B 细胞内以集中加工处理抗原以便提呈。如图 9 – 3 所示，在 BCR 捕获抗原后，抗原被摄取、加工并加载到 MHC Ⅱ 类分子、提呈至细胞表面。

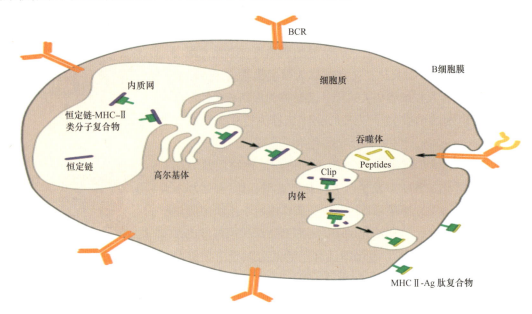

图 9 – 3 BCR 介导的抗原摄取与加工

初始 B 细胞的抗原提呈能力较弱，因为它只表达低水平的 MHC Ⅱ 类分子、低表达或不表达 B7 分子。然而，一旦 B 细胞被激活，其表面的 MHC Ⅱ 类分子和 B7 蛋白的表达水平急剧增加，提高了抗原提呈的能力。对于 CD4$^+$ 的 Th 细胞来说，活化的 B 细胞可以充当 APC。事实上，抗原被 B 细胞捕获、内化并被 MHC Ⅱ 类分子提呈至细胞表面的过程较为迅速。在相对较少的抗原存在时，B 细胞活化 Th 细胞的能力是其他 APC 的 100 ~ 10000 倍。因为，就一个 B 细胞而言，可以提供足够多的 MHC Ⅱ – 抗原肽供同源 Th 细胞的 TCR 结合，活化 T 细胞，同时活化的 T 细胞也可以反过来作用于该 B 细胞。

当初次遭遇病原体入侵时，由活化的 DC 提呈抗原，相应的抗原特异性 B 细胞被活化，部分 B 细胞成为记忆性 B 细胞。如果再次遇到相同病原体，记忆 B 细胞将成为最重要的 APC，能够捕获和浓集少量抗原并加工处理，由 MHC Ⅱ 类分子提呈给 Th 细胞，从而快速激活适应性免疫应答。

第二节　抗原的加工、处理和提呈

依据抗原的来源不同，被提呈抗原可分为两大类：一类为外源性抗原（exogenous antigen），即来源于APC 外的抗原，如被细胞的胞吞作用（如胞饮、吞噬、受体介导的内吞作用）摄取的微生物、其他细胞及蛋白质抗原等；另一类为内源性抗原（endogenous antigen），即在 APC 的细胞质中合成，如在病毒感染靶细胞内合成的病毒蛋白或自身蛋白成分。一般来说，内源性抗原经内源性途径处理，与 MHC – Ⅰ 类分子结合后呈现于胞膜表面；外源性抗原进入细胞后由 MHC – Ⅱ 类分子呈现于胞膜表面（图9 – 4）。

一、内源性抗原的 MHC – Ⅰ 类分子提呈途径

在真核细胞中，蛋白质表达水平受到精密调节，多数被降解为氨基酸进行再循环，剩余部分仍以肽链形式存在于细胞质中，其中部分肽链与 MHC – Ⅰ 类分子相结合提呈至细胞膜表面，将抗原信息供 CD8$^+$ T 细胞的 TCR 识别，启动适应性免疫应答。

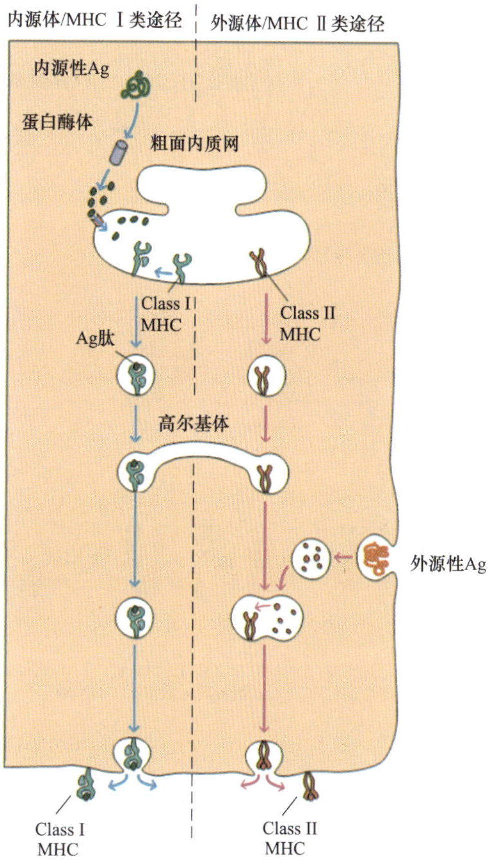

（一）蛋白酶体

能将细胞内蛋白质降解为短肽的胞内蛋白水解细胞器称作蛋白酶体（图 9 – 5a）。蛋白酶体复合物由 20S 的催化亚基及 19S 的调节亚基组成，20S 催化亚基是由 28 个亚单位组成的一个筒状结构。泛素化蛋白从 19S 亚基尾部通过狭窄通道进入蛋白酶体复合物，降解成短肽的同时依赖于 ATP 供能。泛素化蛋白的降解发生在蛋白酶体的中空部位。除了 20S 基础蛋白酶体，另一种相同大小的特殊蛋白酶体在 pAPC 和受感染组织细胞中被发现，又称为免疫蛋白酶体（图 9 – 5b）。它的一些独特成分被 IFN – γ 和 TNF – α 诱导产生，比标准蛋白酶体工作效率更高。

（二）肽链从细胞质转运到粗面内质网

蛋白酶体加工的肽段从细胞质转运到内质网，需要转运蛋白的参与。这种转运蛋白，被称为 TAP（transporter associated with antigen processing，抗原加工相关转运体），由 TAP1 和 TAP2 组成异源跨膜二聚体（图 9 – 6a）。除了多次跨膜结构域，TAP1 和 TAP2 蛋白各有一个连接内质网腔的结合位点以及一个胞质 ATP 结合位点。蛋白酶体处理生成的肽经 TAP 转运至内质网的过程需要消耗 ATP（图 9 – 6b）。TAP 对 8～16 个氨基酸的肽段有亲和力，而 MHC – Ⅰ 类分子结合肽的最佳长度约 9 个氨基酸。TAP 偏好具有疏水性或碱性羧基末端的氨基酸，这些氨基酸更易成为与 MHC – Ⅰ 结合的锚定残基。

图 9 – 4　内源性和外源性抗原的处理路径
在内源性途径（左），抗原被蛋白酶体降解成短肽。
在外源性途径（右），外源性抗原由内吞小体吞没，
被酸性的内体及溶酶体酶降解。

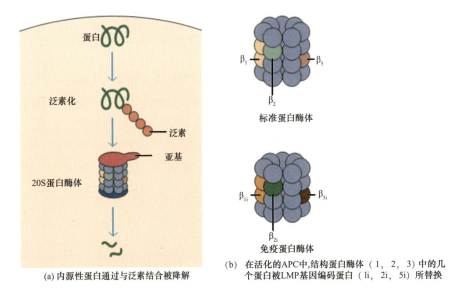

(a) 内源性蛋白通过与泛素结合被降解

(b) 在活化的APC中,结构蛋白酶体（1，2，3）中的几个蛋白被LMP基因编码蛋白（li，2i，5i）所替换

图9-5 蛋白水解系统用于降解内源性蛋白

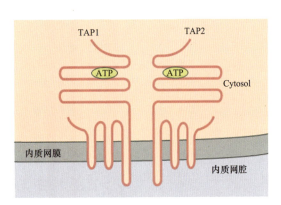

(a) TAP示意图，由TAP1和TAP2编码的两条链。TAP在胞浆中存在ATP结合位点，并且肽链的转运依赖ATP的水解

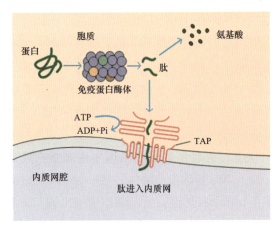

(b) 胞浆中，不同颜色球标记的β1i，β2i，β5i与蛋白酶体的结合改变其催化特性，更有利于与MHC I类分子结合肽段的产生

图9-6 TAP（抗原处理相关转运体）工作图

（三）MHC-Ⅰ类分子-抗原肽复合物的组装需要分子伴侣

粗面内质网核糖体翻译合成 MHC-Ⅰ类分子的 α 链（重链）和 β_2-微球蛋白（β_2m，轻链）。MHC-Ⅰ类分子复合物组装过程涉及多个步骤并且需要分子伴侣参与以帮助肽段正确折叠。

第一个参与 MHC-Ⅰ类分子合成的分子伴侣是钙连接素，一种在 ER 中富集的膜蛋白。钙连接素与 MHC-Ⅰ类分子 α 链结合可促进具酶活性的 ERp57 的折叠（图9-7）。当 MHC-Ⅰα 与 β_2m 结合，钙连接素被释放，Ⅰ类分子与分子伴侣钙网蛋白和 Tapasin（TAP 相关蛋白）结合。Tapasin 募集 TAP 至邻近的Ⅰ类分子并允许抗原肽的加入。

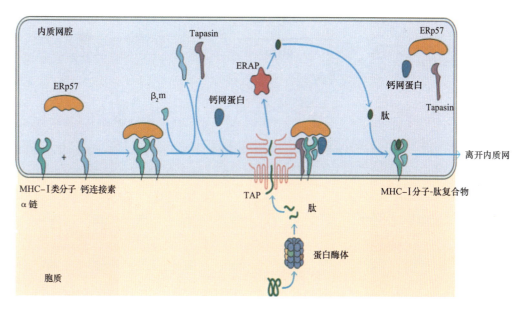

图 9-7　MHC-Ⅰ类分子的组装和稳定

在粗面内质网（RER）膜上，新合成的 MHC-Ⅰ α 链与 β$_2$m 结合之前，先与钙连接素、ERp57 相结合。β$_2$m 的结合释放出钙连接素并且允许 MHC-Ⅰ类分子连接到钙网蛋白及 Tapasin，促进与 TAP 相互作用。这种联合促进了抗原肽的结合。在 ER 中的抗原肽被 ERAP1 外肽酶进一步降解成与 MHC-Ⅰ类分子抗原结合槽适宜的肽段，形成 MHC-Ⅰ类分子-抗原肽被运输至细胞膜表面。

与 MHC-Ⅰ类分子结合的肽段可免受 ER 中的蛋白酶作用。内质网氨基肽酶 ERAP1，可剪切肽段的氨基末端残基以获得与Ⅰ类分子结合的最佳尺寸（图 9-7），但 ERAP1 对少于 8 个氨基酸的肽段亲和性较低。肽段与Ⅰ类分子的结合显示出较强的稳定性并且能从 Tapasin、ERp57 及钙网蛋白复合物中分离出来。此时，α、β$_2$m 与抗原肽形成稳定的结构，从 ER 移行至高尔基体，再由高尔基体将 MHC-Ⅰ类分子-抗原肽转运至细胞表面（图 9-7）。

二、外源性抗原的 MHC-Ⅱ类分子提呈途径

巨噬细胞和 DC 通过吞噬和内吞这两条途径摄取抗原，B 细胞通过其 BCR 捕获抗原。其他 APC，不具或具备很弱的吞噬活性，因此只通过内吞作用内化外源性抗原。

（一）内吞囊泡内抗原产生的多肽

一旦抗原进入 APC，细胞便通过内体途径将其降解为多肽片段。如图 9-8 所示，抗原经历内吞、MHC-Ⅱ类提呈途径并呈现于细胞表面需要 1~3 小时。内吞抗原的处理需经历早期内体（pH 6.0~6.5）、晚期内体或内体溶酶体（pH 4.5~5.0）及溶酶体（pH 4.5）三类逐渐酸化的隔室，并受到水解酶及酸性环境的处理（图 9-8）。APC 有一个独特的晚期内体形式，即 MHC-Ⅱ类小室（MHC class Ⅱ-containing compartment，MⅡC），在这里抗原被降解，约含有 13~18 个残基的肽段等待加载到 MHC-Ⅱ类分子的抗原肽结合槽。

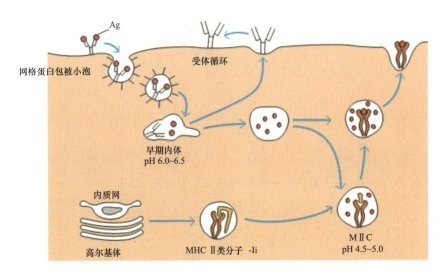

图 9 – 8　外源性加工途径中抗原肽的产生

内化的外源性抗原穿过几个酸性区域，最后到达特异性 M Ⅱ C 晚期内体，在此抗原被降
解成肽片段，并与来自高尔基体的通过囊泡运输的 MHC Ⅱ类分子相结合。

（二）恒定链指导 MHC – Ⅱ类分子向内吞囊泡的转运

由于 APC 同时表达 MHC – Ⅰ类和Ⅱ类分子，必然存在一些机制来抑制内源性的多肽与 MHC – Ⅱ类
分子结合。当 MHC – Ⅱ类分子在 RER 合成时，其 αβ 链的肽结合槽被一个称为 Ia 相关恒定链（Ia – associated invariant chain，Ii 链，CD47）的蛋白所占据，从而避免 ER 中的抗原多肽结合其中。Ii 链的结合
可防止 RER 中的 MHC – Ⅱ类分子与内源性肽段的结合（图 9 – 9a）。Ii 链还参与了Ⅱ类 α 链和 β 链的折
叠、迁出 RER 以及随后Ⅱ类分子从高尔基体转运到内吞途径的过程。恒定链的胞质尾部具有分选信号，
能直接将 MHC – Ⅱ类分子复合物从高尔基体反面转运到内吞小室中。

（三）MHC – Ⅱ类分子与抗原多肽的结合需要置换Ⅱ类分子相关的恒定链（Ii）

MHC Ⅱ类恒定链复合物在 RER 中形成，经过蛋白水解活性逐步增加的隔室运输，恒定链逐渐被降
解，最后仅剩结合于 MHC – Ⅱ类分子抗原结合槽中的Ⅱ类分子相关恒定链多肽（class Ⅱ – associated invariant chain peptide，CLIP）片段（图 9 – 9b）。

非经典的 MHC – Ⅱ类分子 HLA – DM，是催化抗原肽片段和 CLIP 转换的必要成分（见图 9 – 9a）。
HLA – DM 可与 MHC Ⅱ类分子 β 链结合，促进亲和力更强的外源性多肽置换与 MHC – Ⅱ类分子结合槽
暂时结合的 CLIP，形成 MHC – Ⅱ类分子 – 抗原肽，移行至细胞表面供 CD4$^+$T 细胞的 TCR 识别。一旦
MHC Ⅱ类分子 – 抗原肽被提呈于细胞膜上，中性 pH 值环境赋予该复合物结构更强稳定性，很难被其他
肽段取代。HLA – DO 也是一个非经典 MHC – Ⅱ类分子，具有调节 HLA – DM 的作用，在维持自我耐受
中发挥作用。

MHC – Ⅰ类途径提呈内源性抗原及 MHC – Ⅱ类途径提呈外源性抗原的过程如图 9 – 10 所示。一
个抗原肽是否与Ⅰ类或Ⅱ类分子结合取决于其进入细胞的方式（外源性或内源性）、抗原加工场所及
细胞类型。

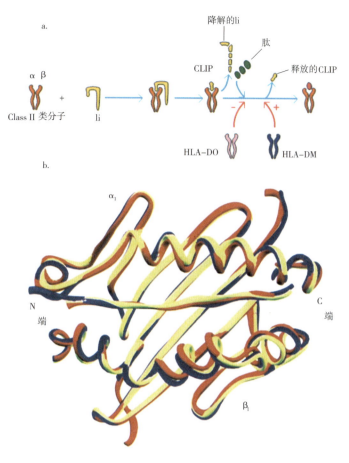

图9-9 MHC-Ⅱ类分子的合成

（a）在粗面内质网，新合成的MHC-Ⅱ类分子与恒定链结合。恒定链降解后仅留CLIP。HLA-DM存在于MⅡC小室，介导CLIP与外源性抗原肽的交换。非经典Ⅱ类分子HLA-DO与HLA-DM结合可抑制后者解离CLIP-Ⅱ类分子复合物的功能，因此HLA-DO是Ⅱ类抗原加工途径的负调节因子

（b）三维结构显示HLAⅡ类结合槽结构（α_1，β_1）含有不同的抗原肽或CLIP。红线表示HLA-DR4复合物与Ⅱ型胶原肽，黄线是HLA-DR1与流感血凝素多肽，深蓝色的线是HLA-DR3与CLIP相结合。（N表示肽的氨基末端，C表示羧基末端）。比较显示CLIP结合MHCⅡ类分子的方式与抗原肽相同

　　抗原进入细胞方式和抗原加工场所决定抗原肽是与粗面内质网的MHCⅠ类分子结合还是与内吞体的Ⅱ类分子结合。

三、内源和外源性抗原的交叉提呈途径

（一）交叉提呈

　　在某些情况下，APCs可以将内吞途径的外源性抗原加工处理，转运到内质网由MHC-Ⅰ类分子抗原提呈至APC细胞膜表面，供CD8[+]T细胞的TCR识别；同样地，某些情况下，APC也能将内源性抗原肽由MHC-Ⅱ类分子提呈至细胞表面，供CD4[+]T细胞的TCR识别。交叉提呈的意义在于无论内源性还是外源性抗原，通过经典的和交叉的抗原提呈途径均可激活CD4[+]T细胞和CD8[+]T细胞的免疫应答。但要注意的是MHCⅠ类分子提呈的抗原只能供CD8[+]T细胞（CTL）识别，而MHC-Ⅱ类分子提呈的抗原只能供CD4[+]T细胞（Th）识别，这一点是在T细胞胸腺发育过程中阳性选择阶段形成的，MHC提呈抗原肽的类型可以交叉，但MHC-Ⅰ与MHC-Ⅱ分子分别提呈给CD8[+]T细胞与CD4[+]T细胞的配对是固定的，不能交叉。

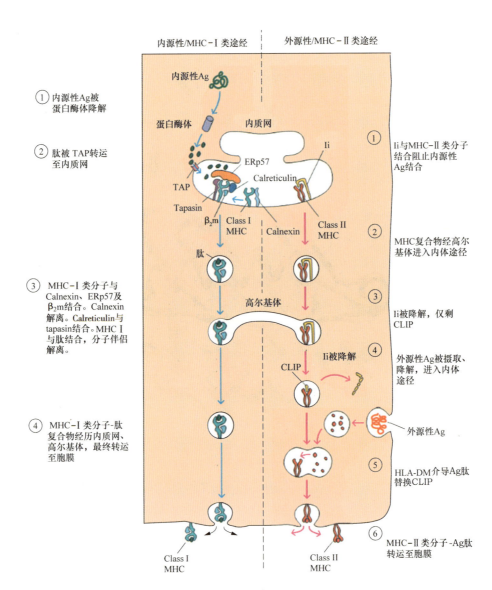

① 内源性Ag被
蛋白酶体降解

② 肽被 TAP 转运
至内质网

③ MHC-Ⅰ类分子与
Calnexin、ERp57及
β₂m结合。Calnexin
解离。Calreticulin与
tapasin结合。MHCⅠ
与肽结合，分子伴侣
解离。

④ MHC-Ⅰ类分子-肽
复合物经历内质网、
高尔基体，最终转运
至胞膜

内源性/MHC-Ⅰ类途经　　外源性/MHC-Ⅱ类途经

内源性Ag

蛋白酶体　　内质网

ERp57
Calreticulin
TAP
Tapasin
β₂m　Class I MHC　Calnexin　Class II MHC

肽

高尔基体

CLIP

Class I MHC　Class II MHC

① Ii与MHC-Ⅱ类分子
结合阻止内源性
Ag结合

② MHC复合物经高尔
基体进入内体途径

③ Ii被降解，仅剩
CLIP

④ 外源性Ag被摄取、
降解，进入内体
途径

外源性Ag

⑤ HLA-DM介导Ag肽
替换CLIP

⑥ MHC-Ⅱ类分子-Ag肽
转运至胞膜

图 9-10　内源性抗原（绿色）和外源性抗原（红色）单独的抗原提呈途径

（二）树突状细胞是主要的交叉提呈细胞类型

目前认为 DC 是最有效的交叉提呈细胞。驻留在次级淋巴器官的 DC 可以从迁移的 APC 或者死亡的感染细胞获得细胞外抗原。少数其他细胞类型，如 B 细胞、巨噬细胞、中性粒细胞和肥大细胞，发现在体外具有交叉提呈能力，但是缺少体内交叉提呈及活化幼稚 CD8$^+$T 细胞的证据。

（三）交叉提呈的机制和功能

有两种假设模型用于解释 DCs 的交叉提呈：第一种是存在一种特殊的抗原加工机制可以将外源性抗原从内体转运到胞质，通过蛋白酶体加工成短肽，进入内质网，加载到 MHC-Ⅰ类分子；第二种是存在一种特化的内吞器，预存有 MHC-Ⅰ类分子，可以与内化的抗原肽结合。

四、糖脂类抗原的提呈途径

目前研究表明，各种类型的 T 细胞都能对脂质抗原应答。而这些抗原被非经典Ⅰ类分子的 CD1 家族蛋白和 MHC-Ⅰ类相关蛋白（MR1）所提呈。

CD1 和 MR1 分子与经典 MHC-Ⅰ类分子在结构上相似，但与 MHC-Ⅱ类分子在功能上有重叠。与经典 MHC - Ⅰ类分子类似，多数 CD1 与 MR1 蛋白是由一条跨膜重链组成，含有三个胞外 α 结构域，并以非共价键也与 β_{2m} 结合。然而，就运输和表达模式而言，CD1 和 MR1 分子与 MHC - Ⅱ类蛋白相似，在细胞内移动至内体与外源性抗原结合。多种免疫细胞可表达 CD1 与 MR1 蛋白，包括 T、B 细胞和 DC，及肝细胞和上皮细胞。

多种脂质、脂结合分子及维生素 B2 代谢物可与 CD1 或 MR1 分子以非共价键结合。一般来说，大部分糖脂或脂蛋白抗原，其中脂质部分深入 CD1 的结合槽，而亲水性头部仍然暴露，供 T 细胞识别。晶体结构表明，CD1/MR1 蛋白包含一个比经典 MHC 分子更深更窄的结合槽（图 9 - 11a）。经典的抗原肽 Ⅰ类分子复合物以及脂质抗原 CD1b 结合槽的结构如图 9 - 11b。

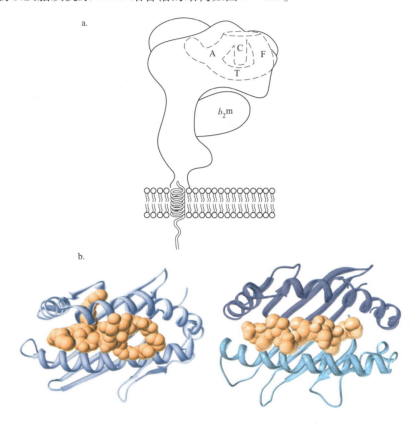

图 9 - 11　脂质抗原与 CD1 分子结合

a. 非经典Ⅰ类分子 CD1 的深结合口袋（A、C、F）和深结合通道（T）结构适合容纳脂质抗原；b. 结合脂质的 CD1b 结合槽（左）和结合抗原肽的经典Ⅰ类分子结合槽（右）的比较

多种 αβT 与 γδT 细胞可以结合 CD1 与 MR1 分子。已知 CD1 提呈的脂质抗原可被 NKT、T 细胞及存在于皮肤与黏膜的 γδT 识别，维生素 B2 的细菌代谢产物可被 MR1 提呈供黏膜相关恒定 T 细胞所识别，在抗感染疾病中的免疫稳态和黏膜免疫中发挥重要作用。

目标检测

答案解析

1. 下列那种细胞不属于专职性 APC （　　）

　　A. 单核细胞　　　　　　　B. 树突状细胞　　　　　　C. 组织巨噬细胞

　　D. B 淋巴细胞　　　　　　E. T 淋巴细胞

2. 目前已知的摄取抗原能力最强的 APC 是（　　）

    A. 未成熟 DC　　　　　　B. 成熟 DC　　　　　　C. B 淋巴细胞

    D. 单核细胞　　　　　　E. 浆细胞

3. 能对肿瘤抗原进行抗原提呈的分子是（　　）

    A. MHC – Ⅰ类分子　　　　　　　　　B. MHC – Ⅱ类分子

    C. MHC – Ⅰ + MHC – Ⅱ类分子联合提呈　　　D. CD1 分子

    E. HLA – DM 分子

4. B 细胞识别抗原的成分是（　　）

    A. BCR　　　　　　　　　　　　　　B. CD19

    C. CD20　　　　　　　　　　　　　　D. CD21

5. DC 分泌哪种细胞因子有利于诱导初始 T 细胞产生 Th1 型应答（　　）

    A. IL – 4　　　　　　B. IL – 10　　　　　　C. IL – 12

    D. IL – 17　　　　　　E. IL – 23

6. 简述 MHC – Ⅰ类分子抗原提呈途径与 MHC – Ⅱ类分子抗原提呈途径的主要区别。

7. 简述非经典的抗原提呈途径的过程。

8. 简述内源性抗原加工与转运。

9. 简述 B 细胞在抗原提呈中的作用。

10. 简述由 APC 所提呈的抗原的分类方式。

（胡　东）

书网融合……

本章小结　　　　　　微课　　　　　　题库

第十章 T淋巴细胞及其介导的免疫应答

PPT

T淋巴细胞（T lymphocyte），简称T细胞，来源于骨髓，在胸腺分化成熟，故称胸腺依赖性淋巴细胞（thymus dependent lymphocyte）。成熟T细胞定居在外周免疫器官的胸腺依赖区，不仅是介导细胞免疫应答的主要免疫细胞，对B细胞参与的体液免疫也有辅助和调节作用。

⇨ 案例引导

临床案例 患者，女，45岁，因"乏力、纳差半个月，发热、咳嗽、痰中带血6天"，以"右上肺继发性肺结核，痰结核涂片检查（+）"收住院治疗。患者于半个月前无明显诱因感乏力，食欲减退。6天前渐感胸痛、咳嗽、咳痰，偶有痰中带血、色红，伴发热，以午后为甚，夜间盗汗。

体格检查：体温38℃，脉搏100次/分，呼吸24次/分，血压105/75 mmHg。急性病容，神清，全身淋巴结不肿大；右上肺呼吸音稍增粗，锁骨上下区有细湿啰音，心率100次/分，心律齐，无杂音。其余检查未见异常。

辅助检查：血常规，红细胞计数RBC 4.5×10^{12}/L，血红蛋白115g/L，白细胞计数11×10^9/L，中性粒细胞百分比54%，淋巴细胞百分比44%，单核细胞2%；痰结核菌涂片检查（+）；X线胸片显示右上肺野有斑片状阴影，密度欠均匀，边缘模糊，其余肺及心、膈未见异常。

讨论 结核杆菌作为外源性抗原，进入机体可激发机体的何种特异性免疫应答，该免疫效应与临床表现之间的关系如何？

第一节 T淋巴细胞的分化发育

T细胞的分化发育可分为两个时期：一是骨髓淋巴样干细胞进入胸腺分化发育为成熟T细胞，即T细胞分化发育的非抗原依赖期；二是经胸腺发育形成的成熟T细胞经血液循环进入外周免疫器官并主要定居于外周淋巴器官（如淋巴结），受不同抗原刺激后分化发育成为具有不同功能的T细胞亚群，即T细胞分化发育的抗原依赖期。

一、T 细胞在胸腺中的发育

骨髓造血干细胞分化为骨髓淋巴样干细胞，随血液循环进入胸腺后被称为胸腺细胞。在胸腺基质细胞、细胞外基质和细胞因子及肽类分子（如胸腺激素、胸腺素、促胸腺生成素等）组成的微环境作用下，胸腺细胞从胸腺皮质向髓质移行，历经 T 细胞抗原受体（T cell antigen receptor，TCR）基因随机重排、T 细胞的阳性选择和阴性选择三个主要阶段，最终分化发育为成熟的 T 细胞。期间通过 TCR 的 V 区基因重排获得功能性 TCR 的表达，表现为 T 细胞的多样性、T 细胞阳性选择获得 T 细胞的 MHC 限制性和 T 细胞阴性选择获得 T 细胞的中枢免疫耐受等特性。

（一）T 细胞在胸腺中的发育和 TCR 基因重排

在胸腺微环境的作用下，T 细胞经历淋巴样干细胞、祖 T 细胞、前 T 细胞、未成熟 T 细胞和成熟 T 细胞等发育阶段。不同发育阶段的 T 细胞表面分子从无到有，或者从有到无，呈现不同的表型和功能。

T 细胞进入胸腺发育前的表面标志为 TCR⁻CD4⁻CD8⁻，即双阴性（double negative，DN）T 细胞，此时的 T 细胞尚未有 TCR 的表达，称为前 T 细胞。前 T 细胞有两组 TCR 基因（αβ 或 γδ 组合），发生基因重排后可分别表达两类完全不同的 TCR 蛋白分子：①重排 γδ 链基因，T 细胞表达 γδTCR 分子，发育为 γδT 细胞；②重排 αβ 链基因，T 细胞则表达 αβTCR 分子，发育为 αβT 细胞。能成功表达 TCR 的 T 细胞称为未成熟的 T 细胞，此时 T 细胞不仅获得了多种多样的 TCR（TCR⁺），而且 CD4 和 CD8 分子都有表达（CD4⁺CD8⁺），即双阳性（double positive，DP）T 细胞。TCR 是 T 细胞表面上最重要的分子，TCR 基因重排最终获得表达功能性 TCR 分子的 T 细胞，并表现出 T 细胞的多样性（实质上是 TCR 的多样性）。未成熟 T 细胞继续发育的命运则是由其 TCR 分子结构的多样性来决定的（图 10 - 1）。

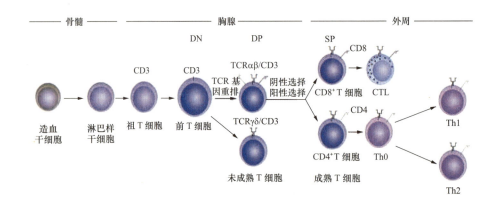

图 10 - 1 T 细胞发育示意图

⊕ **知识链接**

人类 T 细胞发育过程中 TCR 的 α 和 β 基因重排

TCR（T cell antigen receptor，TCR）是 T 细胞表面的抗原识别受体，是由 α、β 或 γ、δ 肽链构成的异二聚体，即 αβTCR 或 γδTCR。在体内 95% ~99% 的 T 细胞表达 αβTCR，只有 1% ~5% 的 T 细胞表达 γδTCR。

已知编码人 TCR 的 β 链和 γ 链的基因分别位于第 7 号染色体的长臂和短臂上；编码 α 链和 δ 链的基因位于第 14 号染色体上，且 δ 链的基因是插在 α 链基因结构中。TCR 分子结构中与特异性抗原肽结合的部位多变区（V 区），稳定 TCR 结构的部位为恒定区（C 区），分别由 V 基因和C基因编码。前T细胞γ或α链的胚系基因存在有多个V基因片段和C基因片段，在T细胞发育过程中经过随机取舍与重排，拼接一个V和一个J基因片段，形成能够编码γ或α链的基因；而TCR的β链和δ链的V区基因是由V、D、J三种胚系基因片段随机重排、取舍和拼接形成的，使T细胞的TCR具有多样性，为T细胞选择提供分子基础。

　　TCR的β链基因群包括Vβ、Dβ、Jβ三类基因片段。重排时先从Dβ和Jβ中各选一个片段，重排成D-J，然后与Vβ中的一个片段重排成V-D-J，再与Cβ重排成完整的β链，最后与前T细胞α链的替代链（pTα）组装成前TCR，表达于前T细胞表面。TCRα基因群包括Vα和Jα两类基因片段。重排时从Vα和Jα中各选一个片段，重排成V-J，再与Cα重排成完整的α链，最后与β链组装成完整的TCR，表达于未成熟的T细胞表面（图10-2）。

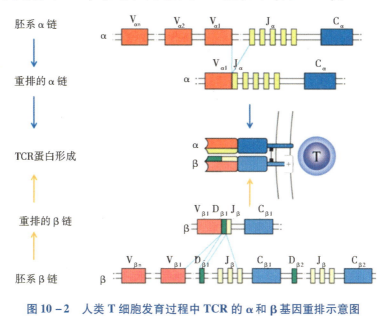

图 10-2　人类 T 细胞发育过程中 TCR 的 α 和 β 基因重排示意图

（二）T细胞发育过程中的阳性选择

　　在胸腺组织中的未成熟T细胞（TCRCD4$^+$CD8$^+$）迁行到胸腺皮质中，主要是膜分子为αβTCR的T细胞通过与胸腺皮质上皮细胞表面MHC-Ⅱ类或Ⅰ类分子进行特异性结合反应，发生4种情况：①如果一个T细胞的TCR与MHC-Ⅰ类分子有中等亲和力的结合，则该T细胞能获取营养，就能存活下来，这时T细胞原表达的CD8分子与MHC-Ⅰ的α$_3$结构域发生结合，CD8分子保留下来，而原CD4分子不能与MHC-Ⅰ类分子结合，CD4表达水平下降直至丢失，这种T细胞的表型为单阳性（single positive，SP）细胞表型（CD4$^-$CD8$^+$T）；②如果一个T细胞的TCR与MHC-Ⅱ类分子有中等亲和力的结合，则该T细胞也能获取营养，存活下来，这时T细胞原表达的CD4分子与MHC-Ⅱ的β$_2$结构域发生结合，CD4分子保留下来，而原CD8分子不能与MHC-Ⅱ类分子结合，CD8表达水平下降直至丢失，此时T细胞为另外一种SP表型（CD4$^+$CD8$^-$T）；③95%以上的T细胞的TCR既不与MHC-Ⅰ类分子结合，也不与MHC-Ⅱ类分子结合，这类T细胞停止发育，发生凋亡；④当然，如果一个T细胞的TCR与MHC-Ⅰ或Ⅱ类分子的亲和力很强，出现活化诱导细胞凋亡（activation-induced cell death，AICD），即带有这些TCR的T细胞也不可能存活下来。因此，T细胞的阳性选择（positive selection）是被自身的MHC分子选出来的，选择的本质是筛选出满足一定条件TCR的T细胞，阳性选择成功的T细胞表现出①自身MHC限制；②经过阳性选择，产生两类T细胞：CD8$^+$T细胞或CD4$^+$T细胞；③CD8$^+$

T 细胞的 TCR 与自身 MHC - I 类分子结合；④CD4⁺T 细胞的 TCR 与自身 MHC - Ⅱ类分子结合（图
10 - 3）。

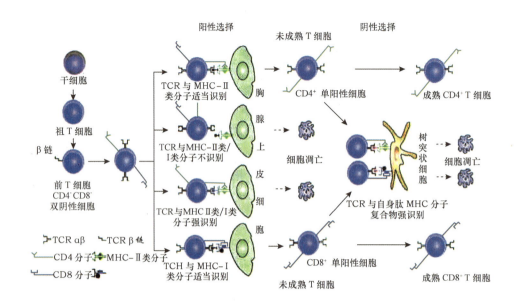

图 10 - 3　T 细胞在胸腺中的阳性选择和阴性选择示意图

（三）T 细胞发育过程中的阴性选择

经过阳性选择的 T 细胞的 TCR 在胸腺皮髓交界及髓质区，与胸腺树突细胞、巨噬细胞等表面的自身抗原肽 - MHC Ⅰ类分子复合物，或者与自身抗原肽 - MHC Ⅱ类分子复合物相互结合，如果呈现高亲和力结合，这种 T 细胞会发生 AICD 而凋亡，只有不到 5% T 细胞的 TCR 满足与自身 MHC 结合，但不能与自身 MHC 提呈的自身抗原肽结合或仅仅有低亲和力结合，才能存活下来，发育成为成熟的 T 细胞并进入外周免疫器官，完成 T 细胞的阴性选择（negative selection）过程（图 10 - 3）。

阴性选择的意义在于清除自身反应性 T 细胞，保留对其他多样性的抗原反应性 T 细胞。因此正常情况下，从胸腺输出到外周的 T 细胞库中的 T 细胞是没有针对自身成分的 T 细胞克隆。这就是成熟个体对自身成分具有自身耐受的重要机制。

经过上述三个发育阶段，获得了 T 细胞 TCR 的多样性、T 细胞的 MHC 限制和 T 细胞的自身免疫耐受，并具备识别几乎所有外来抗原肽的能力。

二、T 细胞在外周免疫器官中的增殖分化

从胸腺进入外周免疫器官尚未接触抗原的 T 细胞称为初始 T 细胞，主要定居于外周免疫器官的胸腺依赖区。T 细胞与抗原接触后，最终分化为辅助性 T 细胞和毒性效应 T 细胞亚群、调节性 T 细胞或少数记忆 T 细胞。

第二节　T 细胞的表面分子及其作用 📱微课

T 细胞表面表达多种膜分子，这些膜分子参与 T 细胞识别抗原、T 细胞活化、增殖、分化及效应功能等，有些还可作为细胞表面分子标志对 T 细胞的鉴别和分离具有重要意义。

一、TCR – CD3 复合物

TCR 和 CD3 分子以非共价键结合，形成 TCR – CD3 分子复合体（TCR 复合体）（图 10 – 4）。

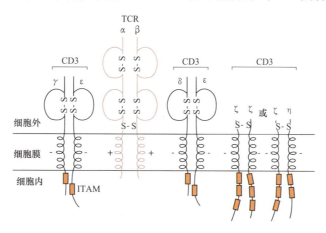

图 10 – 4　TCR – CD3 复合体结构示意图

（一）T 细胞抗原识别受体

TCR 是 T 细胞特异性识别抗原的受体，也是所有 T 细胞的特征性表面标志。TCR 不能直接识别抗原表位，只能特异性识别 APC 或靶细胞表面提呈的抗原肽 – MHC 复合物（pMHC）。故 TCR 识别具有双重特异性，既要识别抗原肽，又要识别自身 MHC 分子（MHC 限制性，MHC restriction）。

TCR 是由 α、β 或 γ、δ 肽链构成的异二聚体，可分为 αβ TCR 和 γδ TCR 两种类型。构成 TCR 的两条肽链均为二硫键相连的跨膜蛋白。每条肽链的胞膜外区各有 1 个可变（V）区和 1 个恒定（C）区。V 区含有 3 个互补决定区，是 TCR 识别 pMHC 的功能区。跨膜区带正电荷的氨基酸残基通过盐桥与 CD3 分子的跨膜区连接，形成 TCR – CD3 复合体。TCR 两条肽链的胞内区很短，不具备转导活化信号的功能，其活化信号由 CD3 传递至细胞内。

每一个成熟 T 细胞克隆产生的细胞具有相同的 TCR，可识别同一种特异性抗原。在同一个体内可能存在数千万种以上的 T 细胞克隆及其特异性的 TCR，以适应识别外界各种各样的抗原。

（二）CD3 分子

CD3 是介导 T 细胞抗原识别信号转导的分子，由 γ、δ、ε、ζ 和 η 五种肽链组成。CD3 分子肽链均为跨膜蛋白，跨膜区为具有带负电荷的氨基酸残基，与 TCR 跨膜区带有正电荷的氨基酸残基形成盐桥。胞质区较长，均含有免疫受体酪氨酸活化基序（immunoreceptor tyrosine – based activation motifs，ITAM），该序列的酪氨酸残基被细胞内酪氨酸蛋白激酶磷酸化后，可募集含有 SH2 结构域的酪氨酸蛋白激酶，通过一系列信号转导过程激活 T 细胞。

二、CD4 分子和 CD8 分子

外周成熟 T 细胞主要分为 $CD4^+CD8^-$ 或 $CD4^-CD8^+$ 两个亚群，CD4 或 CD8 分子为 T 细胞共受体，辅助 TCR 识别抗原和参与 T 细胞活化信号的转导。

（一）CD4 分子

为细胞膜表面单链跨膜糖蛋白分子，胞外区具有 4 个 Ig 样功能区，有疏水的跨膜区，胞质区末端有 38 个氨基酸残基。

$CD4^+$ T 细胞的 TCR 识别 APC 表面的抗原肽 – MHC II 类分子复合物，CD4 分子胞膜外远端区的两个 Ig 样区 MHC Ⅱ类分子的非多态部分结合，具有稳定 T 细胞与 APC 结合的作用（图 10-5）。

CD4 分子还是 HIV 的受体，HIV 的 gp120 蛋白结合 CD4 分子是 HIV 侵入并感染 CD4$^+$ T 细胞的重要机制。

（二）CD8 分子

由 α 和 β 两条多肽链组成的异二聚体跨膜蛋白。两条肽链均有胞外区、跨膜区和胞质区，其中胞外区含有 1 个 Ig 样功能区。

CD8 分子胞外区的 Ig 样功能区能与 APC 的 MHC Ⅰ类分子 α$_3$ 区结合，可以稳定 CTL 与带有抗原肽 - MHC Ⅰ类分子复合物的靶细胞结合（10-6）。

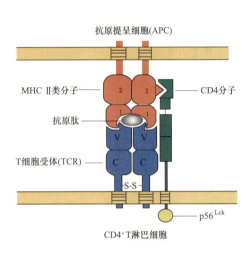

图 10-5　CD4 分子辅助 TCR 识别示意图

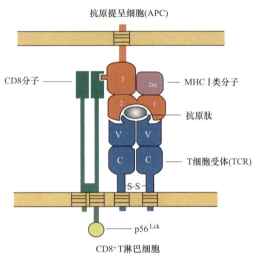

图 10-6　CD8 分子辅助 TCR 识别示意图

三、协同刺激分子

协同刺激分子（co-stimulatory molecule）是为 T 或 B 细胞完全活化提供协同刺激信号的细胞表面分子及其配体。T 细胞表面重要的协同刺激分子有 CD28、CTLA-4、ICOS 和 CD40 配体（CD40L）等（图 10-7）。

（一）CD28

由二硫键连接的两条相同肽链组成的跨膜糖蛋白，其胞质区含有 ITAM。表达于 90% CD4$^+$ T 细胞和 50% CD8$^+$ T 细胞表面。CD28 的配体是主要表达于专职 APC 表面的 B7-1（CD80）和 B7-2（CD86）。

CD28 与 B7 结合为 T 细胞提供协同刺激信号，使已接受抗原刺激开始活化的 T 细胞进入完全活化状态，刺激 T 细胞合成 IL-2 等细胞因子，促进 T 细胞的增殖和分化；同时可诱导 T 细胞表达抗细胞凋亡蛋白，防止细胞凋亡。CD28 与 B7 的结合是在 T 细胞接受抗原刺激后的活化过程中必不可少的第二信号。

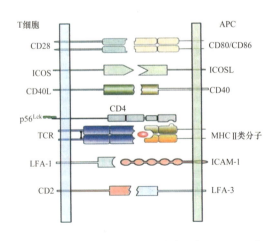

图 10-7　T 细胞与 APC 之间的协同刺激分子示意图

（二）CTLA-4

CTLA-4（cytotoxic T-lymphocyte antigen-4），即 CD152，早期命名为细胞毒 T 细胞抗原4，与 CD28 受体有高度同源性。但 CTLA-4 为 T 细胞的抑制性受体，静止的 T 细胞不表达 CTLA-4，只表达于活化的 $CD4^+$ T 细胞和 $CD8^+$ T 细胞的表面，其与 CD28 受体共享 B7（CD80/CD86）配体分子，但 CTLA-4 与 B7 的亲和力较 CD28 与 B7 的亲和力要强 20 倍。由于，CTLA-4 的胞质区含有免疫受体酪氨酸抑制基序（immunoreceptor tyrosine-based inhibitory motifs，ITIM），当 CTLA-4 与 B7 结合后，可竞争性抑制 CD28 与 B7 结合，并向 T 细胞内经过其 ITIM 中的酪氨酸被磷酸化，可募集蛋白酪氨酸磷酸酶 SHP-1 和 SHP-2 并与之结合，对 T 细胞活化过程中产生的磷酸化分子去磷酸化，从而抑制 T 细胞活化信号的转导，对适应性免疫应答起负调节作用。

（三）ICOS（inducible costimulator）

ICOS 为诱导协同刺激分子，表达于活化 T 细胞表面，配体为 ICOSL，初始 T 细胞的活化主要依赖 CD28 提供协同刺激信号，而 ICOS 则在 CD28 后起作用，ICOS 与 B7-H2 结合后具有调节活化 T 细胞多种细胞因子产生、上调 T 细胞表面分子表达和促进 T 细胞增殖的作用。

（四）PD-1

PD-1（programmed death 1）为程序性死亡受体，表达于活化 T 细胞，配体为 PD-L1 和 PD-L2。PD-1 与配体结合后可抑制 T 细胞的增殖以及 IL-2、IFN-γ 等细胞因子的产生，并抑制 B 细胞增殖、分化和 Ig 的分泌。此外，PD-1 还参与外周免疫耐受的形成。

（五）CD40L

CD40L 即 CD154，是 CD40 受体的配体分子，表达于活化的 $CD4^+$ T 细胞及部分 $CD8^+$ T 细胞上。CD40 与 CD40L 结合后可促进 APC 活化，促进 CD80/CD86 表达和 IL-12 等细胞因子分泌，能促使 B 细胞充分活化，同时可促进 T 细胞活化。

（六）CD2

CD2 即淋巴细胞功能相关抗原-2（LAF-2），又称绵羊红细胞受体即 E 受体，是人类 T 细胞特有的重要表面标志之一，其配体是免疫细胞表面淋巴细胞功能相关抗原-3，即 LFA-3（CD58）。T 细胞的 CD2 结合 APC 表面的 CD58，可增强 TCR 与抗原多肽-MHC 分子复合物的结合，也参与 T 细胞活化过程中的信号传导，也是 T 细胞旁路活化分子。

T 细胞与绵羊红细胞结合形成玫瑰花样的花环，即 E 花环实验，用于检测外周血 T 细胞的数量，可间接反映机体免疫功能，正常的花环形成率 60%~80%。

（七）LFA-1 和 ICAM-1

T 细胞表面的淋巴细胞功能相关抗原（LFA-1）是整合素分子，与 APC 表面的细胞间黏附分子（ICAM-1）结合，介导 T 细胞与 APC 或靶细胞的黏附。T 细胞也可表达 ICAM-1，同 APC、靶细胞或其他 T 细胞表达的 LFA-1 结合并发挥功能。

（八）MHC 分子

所有 T 细胞均表达 MHC I 类分子，受抗原刺激活化后还能表达少量的 MHC II 类分子。MHC 提呈抗原供 T 细胞识别。

四、丝裂原受体及其他表面分子

（一）丝裂原受体

丝裂原与 T 细胞表面的相应丝裂原受体结合后，可非特异性刺激静止淋巴细胞向母细胞转化，多克隆刺激淋巴细胞活化、增殖。如植物血凝素和刀豆蛋白 A 是 T 细胞最常见的丝裂原。

（二）细胞因子受体

多种细胞因子可与 T 细胞表面的相应受体结合，参与调节 T 细胞活化、增殖、分化，如 IL－1R、IL－2R、IL－4R、IL－6R 及 IL－7R 等。

第三节 T 细胞亚群及功能

在外周免疫器官，尚未接触抗原的 T 细胞称为初始 T 细胞。T 细胞与抗原接触后，经活化、增殖、分化形成效应 T 细胞，具有清除抗原和免疫调节作用。同时，部分 T 细胞分化为记忆 T 细胞，存活期长，有规律自发增殖，受相同抗原刺激后可迅速活化，并分化为效应 T 细胞。

根据不同分类方法，T 细胞可分为若干亚群，各群之间相互调节，共同发挥免疫学功能。

一、根据构成 TCR 分子的种类不同分类

（一）γδT 细胞

特点：①占外周血 T 细胞的 5%～15%，主要分布于皮肤和黏膜上皮，大多为 CD4⁻ 和 CD8⁻；②对抗原的识别和结合无 MHC 限制性；③主要识别 CD1 分子提呈的多种病原体表达的共同抗原成分，即非多肽抗原；④在抗感染免疫、抗肿瘤、免疫调节和免疫炎症反应等方面有一定作用。

（二）αβT 细胞

特点：①约占外周血 T 细胞的 90%，主要分布于外周淋巴组织，多为 CD4⁺ 或 CD8⁺；②对抗原的识别和结合有 MHC 限制性；③主要参与特异性免疫应答。

二、根据 T 细胞表面是否表达 CD4 或 CD8 分类

（一）CD4⁺ T 细胞

60%～65% 的 αβT 细胞表达 CD4 分子，CD4⁺T 细胞可识别 13～17 个氨基酸残基组成的抗原肽，识别时受自身 MHC Ⅱ类分子限制，活化后分化为 Th 细胞，但有少量 CD4⁺效应 T 细胞具有细胞毒作用和免疫抑制作用。因此 CD4⁺T 细胞是 MHC Ⅱ类分子限制性 T 细胞，即自身 CD4⁺T 细胞的 TCR 仅能识别自身 MHC－Ⅱ类分子提呈的抗原肽。

（二）CD8⁺T 细胞

30%～35% 的 αβT 细胞和部分 γδT 细胞表达 CD8 分子，通常 CD8⁺T 细胞指表达 CD8 分子的 αβ T 细胞。CD8⁺ T 细胞可识别 8～10 个氨基酸残基组成的抗原肽，识别抗原时受自身 MHC Ⅰ类分子限制，活化后分化为细胞毒性 T 细胞，可特异性杀伤靶细胞，是 MHC Ⅰ类分子限制性 T 细胞，即自身 CD8⁺T 细胞的 TCR 仅能识别自身 MHC－Ⅰ类分子提呈的抗原肽。

三、根据 T 细胞在免疫应答中的功能不同分类

根据功能不同将 T 细胞分为辅助性 T 细胞（help T cell，Th）、毒性 T 细胞（cytotoxic T cell，CTL 或 Tc）和调节性 T 细胞（regulatory T cell，Treg）。

（一）辅助性 T 细胞（Th 细胞）

初始 $CD4^+$ T 细胞接受抗原刺激后首先分化为 Th0 细胞，Th0 细胞在不同细胞因子等微环境中分化形成多种效应细胞。①Th1 细胞：是细胞免疫应答的重要效应细胞，主要通过分泌 IL-2、IFN-γ 和 TNF-β 等细胞因子，辅助 CTL 活化增殖，激活单核-巨噬细胞、NK 细胞杀伤活性，在机体抗胞内病原体感染中发挥重要作用。Th1 细胞也称迟发型超敏反应性 T 细胞（delayed type hypersensitivity，T_{DTH}），有介导迟发型超敏反应性炎症形成的作用。②Th2 细胞：主要分泌 IL-4、IL-5、IL-6、IL-10 和 IL-13 等细胞因子，可辅助 B 细胞增殖并产生抗体，促进体液免疫应答。③Th17 细胞：通过分泌IL-17 参与固有免疫和某些炎症的发生。④Tfh 细胞：即滤泡辅助性 T 细胞（T Follicular helper cell，Tfh），分泌 IL-21，并通过表达 CD40L 和 ICOS 与 B 细胞表达的 CD40 和 ICOSL 相互作用，辅助 B 细胞在生发中心的存活和增殖，促进 B 细胞向浆细胞分化、抗体类别转换和抗体亲和力成熟。

（二）毒性 T 细胞（CTL 或 Tc 细胞）

毒性 T 细胞是具有细胞毒作用的细胞，通常指表达 αβTCR 和 CD8 分子的效应 T 细胞，其主要功能是特异性识别内源性抗原 MHC-Ⅰ类分子复合物，进而杀伤靶细胞。

（三）调节性 T 细胞（Treg 细胞）

在免疫应答的负调节及自身免疫耐受维持中具有重要作用，通常指 $CD4^+CD25^+Foxp3^+$ 的 T 细胞，Foxp3 是一种转录因子，不仅是 Treg 的重要标志，也参与 Treg 的分化。Foxp3 缺陷会使得 Treg 减少或缺如，从而导致自身免疫性疾病。

Treg 细胞主要通过两种方式负调控免疫应答：①直接接触抑制靶细胞活化；②分泌 TGF-β、IL-10 等细胞因子抑制免疫应答。在免疫耐受、自身免疫病、感染性疾病、器官移植、肿瘤等多种疾病中发挥作用。Treg 细胞根据来源主要分为以下两种。

1. 自然调节性 T 细胞（natural regulatory T cell，nTreg）　主要从胸腺分化而来，在胸腺内发育成熟后直接迁移至外周，占外周血 $CD4^+$ T 细胞的 5%～10%。nTreg 通过细胞间直接接触或分泌TGF-β、IL-10、IL-35 等细胞因子抑制 $CD4^+$ T 细胞或 $CD8^+$ T 细胞的活化与增殖，主要抑制自身反应性 T 细胞应答。此外，在肿瘤的发生和诱导移植耐受中也发挥一定作用。

2. 适应性调节性 T 细胞（adaptive regulatory T cell，aTreg）或称诱导性调节性 T 细胞（induced regulatory T cell，iTreg）　由初始 $CD4^+$ T 细胞在外周经抗原及其他因素（如 TGF-β）诱导产生，也可从自然调节性 T 细胞分化而来，主要包括 Th3 细胞、Tr1 细胞两个亚群。

Tr1 细胞主要通过释放 IL-10 和 TGF-β，抑制炎症性自身免疫反应和由 Th1 介导的淋巴细胞增殖及移植排斥反应，抑制机体的免疫应答。

Th3 细胞主要分泌 TGF-β、IL-10，TGF-β 可抑制 Th1 细胞介导的免疫应答和炎症反应，也可抑制 B 细胞、CTL 细胞和 NK 细胞的增殖和功能；IL-10 主要通过抑制巨噬细胞的功能，间接地抑制 Th1 细胞分泌 IL-2 和 IFN-γ。如 IL-10 可抑制巨噬细胞表达 MHC Ⅱ类分子，可抑制 IL-1、IL-6、IL-8 和 IL-12 等细胞因子的合成，间接抑制 Th1 细胞的活化。Th3 细胞通常在口服耐受和黏膜免疫中发挥作用。与自然调节性 T 细胞不同，适应性调节性 T 细胞发挥作用时一般必须有特定细胞因子参与。

此外，还有一些其他调节性淋巴细胞。如 CD8$^+$调节性 T 细胞（CD8$^+$ Treg）对自身反应性 CD4$^+$T 细胞及移植排斥反应发挥抑制作用；NK 细胞、NKT 细胞和 γδT 细胞等亚群也具有一定免疫调节作用；Th1 和 Th2 的免疫效应具有相互约束性，Th2 细胞所产生的 IL－4、IL－5、IL－13 等细胞因子具有协同作用，可以抑制 Th1 细胞活化，IL－4 还能够促进 B 细胞向 IgG1 和 IgE 型的类别转换。从这种意义上讲，Th1 细胞和 Th2 细胞也属于调节性 T 细胞的范畴。

第四节　T 细胞介导的细胞免疫应答

以 T 淋巴细胞介导为主的免疫应答称为细胞免疫应答（cell － mediated immune response）。细胞免疫应答可分为以下三个阶段：①T 细胞特异识别抗原阶段；②T 细胞活化、增殖及分化阶段；③效应阶段。

一、T 细胞特异识别抗原阶段

初始 T 细胞表面受体 TCR 与 APC 表面的抗原肽－MHC 分子复合物特异性结合的过程称为抗原识别，这是 T 细胞活化的第一步。TCR 特异性识别 APC 提呈的抗原肽时，必须同时识别与抗原肽结合的 MHC 分子，这一特性即为 MHC 限制性。

（一）APC 向 T 细胞提呈抗原的过程

蛋白质类抗原按其来源不同可分为外源性抗原和内源性抗原，二者的提呈过程与作用机制不同。外源性抗原可被 APC 摄取、加工和处理，通过 MHC Ⅱ类分子提呈途径，以抗原肽－MHC Ⅱ类分子复合物的形式表达于 APC 表面，供 CD4$^+$Th 细胞的 TCR 识别；内源性抗原主要被 APC 加工、处理，通过 MHC Ⅰ类分子抗原提呈途径，以抗原肽－MHC Ⅰ类分子复合物的形式表达于细胞表面，供特异性 CD8$^+$ T 细胞的 TCR 识别。

（二）APC 与 T 细胞的相互作用

1. T 细胞与 APC 的非特异性结合　通过高内皮静脉进入淋巴结副皮质区的初始 T 细胞，利用细胞表面的黏附分子（LFA－1、CD2、ICAM－3 等）与 APC（主要是 DC）表面相应配体（ICAM－1 或 ICAM－2、LFA－3、DC－SIGN 等）结合，为 T 细胞表面 TCR 识别特异性抗原肽提供生物学基础。T 细胞的 TCR 选择性地识别 APC 表面由 MHC 分子提呈的特异性抗原肽，而未能识别特异性抗原肽的 T 细胞随即与 APC 分离，再次进入淋巴细胞循环。

2. T 细胞与 APC 的特异性结合　在 T 细胞与 APC 短暂结合过程中，若 TCR 识别相应的特异性抗原肽－MHC 分子复合物，则 T 细胞可与 APC 发生特异性结合，并由 CD3 分子向胞内传递特异性识别信号，导致 LFA－1 变构并增强其与 ICAM 的亲和力，从而稳定并延长 APC 与 T 细胞间结合的时间（可持续数日）。此时，T 细胞和 APC 间的接触部位形成了一个特殊的结构，称为 T 细胞突触（T cell synapse），也称免疫突触（图 10－8）。T 细胞突触是指 T 细胞与 APC 识别结合的过程中，多种跨膜分子聚集在富含神经鞘磷脂和胆固醇的"筏"状结构上，并相互靠拢成簇，形成细胞间相互结合的部位。在免疫突触形成的后期，其中心区为 TCR 和抗原肽－MHC 分子复合物以及 T 细胞膜辅助分子（如 CD4 和 CD28）与相应配体，周围环形分布着大量的其他细胞黏附分子，如整合素（LFA－1）等。此结构有助于增强 TCR 与抗原肽－MHC 分子复合物相互作用的亲和力并促进 T 细胞信号转导分子的相互作用、信号通路的激活及细胞内亚显微结构极化，涉及细胞骨架结构和细胞器结构及功能改变，有利于效应分子在与靶细胞接触的部位释放，从而参与 T 细胞的活化并有效发挥 T 细胞效能。

　　T细胞表面CD4和CD8分子是TCR识别抗原的辅助受体，在T细胞与APC的特异性结合中，CD4和CD8分子分别识别和结合APC（或靶细胞）表面的MHCⅡ和MHCⅠ类分子，从而提高TCR与抗原肽–MHC分子复合物特异性结合的亲和力，使T细胞对抗原刺激的敏感性显著增强（约可提高100倍）。

　　APC和T细胞表面有参与细胞间相互作用的共刺激分子（costimulatory molecule）。共刺激分子以受体–配体形式相互结合，有助于维持和增强APC与T细胞的直接接触，并为T细胞活化提供协同刺激信号，这在细胞免疫应答的启动中发挥重要作用（图10–9）。

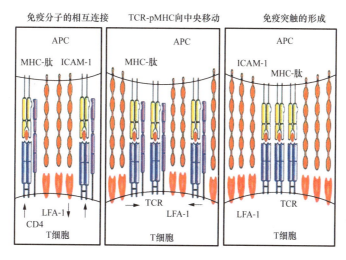

图 10–8　T细胞与APC之间形成免疫突触示意图

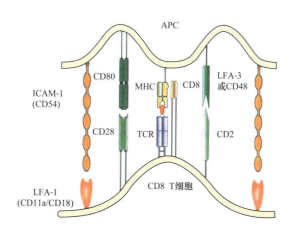

图 10–9　T细胞与APC之间相互作用示意图

二、T细胞的活化、增殖和分化

（一）T细胞活化

　　通常情况下，体内表达某一种抗原特异性TCR的T细胞克隆只占总T细胞群的$1/10^4 \sim 1/10^5$。特异性T细胞只有被相应抗原激活后，经克隆扩增产生大量效应细胞，才能发挥有效的免疫效应。T细胞的完全活化有赖于双信号和细胞因子的作用（图10–10）。T细胞活化的第一信号来自TCR与抗原的特异性结合；第二信号来自于协同刺激分子，主要为CD28/B7分子结合产生的刺激信号以及APC上的其他协同刺激分子与T细胞表面相应受体的相互作用所产生的刺激信号。

　　1. T细胞活化的第一信号　APC将抗原肽–MHC分子复合物提呈给T细胞，TCR特异性识别结合

MHC 分子抗原结合槽中的抗原肽，启动抗原识别信号（第一信号），导致 CD3 和辅助受体（CD4 或 CD8）分子的胞质区尾部聚集，激活与胞质区尾部相连的酪氨酸激酶，初步活化 T 细胞。同时与 T 细胞接触的 APC 也被活化，上调表达共刺激分子。

2. T 细胞活化的第二信号　仅有 TCR 来源的抗原识别信号尚不足以激活 T 细胞，当具备双信号时 T 细胞才能完全活化。T 细胞与 APC 表面存在许多配对的协同刺激分子，如 CD28/B7、LFA－1/ICAM－1、CD2/LFA－3 等，它们之间相互作用产生协同刺激信号，CD28/B7 在其中作用尤其重要，被认为是 T 细胞活化的第二信号。激活的专职 APC 高表达协同刺激分子，触发有效的协同刺激信号，若缺乏或阻断协同刺激信号可使自身反应性 T 细胞处于无能（anergy）状态，这对维持自身免疫耐受具有重要意义。

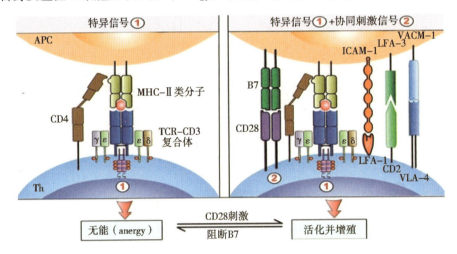

图 10－10　T 细胞活化的双信号示意图

根据效应的不同可将协同刺激分子分为正协同刺激分子和负协同刺激分子。CD28/B7 是重要的正协同刺激分子对，其主要效应是促进 IL－2 基因转录和稳定 IL－2 mRNA，有效促进 IL－2 合成。而 CTLA－4 是重要的负性协同刺激分子，其与 CD28 具有高度同源性，配体也是 B7。CTLA－4 与 B7 结合的亲和力高，可通过竞争性与 APC 表达的 B7 结合，介导抑制性信号的传导，从而精确地调节 T 细胞的过度活化。这种调控机制既保证了免疫应答的有效性，还可防止因免疫应答过强导致机体组织损伤。

🌐 **知识链接**

一种 CTLA－4 抑制剂——易普利姆玛

黑色素瘤是临床上较为常见的皮肤黏膜和色素膜肿瘤，恶性程度极高。美国 FDA 早前批准免疫抑制剂－易普利姆玛（Ipilimumab）用于晚期黑色素瘤的治疗。易普利姆玛是一种 CTLA－4 抑制剂，可竞争性结合 CTLA－4，阻断其与配体 CD80/CD86 的结合，从而特异性阻断 CTLA－4 抑制信号通路，使得 T 淋巴细胞活化、增殖，活化后的 T 淋巴细胞渗入肿瘤组织内对癌细胞进行攻击。

3. 细胞因子促进 T 细胞充分活化　除了上述双信号外，T 细胞的充分活化还涉及许多细胞因子的参与。活化的 APC 和 T 细胞可分泌 IL－1、IL－2、IL－6 和 IL－12 等多种细胞因子，它们在 T 细胞激活中发挥重要作用。

T 细胞具备活化所必需的信号后，启动激酶活化的信号转导分子级联反应，将抗原信号传至胞内进一步使转录因子活化，进入核内结合于靶基因，导致多种膜分子和细胞活化相关基因的激活和转录，最终活化 T 细胞。

⊕ **知识链接**

T 细胞活化的信号转导途径

　　T 细胞活化胞内信号转导途径主要有 PLC－γ 活化途径和 Ras－MAP 激酶活化途径。经过一系列信号转导分子的级联反应，最终导致转录因子活化，并进入核内调节相关靶基因转录（图 10－11）。

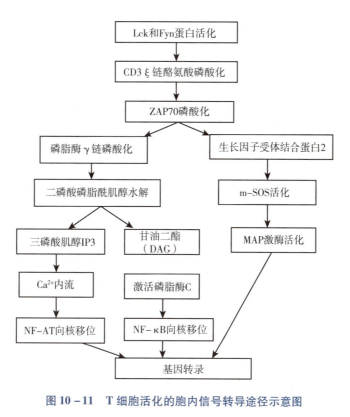

图 10－11　T 细胞活化的胞内信号转导途径示意图

（二）T 细胞增殖和分化

　　在双信号和细胞因子作用下，活化的 T 细胞迅速进入细胞周期，通过有丝分裂而大量增殖，在不同细胞因子的作用下分化为效应 T 细胞（如 Th 或 CTL），然后离开淋巴器官，随血液循环到达特异性抗原聚集部位发挥效应。部分活化的 T 细胞可分化为长寿命记忆性 T 细胞，在再次免疫应答中迅速发挥作用。

　　多种细胞因子参与 T 细胞增殖和分化过程，其中最重要的是 IL－2。IL－2 受体（IL－2R）由 α、β、γ 链组成，静止 T 细胞仅表达中等亲和力 IL－2R（βγ），激活的 T 细胞可表达高亲和力 IL－2R（αβγ）并分泌 IL－2。通过自分泌或旁分泌作用，IL－2 与 T 细胞表面 IL－2R 结合，介导 T 细胞增殖和分化。由于活化后的 T 细胞大量表达高亲和力的 IL－2R，所以 IL－2 可选择性促进经抗原活化的 T 细胞增殖。IL－4、IL－6、IL－7、IL－12、IL－15 和 IL－18 等细胞因子也在 T 细胞增殖和分化中发挥重要作用。T 细胞经迅速增殖后，分化为效应 T 细胞。

　　1. CD4⁺T 细胞的增殖分化　初始 CD4⁺T 细胞（Th0）在局部微环境中受到不同细胞因子作用向不同方向分化，其分化方向决定免疫应答的类型（图 10－12）。①IL－12、IFN－γ 等细胞因子可促进 Th0 细胞向 Th1 细胞分化，主要介导细胞免疫应答；②IL－4 等细胞因子可促进 Th 细胞向 Th2 细胞分化，主要介导体液免疫应答；③IL－6、TGF－β等细胞因子促进 Th0 细胞向 Th17 细胞分化，主要通过分泌 IL－17 刺激多种细胞参与机体的免疫防御，也参与自身免疫病的发生；④TGF－β、IL－2 等细胞因子可诱导 Th0 细胞向 Treg 细胞（CD4$^+$ CD25$^+$ Foxp3$^+$）分化，主要通过分泌 IL－10、TGF－β 或细胞直接接触等方式发挥免疫抑制和免疫调节作用；⑤IL－21、IL－6 细胞因子可诱导 Th0 细胞向 Tfh 分化，后者可辅助 B 细胞产生抗体。

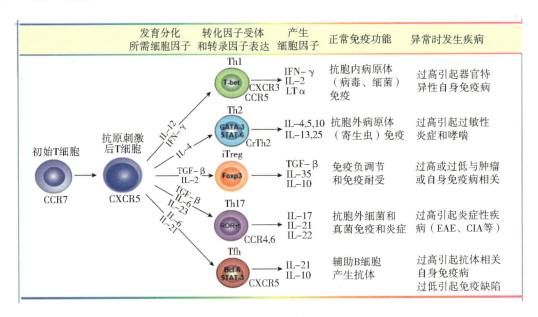

图 10－12　CD4$^+$T 细胞增殖、分化及效应示意图

2. CD8$^+$T 细胞的增殖分化　与初始 CD4$^+$ T 细胞相比，初始 CD8$^+$T 细胞的激活需要更强的共刺激信号，其激活主要有以下两种方式。

（1）Th 细胞依赖性的　CD8$^+$T 细胞作用的靶细胞一般低表达或不表达协同刺激分子，不能有效激活初始 CD8$^+$T 细胞，而需要 APC 和 CD4$^+$T 细胞的辅助。胞内产生的病毒抗原、肿瘤抗原、脱落的同种异体 MHC 抗原等，以可溶性抗原的形式被 APC 摄取，在细胞内分别与 MHC Ⅰ类分子或 MHC Ⅱ类分子结合形成复合物，表达于 APC 表面。抗原肽－MHC Ⅱ类分子结合 TCR 后，活化 Th 细胞；抗原肽－MHC Ⅰ类分子结合 TCR 后，活化 CD8$^+$T 细胞。在 pMHC 的特异性活化信号和 Th 细胞释放细胞因子辅助作用下，增殖分化为 CTL。

（2）Th 细胞非依赖性的　主要是指高表达协同刺激分子的某些病原体（如病毒）感染 DC，可直接向 CD8$^+$T 细胞提供活化所需的双信号，活化并刺激 CD8$^+$T 细胞合成 IL－2，促使 CD8$^+$T 细胞自身增殖并分化为 CTL，此活化过程无需 Th 细胞辅助。

三、效应阶段

T 细胞经活化、增殖、分化后可形成具有不同生物学功能的效应性 T 细胞，分别发挥不同的生物学效应。

（一）Th 细胞的效应功能

1. Th1 细胞的生物学活性　Th1 主要有两种效应：一是通过直接接触诱导 CTL 分化；二是通过释放细胞因子募集和活化单核－巨噬细胞和淋巴细胞，诱导细胞免疫反应，又称为单个核细胞浸润为主的炎症反应或迟发型炎症反应（图 10－13）。

（1）Th1 细胞对巨噬细胞的作用　Th1 细胞在宿主抗胞内病原体感染中起重要作用。Th1 细胞可产生多种细胞因子，通过活化巨噬细胞及释放各种活性因子清除胞内感染的病原体。①激活巨噬细胞：Th1 细胞通过产生 IFN - γ 等巨噬细胞活化因子，以及 Th1 细胞表面 CD40L 与巨噬细胞表面 CD40 结合，向巨噬细胞提供激活信号。另一方面，活化的巨噬细胞可通过上调表达一些免疫分子和分泌细胞因子增强 Th1 细胞的效应。如活化巨噬细胞高表达 B7 和 MHC Ⅱ类分子，增强其抗原提呈和激活 CD4$^+$T 细胞的能力；激活的巨噬细胞分泌 IL - 12，可促进 Th0 细胞向 Th1 细胞分化，进一步扩大 Th1 细胞应答的效应。②诱生并募集巨噬细胞：Th1 细胞产生 IL - 3 和 GM - CSF，促进骨髓造血干细胞分化为单核细胞；Th1 细胞产生 TNF - α、LTα 和 MCP - 1 等，可诱导血管内皮细胞高表达黏附分子，促进单核细胞和淋巴细胞穿越血管壁，并通过趋化运动被募集到感染部位。

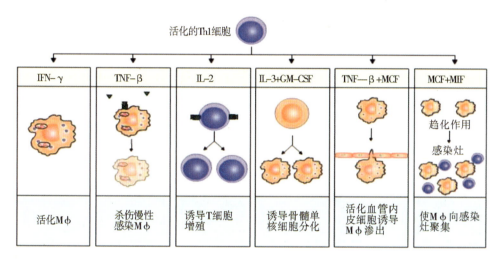

图 10 - 13　Th1 介导的细胞免疫效应示意图

（2）Th1 细胞对淋巴细胞的作用　Th1 细胞产生 IL - 12 等细胞因子，可促进 Th、CTL NK 细胞等活化与增殖，放大免疫效应。Th1 细胞分泌的 IFN - γ 可促进 B 细胞产生具有调理作用的抗体（如 IgG2a），从而进一步增强巨噬细胞对病原体的吞噬作用。

（3）Th1 细胞对中性粒细胞的作用　Th1 细胞产生淋巴毒素和 TNF - α，可活化中性粒细胞，促进其杀伤病原体。

2. Th2 细胞的生物学功能　①辅助体液免疫应答：Th2 细胞通过产生 IL - 4、IL - 5、IL - 10、IL - 13、IL - 25 等细胞因子，协助和促进 B 细胞增殖、分化为浆细胞，产生抗体；②参与超敏反应：Th2 细胞分泌的细胞因子可激活肥大细胞、嗜碱性粒细胞和嗜酸性粒细胞，参与超敏反应和抗寄生虫感染。

3. Th17 细胞的生物学功能　Th17 细胞产生 IL - 17，刺激上皮细胞、内皮细胞、成纤维细胞和巨噬细胞等分泌多种细胞因子。①IL - 8、MCP - 1 等趋化因子，募集和活化中性粒细胞和单核细胞；②G - CSF、GM - CSF 等集落刺激因子活化中性粒细胞和单核细胞，并刺激骨髓造血干细胞产生更多髓样细胞；③IL - 1β、IL - 6、TNF - α 和 PGE$_2$ 等诱导局部炎症反应，因此 Th17 在固有免疫中发挥重要作用，同时也参与炎症反应、感染性疾病和自身免疫性疾病的发生。

4. Tr1/Th3 细胞的生物学功能　Ⅰ型调节性 T 细胞（type - 1 regulatory T cell，Tr1）和 Th3 为适应性 Treg 的主要细胞群，可通过产生以 IL - 10、TGF - β 为主的细胞因子或接触抑制等方式，对效应性 T 细胞产生明显的抑制作用。

（二）CTL 细胞的效应功能

CTL 多为 CD8$^+$T 细胞，可高效特异性杀伤感染细胞内寄生病原体（病毒、某些胞内寄生菌等）的宿主细胞和肿瘤细胞等，其杀伤效应受 MHC - Ⅰ类分子限制；约 10% CTL 为 CD4⁺T 细胞，其杀伤效应受 MHC - Ⅱ类分子限制。CTL 可高效、特性地杀伤靶细胞，而不损伤正常组织。CTL 的杀伤效应过程包括：识别和结合靶细胞、胞内细胞器重新定向、颗粒胞吐和靶细胞崩解。此外，CTL 也可产生细胞因子调节免疫应答。

1. CTL 杀伤靶细胞的过程

（1）效 - 靶细胞结合　CD8⁺T 细胞在外周免疫器官内活化增殖分化为效应 CTL，在趋化因子作用下离开淋巴组织向感染或肿瘤部位集聚。CTL 高表达黏附分子，可有效结合表达相应配体的靶细胞。

（2）CTL 极化　CTL 识别靶细胞表面的 pMHC 后，TCR 和共受体向效 - 靶细胞接触部位聚集，导致 CTL 内某些细胞器极化，如细胞骨架系统、高尔基复合体、胞质颗粒等向效 - 靶细胞接触部位重新排列和分布，从而保证 CTL 胞质颗粒中的效应分子释放后能有效作用于所接触的靶细胞。

（3）致死性打击　CTL 胞质颗粒中的效应分子释放到效 - 靶细胞接触面，对靶细胞进行致死性打击。然后 CTL 脱离靶细胞，寻找下一个目标，而靶细胞在杀伤作用下凋亡（图 10 - 14）。

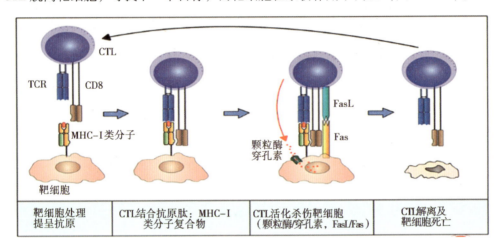

图 10 - 14　CTL 杀伤靶细胞的过程示意图

2. CTL 杀伤靶细胞的效应　CTL 主要通过下列两条途径杀伤靶细胞。

（1）穿孔素/颗粒酶途径　穿孔素（perforin）是储存于 CTL 胞质颗粒中的细胞毒素，其生物学效应类似于补体激活形成的攻膜复合体。穿孔素单体可通过钙离子依赖性方式插入靶细胞膜，聚合成内径为 16 nm 的孔道，其外面为亲脂性，内面为亲水性，使水、电解质迅速进入细胞，导致靶细胞崩解。颗粒酶（granzyme）属丝氨酸蛋白酶，也是一类重要的细胞毒素。颗粒酶随 CTL 脱颗粒而出胞，循穿孔素在靶细胞膜所形成的孔道进入靶细胞，通过激活凋亡相关酶（如 caspase 系统）的级联反应，导致靶细胞凋亡。

（2）凋亡受体途径（Fas/ FasL 途径）　效应 CTL 可表达 FasL，并分泌 TNF - α 和 TNF - β。这些效应分子可分别与靶细胞表面的 Fas 和 TNF 受体结合，通过激活胞内 caspase 系统，介导靶细胞凋亡。

此外，CTL 分泌 IFN - γ，可抑制病毒复制、激活巨噬细胞、上调 MHC 分子表达，从而提高靶细胞对 CTL 攻击的敏感性。CTL 产生的 IFN - γ 还能够与靶细胞表面相应受体结合，通过激活 caspase 系统，造成靶细胞凋亡。

四、活化 T 细胞的转归

一旦抗原被清除，免疫系统需恢复平衡，故效应细胞需要被抑制或清除，仅余少数记忆细胞维持免疫记忆，以便再次接触抗原时能迅速发生免疫应答，此即免疫细胞的转归。

1. 效应 T 细胞的抑制或清除

（1）Treg 的免疫抑制作用　通常在免疫应答的后期被诱导产生，通过多种机制抑制免疫应答。

（2）活化诱导的细胞凋（死）亡（activation induced cell death，AICD）　即免疫细胞活化并发挥免疫效应后，诱导的一种自发性的细胞凋亡。活化 T 细胞表达 Fas 增多，多种细胞表达的 FasL 与之结合，启动活化 T 细胞的凋亡信号，诱导细胞凋亡。

2. 记忆性 T 细胞的形成和作用　记忆性 T 细胞（memory T cell，Tm）是指对特异性抗原有记忆能力、寿命较长的 T 细胞。一般认为，在 T 细胞进行克隆性扩增后，有部分细胞分化为有记忆能力的细胞，当再次遇到相同抗原后，可迅速活化、增殖、分化为效应细胞，发挥相应作用。

（1）Tm 的表型　Tm 细胞为 CD45RA$^-$、CD45RO$^+$，而初始 T 细胞是 CD45RA$^+$、CD45RO$^-$。

（2）Tm 的作用特点　免疫记忆在再次免疫应答过程中发挥重要作用。由于 Tm 细胞比初始 T 细胞更容易被激活，相对较低浓度的抗原即可激活 Tm 细胞；与初始 T 细胞相比，Tm 细胞的再活化对协同刺激信号（如 CD28/B7）的依赖性较低；Tm 细胞分泌更多的细胞因子，并且对细胞因子作用的敏感性更强。

（3）CD8$^+$ 记忆性 T 细胞　是一类重要的记忆细胞，在抗病毒、抗胞内菌感染及抗肿瘤等方面发挥重要作用，但其产生和维持的机制目前尚未完全清楚。目前已知：记忆性 CD8$^+$ T 细胞的产生无需 T 细胞所分泌的细胞因子参与；②记忆性 CD8$^+$ T 细胞的维持无需抗原持续刺激、B 细胞以及 CD4$^+$ T 细胞参与；③MHC–Ⅰ类分子、IL–2、IFN–γ、IL–15 等细胞因子在记忆性 CD8$^+$ T 细胞维持中起重要作用。

答案解析

目标检测

1. 胞质区含有 ITAM 的 CD 分子是（　　）
　　A. CD2　　　　　　　　B. CD4　　　　　　　　C. CD40L
　　D. CTLA4　　　　　　 E. CD3

2. 胞浆区含有 ITIM 的 CD 分子是（　　）
　　A. CD2　　　　　　　　B. CD4　　　　　　　　C. CD28
　　D. CTLA4　　　　　　 E. CD3

3. CD4$^+$ T 细胞的分化效应细胞不包含（　　）
　　A. Th1　　　　　　　　B. Th2　　　　　　　　C. CTL
　　D. Tfh　　　　　　　　E. Treg

4. 人类 Tm 细胞的特征性表面分子（　　）
　　A. CD8　　　　　　　　B. CD28　　　　　　　 C. CD8
　　D. CD45RO　　　　　　E. CD45RA

［5–7］共用选项
　　A. CTL　　　　　　　　B. Th2　　　　　　　　C. Th17
　　D. Treg　　　　　　　 E. Tfh

5. 特异性杀伤病毒感染的细胞是（　　）

6. 一般情况下，具有负调节作用的细胞是（　　）

7. 辅助 B 细胞在生发中心存活、增殖和分化的细胞是（　　）

8. T 细胞分化发育过程中的阳性选择和阴性选择有何意义？对于机体而言，若这两种选择出现异常，会对机体造成怎样的影响？

    9. 请设计一套可以特异性检测体内 T 细胞的免疫标记指标（请从 T 细胞表面分子进行思考）。

    10. 试述 T 细胞活化过程中的信号转导？

    11. 若一外源性抗原（如结核杆菌）进入机体，会如何激发机体的细胞免疫应答？

（覃　明）

书网融合……

  本章小结　　　　　　　微课　　　　　　　题库

第十一章　B 细胞及其介导的免疫应答

PPT

学习目标

1. 掌握　B 细胞受体复合物的结构和功能；B 细胞在体液免疫应答和抗原提呈中的作用；B 细胞对 TD 抗原的适应性体液免疫应答效应；抗体产生的一般规律。

2. 熟悉　B 细胞表面分子及其作用；B$_1$ 和 B$_2$ 细胞的不同及功能；B 细胞对 TI 抗原的应答特点。

3. 了解　B 细胞 BCR 的基因结构及其重排；免疫球蛋白亲和力成熟及类别转换。

4. 学会关于 B 细胞发育、特征、应答、功能等方面的知识，储备应用本章节知识解答抗体产生的机制、抗体多样性原因、强化免疫接种等相关应用知识的能力，具备进一步理解抗感染免疫、抗肿瘤免疫、自身免疫疾病与移植免疫等临床应用的素养，并且在对前辈科学家研究思路的探究中，收获提出问题、解决问题的科研思路。

B 淋巴细胞来源于哺乳动物骨髓或者禽类法氏囊中的淋巴样干细胞，在造血微环境的诱导下，进一步分化为成熟的 B 淋巴细胞，简称 B 细胞。后者移居于外周免疫器官和组织，其中，在淋巴结的浅皮质区约占到淋巴结内淋巴细胞总数的 25%，在脾的脾小结和脾索中约占脾淋巴细胞总数之 60%，另外，在黏膜相关淋巴组织中也有分布。抗体是由 B 细胞产生的，介导体液免疫应答。B 细胞还有提呈抗原、分泌细胞因子，调节免疫等功能。

第一节　B 细胞的分化发育 🅔微课

哺乳动物 B 细胞在骨髓中发育成熟，骨髓中基质细胞合成的黏附分子和细胞因子是诱导 B 细胞发育成熟的必要条件。B 细胞在中枢免疫器官中分化发育成熟的标志性事件是 B 细胞受体（B cell receptor，BCR）的基因重排获得功能性 BCR 表达和 B 细胞经过阴性选择形成自身免疫耐受。进入外周淋巴器官中的 B 细胞接受抗原的刺激，获得抗原特异性 B 细胞克隆增殖、活化，并经阳性选择和类别转换，最终分化为浆细胞（分泌抗体），和记忆性 B 细胞，发挥体液免疫功能。

一、BCR 的基因结构及其基因重排

BCR 是表达于 B 细胞表面的膜型免疫球蛋白（memhrane‐bound surface Ig，mIg），是 B 细胞识别抗原的受体。编码 BCR 的胚系基因以间隔的、数量众多的基因片段的模式存在基因组 DNA 序列中。基因重排是在 B 细胞分化发育过程中随机发生的 BCR 基因片段取舍和重新排列组合，形成功能性 BCR 的表达。结果会产生数量众多的 BCR 的 B 细胞库，每一个 B 细胞克隆表达 BCR 是相同的，但数量众多的 B 细胞库赋予了机体能够识别自然界任何抗原的潜能。BCR 的基因与 T 细胞抗原受体（T cell receptor，TCR）基因重排的机制非常类似。

（一）BCR 的胚系基因结构

BCR 其实是膜型 Ig 分子，人的 Ig 重链基因位于第 14 号染色体的长臂，在发生基因重排之前，Ig

重链基因含有 45 个 V、23 个 D、6 个 J 和 9 个 C 基因片段。在重组酶 RAG1 和 RAG2 的作用下，随机分别从 V、D、J 和 C 基因片段中取一个片段，重排出编码 Ig 重链的基因序列，没有进入重排的基因片段则被从基因组 DNA 序列中排除出去。由于基因重排是随机取舍的，这些基因片段总有机会被重排进来，而且，Ig 重链基因的 VDJC 的 4 个区中的取一个基因片段进行排列组合，理论上能够获得 $45 \times 23 \times 6 \times 9 = 55890$ 种的 BCR 重链基因多样性。人 Ig 轻链可由 λ 基因和 κ 基因编码，两个基因分别定位于第 22 号染色体长臂和第 2 号染色体短臂。一个 B 细胞只能允许其中一个轻链基因来编码 Ig 轻链。人 Ig 的轻链基因也包含多个 V、J 基因片段和轻链恒定区 C 基因片段，Vκ 和 Jκ 基因片段数分别为 40 个和 5 个；Vλ 和 Jλ 基因片段数分别为 30 个和 4 个；同样也会发生轻链基因片段的随机取舍与重排。

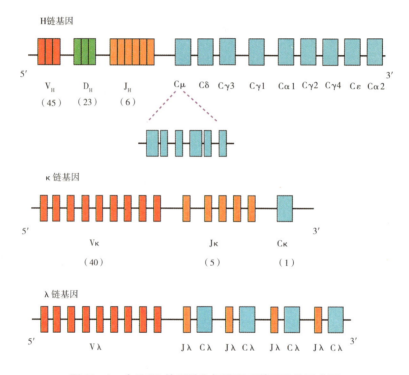

图 11-1　人 BCR 的重链和轻链胚系基因结构示意图

(二) BCR 的基因重排及其机制

Ig 的胚系基因是被间隔开的成簇方式存在的基因片段，唯有通过基因重排形成 V-J 连接和 V-D-J 连接后，再与 C 基因片段连接，才能编码完整的 Ig 多肽链，再进一步的加工、组装成具有完整功能性的 BCR。Ig V 区基因重排主要是通过重组酶的作用机制来实现的，其作用包括识别位于 V (D) J 基因片段两端的保守序列，切断、连接以及修复 DNA 等。Ig 重链与轻链的基因分别通过重组酶的作用，首先，重链基因从众多的 D 和 J 基因片段中随机任选 1 个组成 DJ 片段，没有被选择的 D 和 J 基因片段被排除于基因组序列之外，然后随机从 V 基因片段中任选一个 V 基因片段，形成 VDJ 连接 (图 11-2)，最终表达为功能性的 BCR。V 区基因重排完成后再与 C 区基因连接。经过 Ig 胚系基因的重排，B 细胞的 DNA 序列同其他体细胞发生了很大的不同，这是 B 细胞和 T 细胞所具有的独特生物遗传学现象。图 11-2 是重链基因重排的示意图。

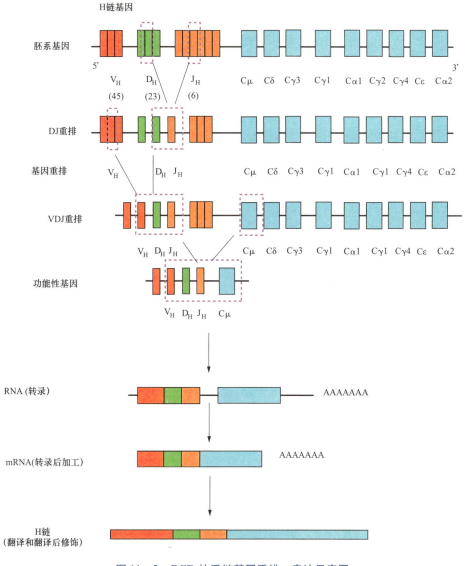

图 11-2　BCR 的重链基因重排、表达示意图

⊕ **知识链接**

重组酶的组成

①重组激活酶基因（recombination activating gene，RAG）编码重组激活酶，有 RAG1 和 RAG2 两种，形成 RAG1/RAG2 复合物，只表达于 B 细胞重排后的重链基因和轻链基因中，可特异性识别并切除 V、（D）、J 基因片段两侧称之为重组信号序列（recombination signal sequence，RSS）的保守序列；②末端脱氧核苷酸转移酶（TdT）可将数个至十数个核苷酸通过一种非模板编码的方式插入到 V、D、J 基因重排过程中出现的 DNA 的断端；③其他，如 DNA 外切酶、DNA 合成酶等。

（三）等位排斥与同种型排斥

等位排斥（allelic exclusion）是指 B 细胞中只有一条染色体上重链或轻链基因表达，使得另一条同源染色体上的等位基因表达被抑制的现象。同种型排斥（isotype exclusion）是指 B 细胞轻链在表达时，如果其中一个编码轻链的基因表达，另一个的表达就被抑制，保证一个 B 细胞只生成一种轻链，不可能同时表达 κ 链和 λ 链。

二、BCR 多样性产生的机制

BCR 通过多种机制获得多样性：组合多样性、连接多样性发生于基因重排阶段，形成 BCR 分子初次多样性；免疫应答过程中已发生基因重排的 B 细胞在外周淋巴器官中通过体细胞高频突变、受体编辑和 Ig 分子类别转换等机制而使 BCR 多样性更进一步上升，理论上达到了无限的多样性。

(一) 组合多样性

组合多样性（combinational diversity）包括 V、(D)、J 基因重排时的组合和已重组后轻、重链随机组合所产生的多样性。以人类 Ig 为例，人 κ 型轻链基因约有 40 个功能性的 Vκ 基因片段和 5 个 Jκ 基因片段，可产生 200 种（40×5）Vκ 区，λ 型轻链基因约有 30 个 Vλ 和 4 个 Jλ 片段，可产生 120 种（30×4）Vλ 区，因此 V_L 有 320 种。人重链 V_H 片段基因有 40 个、D_H 片段有 25 个和 6 个 J_H 基因片段，故 V_H 区有 6000 种组合（40×25×6）。多样性的轻、重链再随机组合，进一步增加 Ig 的多样性。理论上，轻重链组合多样性达 $1.9×10^6$（6000×320）。BCR 的组合多样性见表 11-1。

表 11-1　BCR 的组合多样性

肽链	组合多样性
Vκ	40 Vκ ×5 Jκ = 200
Vλ	30 Vλ ×4 Jλ = 120
V_L	200Vκ + 120Vλ = 320
V_H	$40V_H ×25D_H ×6 J_H = 6000$
H + L	$1.9×10^6$（6000×320）

(二) 连接多样性

Ig 基因片段之间的连接往往有替换、插入或缺失核苷酸的情况发生，结果产生新的序列，称为连接多样性（junctional diversity）。

(1) 框架移位　缺失或替换 1 或 2 +3×n 个核苷酸后，后续序列的密码子完全发生改变。

(2) 密码子移位　在待接 DNA 断端缺失或替换 3×n 个核苷酸，使其产物减少或增加 n 个氨基酸残基。

(3) N 序列插入　TdT（末端脱氧核苷酸转移酶）可将 N 序列插入待接 DNA 的断端，从而显著增加 BCR 的多样性。

(三) BCR 受体编辑的多样性

受体编辑（receptor editing）指一些初步完成基因重排的并成功表达 BCR（mIgM，参看第四章 IgM 的介绍）的 B 细胞，识别自身抗原时，一般通过阴性选择会被克隆清除。如果识别自身抗原的 B 细胞没有被克隆清除，RAG（重组激活酶基因）再次活化，Ig 轻链的 VJ 发生再次重排，编码新的轻链，获得新的BCR 特异性，增加 BCR 的多样性。但 BCR 受体编辑后还是与自身抗原结合，则为受体编辑不成功，此 B 细胞被克隆清除，引发细胞凋亡。受体编辑成功，即此 B 细胞的 BCR 不再与自身抗原结合，保留下来。

(四) BCR 体细胞高频突变的多样性

体细胞高频突变（somatic hypermutation）指已经完成 Ig 基因重排的基础上，成熟的 B 细胞在次级淋巴器官（外周淋巴器官）生发中心接受抗原刺激后诱导产生的体细胞突变，这种突变的频率比一般体细胞的自发突变频率要高很多倍。体细胞高频突变主要发生在 BCR 编码 V 区的 CDR 区域，其基因序列中碱基发生点突变。体细胞高频突变不仅能增加 BCR 的多样性及体液免疫应答中抗体的多样性，而且引发抗体亲和力的成熟。

三、B 细胞分化发育的过程

B 细胞分化发育可分为两个阶段：第一阶段是祖 B 细胞来源于骨髓淋巴干细胞，其在骨髓内分化、发育为带有功能性 BCR 的成熟 B 细胞，此为中枢发育；第二阶段是成熟 B 细胞迁移至外周淋巴组织，经过抗原刺激而分化为分泌抗体的浆细胞，此为外周发育（图 11－3）。

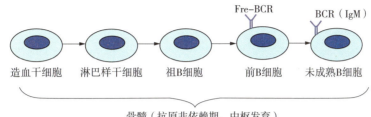

造血干细胞　淋巴样干细胞　祖B细胞　前B细胞　未成熟B细胞

骨髓（抗原非依赖期，中枢发育）

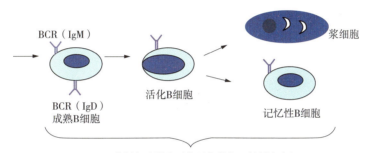

BCR（IgM）
BCR（IgD）
成熟B细胞　活化B细胞　浆细胞　记忆性B细胞

外周免疫器官（抗原依赖期，外周发育）

图 11－3　B 细胞的发育过程

（一）中枢 B 细胞发育

B 细胞在骨髓内历经祖 B 细胞、前 B 细胞、未成熟 B 细胞等阶段而发育为成熟 B 细胞，此过程即 B 细胞的中枢发育，亦称 B 细胞发育的抗原非依赖期。

1. 祖 B（pro－B）细胞　早期 pro－B 发生可变区 D－J 基因重排，晚期 pro－B 进行 V－D－J 区基因重排，此时并没有 mIgM 的表达。pro－B 开始表达 Igα/Igβ 异源二聚体，是 B 细胞的重要标记。Igα/Igβ 是 BCR 复合物的组成部分，主要介导抗原刺激后的信号传递。

2. 前 B（pre－B）细胞　前 B 细胞的特征是表达前 B 细胞受体（pre－BCR），并经历大 pre－B 和小 pre－B 两个阶段。pre－BCR 开始表达重链 μ 链（Igμ），并由 Igμ 和假性轻链（包括分别与轻链 V 区和 C 区同源的 Vpre－B 和 λ5 两种蛋白）以及各种转导分子 Igα、Igβ 链组成，可抑制另一条重链基因的重排（等位基因排斥），增强 B 细胞对 IL－7 的反应性，与 IL－7 信号协同促进前 B 细胞大量增殖。大 pre－B 细胞进一步发育成小 pre－B 细胞，小 pre－B 细胞开始发生轻链基因 V－J 重排，由于 mIgM 表达阴性，依然不表达功能性 BCR，故 pre－B 细胞并不识别抗原物质，无免疫原性。

3. 未成熟 B 细胞

（1）Ig 轻链开始表达，并替代假性轻链，和 Igμ 形成可识别抗原、特异性各异的 BCR，进入未成熟 B 细胞阶段。未成熟 B 细胞的特征是能表达完整 BCR（mIgM），此时如果受到抗原的刺激，可以引发凋亡，导致克隆清除，形成自身免疫耐受。

（2）B 细胞中枢免疫耐受的形成，即 B 细胞在发育过程中的阴性选择，是指前 B 细胞在骨髓中发育至未成熟 B 细胞后，其表面仅表达完整的 mIgM。mIgM 若此时与骨髓中的自身抗原结合，从而导致细胞凋亡，形成克隆清除。一些识别自身抗原的未成熟 B 细胞可以通过受体编辑改变其 BCR 的特异性。

在某些情况下，未成熟 B 细胞与自身抗原结合可引起 mIgM 表达的下调，这类细胞虽然进入外周免疫器官，但对抗原刺激不产生应答，称为失能。在骨髓中发育的未成熟 B 细胞通过上述的克隆清除、受体编辑和失能等形成了对自身抗原的中枢免疫耐受。这样就保证了成熟 B 细胞在到达外周淋巴组织后仅识别外来抗原，发挥 B 细胞适应性免疫应答。

4. 成熟 B 细胞 成熟 B 细胞表面可同时表达 mIgM 和 mIgD，其可变区相同，均与 Igα 和 Igβ 结合成复合物；并表达 CD19、CD21 和 CD81 组成的辅助受体及补体受体，丝裂原受体和细胞因子受体等。成熟 B 细胞随血液循环进入外周淋巴器官，未受抗原刺激的成熟 B 细胞为初始（naïve）B 细胞。

（二）外周 B 细胞发育

成熟 B 细胞经过迁移，居于外周免疫器官。若接受特异性抗原刺激，B 细胞即增殖、分化为浆细胞并产生抗体，此即 B 细胞的外周发育，亦称 B 细胞发育的抗原依赖期，此分化过程有赖于 T 细胞辅助。

1. 外周 B 细胞发育过程 成熟的 B 细胞接受外来抗原刺激，在外周淋巴组织内特异性 T 细胞（Th 细胞）辅助下被激活，随后进入增殖状态并形成生发中心。此时的 B 细胞称为中心母细胞，后者分裂、增殖并紧密聚集，形成生发中心暗区，与外侧众多滤泡树突状细胞（FDC）接触迁移而形成生发中心明区；在 FDC 和 Th 细胞（Th2 和 Tfh 细胞）辅助下，生发中心母细胞快速分裂，增殖为体积较小的子代细胞即生发中心细胞，其中大部分 B 细胞发生凋亡，仅少部分 B 细胞继续分化发育。

2. 体细胞高频突变，阳性选择和 Ig 亲和力成熟 体细胞高频突变发生于生发中心的母细胞，是指每次细胞分裂 Ig V 区基因的高频率点突变，大约每 1000 个 bp 就有一对发生突变，而一般体细胞的突变率是 $1 \times 10^{-10} \sim 1 \times 10^{-7}$ bp。高频突变的结果产生多种不同亲和力的 BCR，也是形成抗体多样性的主要机制之一。体细胞高频突变后，B 细胞进入明区，大多数突变的 B 细胞 BCR 亲和力降低，不能和滤泡树突状细胞表面的抗原有效结合，就会发生凋亡被清除。只有表达高亲和力 BCR 的 B 细胞，才能有效地结合抗原，被抗原选择出来（阳性选择），在 Tfh 细胞的辅助下分化增殖，产生高亲和力的 Ig，称之抗体亲和力成熟（affinity maturation）。即使在再次应答抗原浓度较低时，抗原也能优先结合高亲和力的特异性 BCR，产生高亲和力抗体。

3. Ig 的类别转换 B 细胞在受抗原刺激后，首先合成 IgM，然后转为合成 IgG 等类别的抗体，B 细胞表达的 Ig 分子从 IgM 转换为其他类别或亚类的 Ig，称为类别转换（class switching）（图 11-4）。指抗体可变区不变，即结合抗原的特异性相同，但其重链类别发生改变，从 IgM 向其他类别或亚类 Ig 转换，使抗体生物学效应呈现多样性。Ig 的类别转换在抗原诱导下发生的，Th 细胞分泌的多种细胞因子直接调节 Ig 转换的类别。IL-4 诱导 IgG4 和 IgE 的产生，TGF-β 诱导向 IgA 的转换，IFN-γ 增强 IgG2a 和 IgG3 的应答，抑制其他类别的产生。

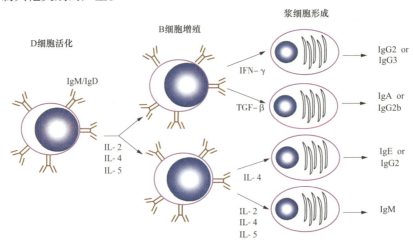

图 11-4　抗体的类别转换示意图

4. 浆细胞分泌抗体和记忆 B 细胞的产生　①浆细胞是 B 细胞终末分化形式,其膜表面 BCR 与 MHC 分子不复存在,由于细胞特化,专一性生产抗体,故其不再具备识别抗原以及与 T 细胞相互作用的能力,其胞质中含有大量的粗面内质网、线粒体,具有分泌细胞的超微结构特征,可以合成和分泌大量抗体。生发中心中分化形成的浆细胞一部分迁移到骨髓中,在骨髓基质细胞的作用下,较长时间存活并分泌抗体,另一部分则迁移到脾脏和淋巴结,在黏膜局部免疫屏障的浆细胞则驻留于该处,产生 IgA 参与局部黏膜的防御。浆细胞不再在血液中循环,在它们生存的 2～3 天时间里一直停留在组织中。浆细胞一般停留在各种淋巴结。发挥作用后 2～3 天会凋亡。②记忆性 B 细胞同样是 B 细胞终末分化形式,其膜表面表达 CD27,高表达 CD44,少数记忆 B 细胞在体内的存活时间较长,具体的机制还不明确,可能与 FDC 表面抗原的持续刺激有关。产生的大部分记忆性 B 细胞随着淋巴引流进入血液循环,在体内再次接触相同抗原表位后迅速分化成浆细胞发挥免疫效应。

第二节　B 细胞的表面分子及其分类

一、B 细胞的表面分子

B 细胞表面有很多的膜表面分子(跨膜蛋白),在 B 细胞识别抗原、活化、增殖、分化以及浆细胞的形成过程中发挥着重要的作用。

(一) B 细胞受体复合物

B 细胞特征性表面标志是 BCR 复合物,由能识别和结合抗原的膜型免疫球蛋白(mIg)和介导抗原活化信号转导的 Igα/Igβ (CD79a/CD79b) 异二聚体组成(图 11 - 5)。

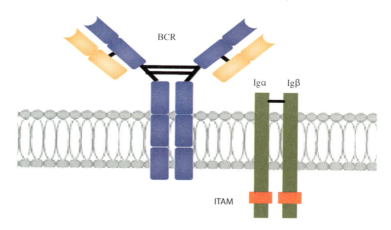

图 11 - 5　BCR 复合物结构示意图

1. mIg (BCR)　mIg 能特异性识别结合抗原,是 B 细胞特征性表面标志,以单体的形式存在,其胞质区很短,抗原刺激信号不能通过其转导到 B 细胞内。

2. Igα/Igβ (CD79a/CD79b)　Igα 和 Igβ 均为单链跨膜蛋白质分子,有较长的胞质区,借助胞膜区的二硫键连接组成二聚体。BCR 复合物是由 mIg 和 Igα/Igβ 在跨膜区的极性氨基酸借静电吸引组合而成。Igα/Igβ 胞质区含有免疫受体酪氨酸激活基序 (immunorecepter tyrosine - based activation motif, ITAM),承担抗原活化信号的转导。

（二）B 细胞共受体分子（coreceptor）

B 细胞表面的 CD19/CD21/CD81 非共价相联，形成 B 细胞的共受体。共受体能增强 BCR 对抗原的识别及 B 细胞的活化的敏感性，增强 BCR 与抗原结合的稳定性并与 Igα/Igβ 共同传递 B 细胞活化的第一信号。在复合体中，CD21（CR2）可结合 C3d，形成 CD21 - C3d - 抗原 - BCR 受体复合物，增强 B 细胞共受体的作用。CD19 进一步传导活化信号，CD81 为 4 次跨膜分子，连接 CD19 和 CD21，以稳定 CD19/CD21/CD81 共受体复合物。

（三）共刺激分子（co - stimulatory molecule）

B 细胞通过膜表面的 BCR 复合物识别结合抗原，所产生的信号经过 CD19/CD21/CD81 共受体复合物的辅助，转导至细胞内。这就是 B 细胞活化的第一信号，但仅有第一信号不能使 B 细胞活化，还需要第二信号（共刺激信号）。Th 细胞和 B 细胞之间的表面共刺激分子相互作用产生第二信号，在"双信号"作用下，B 细胞活化增殖产生适应性体液免疫应答。

1. CD40 CD40 属于肿瘤坏死因子受体超家族（tumor necrosis factor receptor superfamily，TNFRSF），组成性地表达于成熟 B 细胞。CD40 的配体（CD40L 即 CD154）表达于活化 T 细胞。CD40 与 CD40L 的结合是 B 细胞活化的第二信号，对 B 细胞分化成熟和抗体产生起重要的作用。

2. CD80 和 CD86 CD80（B7 - 1）和 CD86（B7 - 2）在静息 B 细胞不表达或低表达，在活化 B 细胞表达增强，它与 T 细胞表面的 CTLA - 4 和 CD28 相互作用，CTLA - 4 抑制 T 细胞活化信号，CD28 提供 T 细胞活化的第二信号。

3. 黏附分子 Th 细胞对 B 细胞的辅助以及活化 B 细胞向 T 细胞提呈抗原，均需要细胞间的接触，黏附分子在此过程中起很大的作用。表达于 B 细胞的黏附分子有 ICAM - 1（CD54）、IFA - 1（CD11a/CD18）等，这些黏附分子也具有共刺激作用。

（四）其他表面分子

1. CD20 表达于除浆细胞外的各发育阶段的 B 细胞，可调节钙离子跨膜流动，从而调控 B 细胞的增殖和分化。CD20 是 B 细胞特异性标志，是治疗性单抗识别的靶分子。

2. CD22 特异性表达于 B 细胞，其胞内段含有 ITIM，是 B 细胞的抑制性受体，能负调节 CD19/CD21/CD81 共受体。

3. CD32 有 a、b 两个亚型，其中 CD32b 即 FcγRIIB，能负反馈调节 B 细胞活化及抗体的分泌。

4. 丝裂原的膜结合分子（丝裂原受体） 表达于 B 细胞表面的主要是葡萄球菌蛋白 A（SPA）受体，可对相应的丝裂原刺激产生强烈的增殖反应，从而激活 B 细胞的克隆扩增，被广泛应用于体外确证机体免疫细胞的活性。

二、B 细胞的分类

根据 CD5 分子是否表达，外周成熟的 B 细胞可分为两个亚群：CD5⁺ B1 细胞亚群和 CD5⁻ B2 细胞亚群。B1 细胞主要产生低亲和力的 IgM，参与固有免疫；B2 细胞介导适应性体液免疫应答，通常所说的 B 细胞，指的就是 B2 亚群。

（一）B1 细胞

B1 细胞（T 细胞非依赖性细胞）出现较早，约占 B 细胞总数的 5% ~ 10%。B1 细胞与通常 B 细胞可能存在不同分化途径，骨髓内不存在其前驱细胞。在个体胚胎发育时期由胚肝来源的 HSC 分化产生，具有自我再生的能力，其后主要定居在腹膜腔、胸膜腔和肠道固有层中，主要针对多糖类物质（属 TI -

2 抗原）产生应答。慢性淋巴细胞白血病中的 B 细胞均表达 CD5，一般认为其来源于 B1 细胞。

B1 细胞表达的免疫球蛋白可变区相对保守，可直接识别多糖类抗原（如细菌多糖等）产生较强的应答，无需 Th 细胞的辅助，不发生免疫球蛋白的类别转换。B1 细胞分泌的低亲和力 IgM 可以与多种不同的抗原表位结合，表现为多反应性。在无明显外源性抗原刺激的作用下，B1 细胞能自发地分泌针对微生物脂多糖和某些自身抗原的 IgM，这些抗体属于天然抗体。

（二）B2 细胞

B2 细胞（T 细胞依赖细胞）由骨髓多能造血干细胞分化而来，其形态较小、为较成熟 B 细胞，在体内出现较晚，定位于外周淋巴器官。B2 细胞主要的生物学功能：成熟的 B 细胞多处于静止期，在抗原刺激和 Th 细胞辅助下被激活，历经细胞增殖、抗原选择、免疫球蛋白类型转换、细胞表面某些标志的改变及体细胞突变，最终分化为浆细胞（抗体形成细胞），可产生高亲和力的抗体，发挥体液免疫功能。初次免疫应答中部分活化的 B 细胞停止分化转变为记忆 B 细胞，当再次与该抗原相遇时记忆 B 细胞可以迅速分化为浆细胞，产生体液免疫效应。B1 细胞和 B2 细胞的比较见表 11 - 2。

表 11 - 2　B1 细胞和 B2 细胞的比较

性质	B1 细胞	B2 细胞
CD5 分子的表达	+	−
来源	由胚肝 HSC 分化而来	由骨髓多能造血干细胞分化而来
更新的方式	自我更新	由骨髓产生
自发产生 Ig	高	低
针对的抗原	糖类	蛋白质类
分泌的 Ig 类型	IgM > IgG	IgG > IgM
特异性	多反应性，无特异性	有特异性
体细胞高频突变	低或无	高
免疫记忆	少或无	有

第三节　B 细胞介导的体液免疫应答

外来抗原进入机体后诱导抗原特异性 B 细胞活化、增殖并最终分化为浆细胞，产生特异性抗体，存在于体液中，发挥重要的免疫效应作用，此过程称为体液免疫应答。根据抗原的不同又分为胸腺依赖性抗原（thymus dependent antigen，TD - Ag）诱导的免疫应答和非胸腺依赖性抗原（thymus independent antigen，TI - Ag）诱导的免疫应答。前者激活需要 Th 细胞的辅助，后者不需要，它们免疫应答的特点也不同，我们将分别进行介绍。通常我们提到的体液免疫应答是指 B 细胞对 TD 抗原的免疫应答。

⇒ 案例引导

临床案例　患者，男性，11 岁，反复咳嗽 4 年，加重并发热半个月。体检：重度营养不良貌，呼吸促，可见吸气三四征，杵状指，浅表淋巴结未扪及，未见扁桃体。双肺未闻及啰音。心音有力，心前区未闻及杂音。肝、脾肋下未触及。四肢关节无肿胀。实验室检查：IgA 0.02g/L，IgG 0.18g/L，IgM 0.17g/L，C3 1.01g/L，C4 0.61g/L，CD3⁺97%，CD4⁺37%，CD8⁺57%，CD4⁺/CD8⁺ 0.65，CD19⁺1%，NK 3%。ESR 58mm/h，CRP 72.82mg/L。PPD 试验、T - SPOT

阴性，血培养、2次支气管肺泡灌洗液培养阴性，2次支气管纤维镜检查提示支气管分支可见大量黄色脓性分泌物。鼻窦CT提示双侧上颌窦、筛窦、额窦炎症。胸部CT提示双肺大片状模糊阴影，内见支气管充气征。基因序列分析显示突变基因位于Bruton酪氨酸激酶（Bruton tyrosine kinase，Btk）基因的编码区，为外显子9区域的949位G缺失，患者确诊为X－连锁无丙种球蛋白血症。

讨论 这种疾病和我们今天所要学习的内容有何联系？

一、B细胞对TD抗原的免疫应答

（一）B细胞对TD抗原的识别

B细胞依靠其表面的BCR来识别抗原，与TCR不同的是，BCR不仅识别蛋白质抗原，还能识别多肽、核酸、多糖类、脂类和小分子化合物；BCR特异性识别完整抗原的天然构象，也可识别抗原降解所暴露的表位构象；抗原无需经APC的加工和处理，也无MHC限制性。

BCR特异性结合抗原，产生B细胞活化的第一信号。同时，B细胞会内化与其BCR结合的抗原，并加工处理，形成抗原肽－MHCⅡ类分子复合物（peptide－MHCⅡ complex，pMHC），提呈给抗原特异性CD4$^+$Th细胞的TCR识别。Th活化后通过表达的CD40L与B细胞表面CD40结合，提供B细胞活化的第二信号。必须指出的是：这种B细胞和T细胞的相互作用是发生在B细胞和T细胞识别同一抗原的不同表位（B表位＋T表位）的基础之上，称之为联合识别。

（二）B细胞活化需要的信号

与T细胞活化相似，B细胞活化也需两个信号：BCR特异性识别抗原提供第一信号，共刺激分子提供第二信号使B细胞完全活化。同样，B细胞充分活化和增殖有赖于细胞因子的参与。

1. B细胞活化的第一信号 即抗原刺激信号，是由BCR－CD79a/CD79b和CD19/CD21/CD81共同传递。BCR与抗原结合，导致BCR交联而产生第一信号，由于其胞内段很短，因此该信号由BCR复合物中的CD79a和CD79b传入B细胞内。此外，B细胞表面的BCR共受体复合物（CD19/CD21/CD81）可以显著促进B细胞的活化。滤泡树突状细胞将抗原以免疫复合物的形式，保留在其表面相当长的时间而不会被破坏。这种复合物中的抗原，一方面能通过补体C3的降解产物（iC3b、C3d及C3dg）与CD21（CR2）结合，另一方面又与B细胞表面的BCR特异结合，完成BCR－Ag－C3dg－CD21的交联，使CD19胞内段相连的酪氨酸激酶和Igα/Igβ相关的酪氨酸激酶发生磷酸化，启动信号转导。BCR的信号转导和TCR的类似，都是通过一系列级联反应，激活转录因子NFAT、NF－κB和AP－1，从而诱导一系列B细胞应答必需基因的表达，使B细胞激活和增殖。

2. B细胞活化的第二信号 CD40受体活化是B细胞活化的第二信号即共刺激信号。B细胞捕获抗原并内化处理为抗原多肽，由B细胞的MHC－Ⅱ分子提呈抗原多肽信息供特异性TCR的T细胞（CD4$^+$Th）来识别。Th细胞表面与B细胞表面多个黏附分子对的相互作用所提供，其中最重要的是CD40与CD40L这一对。CD40主要表达在B细胞、单核细胞和DC细胞表面，CD40L主要表达在活化的CD4$^+$T细胞表面，因此我们说B细胞的活化需要Th细胞的辅助。活化的Th细胞高表达CD40共刺激分子，后者与B细胞的CD40受体结合。使得B细胞获得第二活化信号。B细胞如果只有第一信号没有第二信号，也不能活化，会进入失能的状态。

B细胞和Th细胞的相互作用是双向的，一方面Th细胞提供了B细胞活化所必需的第二信号，Th细胞分泌的细胞因子也可以辅助B细胞活化、增殖和分化；另一方面，B细胞作为APC可以提呈抗原给T细胞提供T细胞活化的第一信号，活化的B细胞还可以表达更多共刺激分子给T细胞活化提供第二信号（图11－6）。

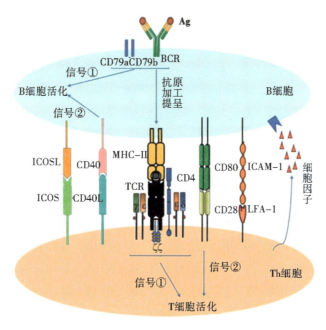

图 11 – 6 B 细胞和 Th 细胞之间通过各类膜分子发生相互作用

3. 细胞因子的作用 多种细胞因子，如 Th 细胞分泌的 IL – 2、IL – 4、IL – 5、IL – 6、IL – 13 等也参与 B 细胞活化，是 B 细胞充分活化和增殖的必要条件。

（三）B 细胞的增殖和分化

B 细胞在双信号的激活作用下具备了增殖和继续分化的能力，其中部分迁移至淋巴组织髓质，分化为浆母细胞，形成初级聚合灶分泌抗体，提供即刻的防御性反应。这部分浆母细胞寿命较短，只能存活数天，不能迁移到骨髓。另一部分 B 细胞会迁移至附近的淋巴滤泡，快速增殖形成生发中心，在生发中心经历体细胞高频突变，抗体的亲和力成熟和类别转换的过程后，一部分发育成为浆细胞迁入骨髓产生抗体，另一部分分化成为记忆 B 细胞，留在淋巴滤泡或参与再循环（图 11 –7）。

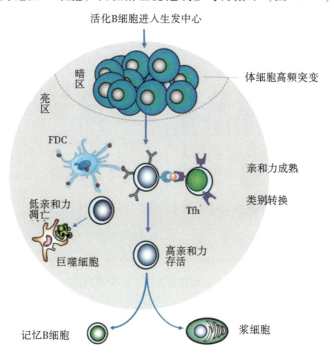

图 11 – 7 B 细胞在生发中心的发育过程

二、B 细胞对 TI 抗原的免疫应答

TI 抗原是一类含有高度重复抗原表位的抗原，一个 TI 抗原分子就可以与 B 细胞表面多个受体结合，形成受体交联，可直接激活 B 细胞，无需抗原特异性 T 细胞的辅助，如细菌多糖、聚合蛋白以及脂多糖等，这类抗原称为胸腺非依赖抗原（TI – Ag）。根据 TI 抗原激活 B 细胞的方式不同，可将其分为 TI – 1 和 TI – 2（图 11 – 8）。

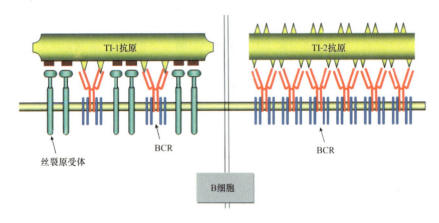

图 11 – 8　TI – 1 和 TI – 2 抗原示意图

（一）B 细胞对 TI – 1 抗原的应答

TI – 1 抗原又称为 B 细胞丝裂原，可激活成熟和不成熟的 B 细胞，诱导产生低亲和力的 IgM，主要为细菌胞壁成分，如脂多糖（Lipopolysaccharide，LPS）。高浓度的 LPS 可与 B 细胞上的相应丝裂原受体（LPS – R）结合，非特异性激活多克隆 B 细胞，导致 B 细胞活化；低浓度的 LPS 仅激活表达特异性 BCR 的 B 细胞，因为仅此类 B 细胞可从低浓度抗原中竞争性结合到足够量抗原，从而被激活（图 11 – 9）。由于无需 T 细胞辅助，其应答发生于胸腺依赖性免疫应答之前，感染初期即可产生特异性抗体，从而在抵御某些细胞外病原体中发挥重要作用。但 TI – 1 抗原单独作用不足以诱导 Ig 类别转换、抗体亲和力成熟和记忆 B 细胞的产生。

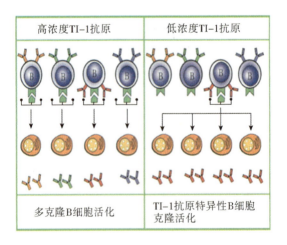

图 11 – 9　B 细胞对 TI – 1 抗原的识别

（二）B 细胞对 TI – 2 抗原的应答

TI – 2 抗原多属细菌细胞壁成分、荚膜多糖、多聚鞭毛蛋白等，仅可激活成熟的 B 细胞，以 B1 细

胞为主。TI－2 抗原具有重复性抗原决定簇，通过其重复性抗原决定簇使 B 细胞的 mIg 发生广泛交联而激活。但这种交联也可能诱导成熟 B 细胞的无反应性。因此表位的密度在 TI－2 抗原激活 B 细胞中可能起决定性作用。密度过低，mIg 交联的程度不足以激活 B 细胞；密度过高，可使 B 细胞 BCR 广泛交联致使细胞膜不流动，引起无反应性，这也是 B 细胞对某些抗原出现耐受的机制之一。

T 细胞在 TI－2 抗原的应答中作用尚不十分清楚，但 T 细胞分泌的细胞因子可明显增强 B1 细胞的免疫应答，并可发生抗体类别转换，产生 IgM 及 IgG。这些抗体可通过调理作用，促进吞噬细胞对病原体的吞噬清除，以及抗原特异性 T 细胞的活化。B1 细胞对 TI－2 抗原的应答在抗具有荚膜多糖的细菌感染中具有重要意义。由于人体的 B1 细胞要在 5 岁左右才发育成熟，因此婴幼儿易感染含有 TI－2 抗原的病原体。

三、B 细胞免疫应答的效应

（一）产生抗体，介导体液免疫

B 细胞在受到抗原刺激后，可以分化为浆细胞，再由浆细胞分泌相应抗体，通过抗体发挥中和、调理、ADCC 及补体激活等作用（详见第四章）。

（二）作为专职 APC，发挥提呈抗原功能

B 细胞膜表面表达 MHC Ⅱ类分子，主要通过外源性途径对抗原加工、处理、提呈，尤其是对可溶性抗原进行提呈。

（三）发挥免疫调节功能

可分泌细胞因子直接发挥免疫调节功能，还可以通过抗原抗体免疫复合物的形式调节免疫功能。

1. 分泌细胞因子调节 B 细胞产生 IL－6、IL－10 等细胞因子负性调节固有免疫细胞（比如巨噬细胞、DC 细胞等）功能以及 T 细胞功能。近年来的研究发现，在机体内有一类具有负性调节能力的调节性 B 细胞——B10 细胞，该细胞主要通过产生 IL－10 发挥作用，抑制 DC 抗原呈递的作用，抑制巨噬细胞的激活，促进 Th2 细胞并且抑制 Th1 细胞，还可以抑制体内过度炎症反应，并且在有些慢性疾病（如肠炎、多发性硬化症）、感染以及肿瘤发生、发展的进程中发挥重要的调节作用。

2. 通过抗原－抗体复合物进行负反馈调节 抗原抗体免疫复合物可促进吞噬细胞吞噬抗原的作用，使其迅速清除，降低抗原物质对免疫系统的刺激，从而抑制体液免疫中抗体进一步的产生。

某些抗体能够与 BCR 竞争性地捕获抗原，从而阻断抗原与 BCR 结合来实现负反馈调节。

四、抗体产生的一般规律

抗原初次侵入机体所引发的应答称为初次免疫应答（primary immune response）。初次应答过程中所形成的记忆细胞再次接受相同抗原刺激后，可迅速、高效、特异地产生应答，即再次免疫应答（secondary immune response）。

（一）初次应答

初次应答 B 细胞产生的抗体数量少，亲和力低，其产生抗体的过程可人为划分为以下四期。

1. 潜伏期（lag phase） 指抗原进入机体至血清中特异性抗体可以被检测出的阶段，受机体状况、抗原的性质及其进入机体的途径等因素影响，在此期体内不能检出抗体，多数情况为 7～10 天。

2. 对数期（log phase） 指抗体水平呈指数增长的时期，抗原的性质、剂量是决定抗体量增长速度的重要因素。

3. 平台期（plateau phase） 此期血清中抗体水平相对稳定，不同的抗原刺激机体产生抗体的水

平、维持的时间、到达平台期所需要的时间也不相同。

4. 下降期（decline phase） 由于抗体被降解或与抗原结合被清除，抗体水平逐渐下降。

初次应答的特点是：①潜伏期长，②所产生的抗体以 IgM 类抗体为主，③亲和力低，④在体内维持时间短。

（二）再次应答

相同或相似抗原再次侵入机体，由于免疫记忆细胞的存在，免疫系统可迅速、高效地产生特异性应答。由于记忆性 B 细胞在初次应答的生发中心已经历亲和力成熟及抗体类别转换等过程，表达高亲和力 BCR，因此仅需很低抗原量即可有效启动再次免疫应答。

再次免疫应答具有如下特征：①潜伏期短，大约为初次免疫应答潜伏期的一半，约为 4 天；②启动应答所需抗原剂量较小；③应答强度高，抗体合成可快速到达平台期，平台高且持续时间长；④下降期平缓，体内合成抗体的时间长；⑤抗体以 IgG 为主；⑥抗体亲和力高。

机体通过再次免疫应答，提高了清除抗原的能力。再次应答的强弱与两次抗原间隔的时间长短有关。间隔过短或过长，免疫应答都会减弱。过短由于初次应答遗留的抗体可与再次进入的抗原结合形成复合物而被清除掉，过长则由于记忆细胞并非永生，其数量减少因而应答也弱。再次应答的免疫效应可持续数月或数年，因此很多情况下机体一旦被某病原体感染后，可以在相当长时间获得抵抗力。

目标检测

答案解析

1. 关于 B 细胞的发育，下面哪个说法是错误的（　　）

    A. B 细胞抗原识别受体是基因重排后表达出来的

    B. B 细胞在骨髓中完成全部发育过程

    C. B 细胞发育过程中，HLDA 会发生变化

    D. BCR 基因重排主要依赖重组酶 RAG

    E. BCR 基因重排过程中存在等位排斥和同种型排斥

2. BCR 属于哪一类的膜型（　　）

    A. IgM   B. IgG   C. IgA

    D. IgD   E. IgE

3. （多选题）BCR 多样性产生的机制是（　　）

    A. 组合多样性   B. 连接多样性   C. 受体编辑的多样性

    D. 体细胞高频突变   E. Ig 类别转换

4. B 细胞膜分子不包括（　　）

    A. CD19   B. CD20   C. CD21

    D. CD3   E. CD40

5. B 细胞的功能不包括（　　）

    A. 抗原提呈   B. 分泌抗体   C. 分泌细胞因子发挥调节作用

    D. 能进行负反馈调节   E. 吞噬病原体

6. B 细胞与 T 细胞为什么要进行基因重排？

7. B 细胞的两个发育阶段分别有什么意义？

8. 试比较 B 细胞对 TD 抗原和 TI 抗原免疫应答的异同点。

9. 抗体产生的一般规律与临床意义。

10. 请列表 B 细胞的重要表面分子、相应配体以及表达细胞、功能。

（张舟　张霞）

书网融合……

本章小结

微课

题库

第十二章　固有免疫系统及其应答

PPT

📑 **学习目标**

1. **掌握**　固有免疫系统的组成和主要生物学作用。

2. **熟悉**　组织屏障的作用和吞噬细胞、NK 细胞、NKT 细胞的生物学功能，固有免疫与特异性免疫应答的关系。

3. **了解**　固有免疫应答的作用时相和特点。

4. 学会将固有免疫应答的知识应用到生活常识、医学预防和治疗中。

固有免疫（innate immunity）又称作非特异性免疫应答（non - specific immune response），是种群长期进化过程中逐渐形成的一种本能，可抵御病原微生物的侵袭且无需特殊刺激和诱导。具有抗感染作用（免疫防御）、识别并清除突变受损和死亡的宿主细胞（免疫监视），以及参与维持内环境稳定和及时清除体内早期形成的变异细胞的功能等作用。

其主要特点有：①出生后即具有，能遗传给后代，也称种的免疫（species immunity）；②无特异性，作用范围广，不针对某一特定抗原；③无免疫记忆性、相对稳定，不受抗原性质、抗原刺激强弱或刺激次数的影响；但也不是固定不变的，当机体受到共同抗原或佐剂的作用时，也可产生获得性非特异性免疫，以增强非特异性免疫力；④反应快速，最早发现入侵抗原，并将其排斥与清除，但作用强度较弱；⑤无细胞增殖或分化现象，参与应答的巨噬细胞、树突状细胞等固有免疫细胞活化后无克隆增殖和分化现象。

第一节　固有免疫系统 🅔微课

固有免疫系统（innate immune system）由固有免疫屏障、固有免疫细胞和固有免疫分子组成。机体外部的皮肤、黏膜和体内局部一些特定组织构成固有免疫屏障；固有免疫细胞包括吞噬细胞、自然杀伤细胞和树突细胞等；固有免疫分子是分布于体表或者体内的能天然识别或攻击病原体的可溶性免疫分子（图 12 - 1）。

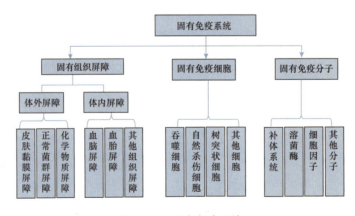

图 12 - 1　固有免疫系统

一、固有组织屏障

组织屏障（immunological barrier）是防御异物进入机体或机体某一部位的生理解剖学结构，能天然地发挥"隔离保护"作用，被称为机体的"第一道防线"。包括皮肤黏膜体外屏障和血－脑屏障和胎盘屏障等体内屏障。

（一）皮肤黏膜屏障

皮肤黏膜屏障包括皮肤、呼吸道黏膜、消化道黏膜和泌尿生殖道黏膜等，发挥物理屏障、化学屏障和微生物屏障作用。

1. 物理屏障　健康完整的皮肤及黏膜包裹着机体，它们可以机械性地阻挡病原微生物及其他抗原异物侵入机体；鼻孔中的鼻毛、随呼吸定向摆动纤毛和黏膜上皮细胞表面分泌液，都具有阻挡并排除抗原异物的侵入作用（图 12－2）。

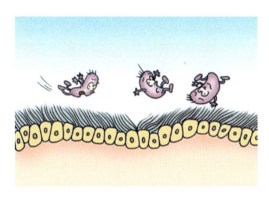

图 12－2　呼吸道纤毛对细菌的清除

2. 化学屏障　皮肤和黏膜分泌液中含有多种杀菌、抑菌的化学物质，如皮肤细胞分泌的不饱和脂肪酸，汗液中的乳酸，胃液中的胃酸，唾液、泪液、呼吸道、消化道和泌尿生殖道黏液中的溶菌酶、抗菌肽和乳铁蛋白等。其次，黏膜分泌液中的抗体 sIgA 可以中和病原体及其毒素，对黏膜起到保护作用。

3. 微生物屏障　在皮肤、黏膜及机体与外界相通的腔道中生长的微生物群（正常菌群），与人体保持互相依赖、互相制约的平衡状态（表 12－1）。

表 12－1　人体正常菌群的分布情况

部位	微生物种类
皮肤	葡萄球菌、铜绿假单胞菌、白色念珠菌、丙酸杆菌、类白喉杆菌
肠道	大肠埃希菌、产气杆菌、变形杆菌、铜绿假单胞菌、葡萄球菌、厌氧杆菌、乳杆菌、双歧杆菌等
尿道	葡萄球菌、类白喉杆菌、非致病性分枝杆菌等
阴道	大肠埃希菌、乳杆菌、白色念珠菌、类白喉杆菌、非致病性分枝杆菌等

正常菌群的作用以下。①拮抗作用：正常菌群在生物体的特定部位生长，通过竞争结合上皮细胞、吸收营养物质、改变环境 pH 或释放抗生素等方式抑制外来微生物的生长与定植。②营养作用：正常菌群的存在影响着生物体的物质代谢与转化。如蛋白质、碳水化合物、脂肪及维生素的合成，胆汁的代谢、胆固醇的代谢及激素转化都有正常菌群的参与。③免疫作用：正常菌群的抗原刺激可以使宿主产生免疫，提高宿主的免疫力。已有实验表明，某些诱发的自身免疫过程具有抑癌作用。

⊕ **知识链接** --

乳酸杆菌及其生理功能

乳酸杆菌（lactic acid bacteria，LAB）是一类杆状或球状的革兰阳性菌，广泛存在于人类和其他哺乳动物的口腔、肠道等环境中，是人体正常微生物菌群的重要成员。

乳酸杆菌的主要生理功能有：乳酸菌能促进动物生长，调节胃肠道正常菌群、维持微生态平衡，从而改善胃肠道功能、提高食物消化率和生物效价、降低血清胆固醇、控制内毒素、抑制肠道内腐败菌生长、提高机体免疫力等。大量研究表明，由于乳酸菌的数量减少或者缺失导致的菌群失调。乳酸杆菌是公认的阴道正常菌群，目前已经从阴道中分理处 16 种乳酸杆菌，其中能产生 H_2O_2 的乳酸杆菌在维持阴道自净和抗感染中起着关键作用。

（二）体内屏障

体内屏障人体内部的重要器官组织具有的特殊结构，具有阻挡微生物和大分子异物进入的作用，对保护重要器官、维持局部生理环境具有重要的作用，包括血 - 脑屏障、血 - 胎屏障和其他屏障。

1. 血 - 脑屏障　血 - 脑屏障是存在于血脑循环中的一种生理解剖学结构。它是由软脑膜、脉络丛的脑毛细血管壁和包在壁外的神经胶质细胞形成的胶质膜构成。近年来，据电镜和酶标技术研究证明，血 - 脑屏障的组织学部位主要是脑毛细血管内皮细胞层。这层细胞具有连结紧密、胞饮作用微弱的特点，可有效地阻挡病原微生物及其他抗原异物通过血流进入脑组织或脑脊液，从而保护了机体的中枢神经系统。婴幼儿由于血 - 脑屏障尚未发育完善，较易发生脑膜炎等中枢神经系统的感染。

2. 血 - 胎屏障　又称为胎盘屏障，是由母体的子宫内膜的基蜕膜和胎儿绒毛膜共同组成。此屏障不影响母子间的物质交换，但在一般情况下可防止母体内的病原菌进入胎儿体内。使胎儿免受感染。血胎屏障与妊娠期有关。在妊娠头 3 个月内，该屏障尚未发育完善。此时若母体患风疹等病毒性感染，则病原体可通过胎盘进入胎儿体内，常可造成胎儿畸形、流产或死亡。

3. 其他屏障　人体的胸腺、睾丸及附睾等部位均存在屏障结构，可阻挡侵入血液或淋巴液的病原体，对维持局部器官的正常生理功能具有保护作用。

二、固有免疫细胞

固有免疫细胞可对侵入的病原体迅速应答，产生非特异抗感染免疫作用；亦可参与对体内损伤、衰老或畸变细胞的清除，并参与适应性免疫应答。固有免疫细胞主要包括中性粒细胞、单核吞噬细胞、树突状细胞、NK T 细胞、NK 细胞、肥大细胞、嗜碱性粒细胞、嗜酸性粒细胞、B - 1 细胞、γσ T 细胞等（图 12 - 3）。

（一）单核 - 吞噬细胞系统

游离于血液中的单核细胞（monocyte）及存在于各组织中的巨噬细胞（macrophage，Mφ）均来自骨髓干细胞系，他们具有很强的吞噬能力，又名单核 - 吞噬系统（mononuclear phagocyte system，MPS）。他们通过吞噬作用清除外来病原微生物，执行免疫防御作用；通过清除体内衰老、死亡的细胞执行免疫自稳功能；通过释放细胞因子执行免疫调节功能；通过 ADCC 效应执行杀伤靶细胞的功能；具有参与炎症反应和抗原提呈的功能（见第九章，APC 与抗原提呈）。

（二）自然杀伤细胞

自然杀伤细胞（natural killer cell，NK）是机体重要的固有免疫细胞，来源于骨髓淋巴样干细胞，其分化、发育依赖于骨髓或胸腺微环境，主要分布于外周血和脾脏，在淋巴结和其他组织中也有少量存在。由于 NK 细胞的杀伤活性无需 MHC 提呈抗原，因此称为自然杀伤活性。NK 细胞的靶细胞主要有肿瘤细胞、病毒感染细胞、某些自身组织细胞（如血细胞）、寄生虫等。NK 细胞具有重要的抗肿瘤、抗病毒感染和免疫调节作用，而且也参与超敏反应和自身免疫性疾病的发生。

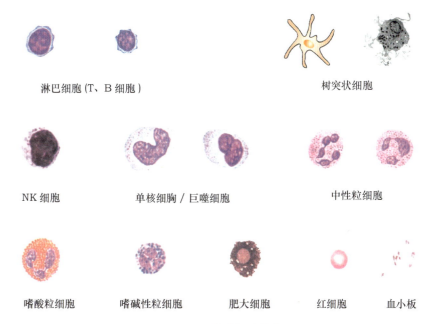

图 12 - 3　免疫细胞种类

1. 识别机制　NK 细胞识别靶细胞具有非特异性和抗体介导的特异性识别两种识别方式，与细胞毒性 T 细胞识别靶细胞机制不同。NK 细胞表面具有活化性杀伤受体（killer activatory receptor，KAR）和抑制性杀伤受体（killer inhibitory receptor，KIR）。人类 NK 细胞的 KAR 能广泛识别并结合分布于各类细胞表面的糖配体，使 NK 细胞获得活化信号；NK 细胞的 KIR 受体可识别自身组织细胞表面的 MHC I 类分子，并通过胞质信号传递抑制信号，使 NK 细胞处于被抑制的状态。

人体自身正常细胞都能表达 MHC I 类分子，因此 KIR 介导的抑制活性占主导地位，表现为 NK 细胞不杀伤正常的自身组织细胞。然而，病毒感染细胞或者肿瘤细胞表面下调 MHC I 类分子的表达，降低 KIR 抑制信号或者把细胞表面与 NK 细胞活化受体（KAR）结合的配体分子表达增高，加强了 NK 细胞的活性信号，表现为 NK 细胞活化，通过其杀伤作用使靶细胞溶解破坏或者凋亡（图 12 - 4）。

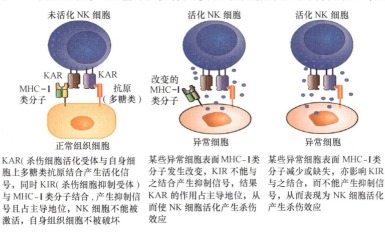

图 12 - 4　NK 细胞的杀伤识别机制

另外一种 NK 细胞活化的机制是 ADCC 作用：NK 细胞表面具有 FcγR ⅢA，主要结合人 IgG1 和 IgG3 的 Fc 段（Cγ2、Cγ3 功能区），在针对靶细胞特异性 IgG 抗体的介导下可特异性杀伤靶细胞。细胞因子的调节也影响 NK 细胞的活化：IL - 2 和 IFN - γ 明显增强 NK 细胞的杀伤活性。

2. NK 细胞的细胞毒作用机制　活化的自然杀伤细胞可合成和分泌多种细胞因子，直接发挥对靶细胞的杀伤作用。主要有穿孔素、颗粒酶、NK 细胞毒因子和 TNF 等。

（1）穿孔素　穿孔素是一种由 NK、CTL、LAK 等杀伤细胞胞质颗粒释放的杀伤靶细胞的介质，有关穿孔素的结构和功能参见本章第二节。从胞质颗粒中纯化的穿孔素在体外能溶解多种肿瘤细胞，释放颗粒酶进入靶细胞，抗穿孔素抗体可抑制杀伤活性。IL - 2 可提高穿孔素基因的转录。IL - 6 可以促进 IL - 2 对穿孔素基因转录的诱导作用。丝氨酸酯酶可能有活化穿孔素的作用。

（2）NK 细胞毒性因子　NK 细胞可释放可溶性 NK 细胞毒性因子（NK cytotoxic factor，NKCF），靶细胞表面有 NKCF 受体，NKCF 与靶细胞结合后可选择性杀伤和裂解靶细胞。

（3）TNF　活化的 NK 细胞可释放 TNF - α 和 TNF - β（LT）作用于靶细胞的 TNF 受体，TNF 受体系细胞凋亡受体。①启动细胞凋亡分子通路，活化靶细胞核酸内切酶，降解基因组 DNA 从而引起程序性细胞死亡；②改变靶细胞溶酶体的稳定性，导致多种水解酶外漏；③影响细胞膜磷脂代谢；④改变靶细胞糖代谢使组织中 pH 降低；TNF 引起细胞死亡过程明显慢于穿孔素溶解细胞的快速。

NK 细胞通过自然杀伤和 ADCC 发挥的细胞毒作用，在机体抗病毒感染、免疫监视中起重要作用。

3. NK 细胞的生物学功能

（1）抗病毒感染　自然杀伤细胞可选择性地杀伤病毒感染的靶细胞。病毒感染的靶细胞释放的 Ⅰ 型干扰素（IFN - α，IFN - β）可协同自然杀伤细胞的抗病毒作用。另一方面，病毒感染细胞表面的病毒抗原和其他表面分子可提高使自然杀伤细胞的敏感性。

（2）杀伤肿瘤细胞　NK 细胞在免疫监视、杀伤突变的肿瘤细胞比 CD8$^+$T 细胞特异杀伤肿瘤细胞具有更重要的作用。某些疾病如 Chediak - Higashi 或 X 性联淋巴增殖综合征患者，由于 NK 功能缺陷，免疫监视功能降低，患恶性淋巴细胞增殖疾病的风险增加。

（3）免疫监视和稳定作用　参与骨髓/造血干细胞移植后移植物抗白血病效应（graft - versus - leukemia effect，GVL）：骨髓移植后数周内，植入成功的来源于供体的自然杀伤细胞在外周血白细胞中占相当高的比例，对患者血液肿瘤细胞具有杀伤具有清除作用，防肿瘤复发。此外，在体内自然杀伤细胞还可杀伤某些不成熟细胞如骨髓干细胞、胸腺细胞亚群等，具有自身免疫稳定的作用。

（三）树突状细胞

树突状细胞（dendritic cell，DC）是功能最强的专职抗原提呈细胞，它能高效地加工处理和提呈抗原，未成熟的 DC 细胞具有较强的迁移能力，成熟的 DC 细胞能有效激活初始 T 细胞，是启动、调控并维持免疫应答的中心环节（见第十一章，B 细胞及其介导的免疫应答）。

（四）其他细胞

1. B1 细胞　在个体发育过程中出现较早，其发育与胚肝密切相关，也可由人骨髓产生。主要分布于胸腔、腹腔和肠壁固有层中，可识别微生物的非特异性抗原物质（TI - Ag），在免疫应答早期发挥作用（见第十一章，B 细胞及其介导的免疫应答）。

2. γδT 细胞　γδT 细胞是执行固有免疫功能的 T 细胞，其 TCR 由 γ 和 δ 链组成。γδT 细胞是一种既能杀伤癌细胞，肿瘤干细胞，又能识别癌抗原的免疫细胞。

3. NKT 细胞　NKT 细胞（Natural killer T cell）是一种细胞表面既有 T 细胞受体 TCR，又有 NK 细胞受体的特殊 T 细胞亚群。NKT 细胞能大量产生细胞因子，且可以发挥与 NK 细胞相似的细胞毒作用。

4. 肥大细胞（mast cell）　广泛分布于皮肤及内脏黏膜下的微血管周围。分泌多种细胞因子，表达

MHC 分子、B7 分子，具有 APC 功能，也表达大量的 IgE Fc 受体，是 I 型超敏反应重细胞的效应细胞。

三、固有免疫效应分子

病原体进入机体后，机体体液中预存的以及即刻生成的抗病原体效应分子开始发挥清除作用。固有免疫的体液因子有补体分子、防御素、溶菌酶、细胞因子、趋化因子等。

（一）补体分子

补体是存在于正常人和动物血清与组织液中的一组经活化后具有酶活性的蛋白质。可通过旁路途径和 MBL 途径非特异地杀伤微生物，具有非常重要的固有免疫应答作用（见第五章，补体系统）。

（二）溶菌酶

溶菌酶（lysozyme）又称胞壁质酶（muramidase）或 N - 乙酰胞壁质聚糖水解酶（N - acetylmuramide glycanohydrlase），是一种能水解致病菌中黏多糖的碱性酶。主要通过破坏细胞壁中的 N - 乙酰胞壁酸和 N - 乙酰氨基葡糖之间的 β - 1,4 糖苷键，使细胞壁不溶性黏多糖分解成可溶性糖肽，导致细胞壁破裂内容物逸出而使细菌溶解。溶菌酶还可与带负电荷的病毒蛋白直接结合，与 DNA、RNA、脱辅基蛋白形成复盐，使病毒失活。因此，该酶具有非特异性的抗菌、消炎、抗病毒等作用。

（三）细胞因子

细胞因子（cytokine，CK）是免疫原、丝裂原或其他刺激剂诱导多种细胞产生的小分子可溶性蛋白质，通过其受体发挥调节固有免疫和适应性免疫应答、血细胞生成、细胞生长以及损伤组织修复等多种功能（见第六章，细胞因子及其受体）。

（四）其他分子

抗菌肽（antimicrobial peptide）是一类具有抗菌活性的碱性多肽物质，分子量 2000 ~ 7000，由 20 ~ 60 个氨基酸残基组成，具有高效杀菌活性。人体皮肤表面的抗菌肽有抗菌作用。也可从细菌、真菌、昆虫、两栖类动物、高等植物、哺乳动物中发现并分离获得具有抗菌活性的多肽。

第二节　固有免疫应答

固有免疫应答是指抗原刺激机体免疫系统产生固有免疫细胞和固有免疫分子，并能在感染的 96 小时内迅速发挥生物学效应，将抗原性物质清除、维持机体生理功能稳定的过程。

表 12 – 2　固有免疫系统的生物学功能

固有免疫系统	组成	生物学功能
组织屏障	皮肤、黏膜屏障	阻止微生物入侵；酸性环境抑制微生物生长；鼻毛、纤毛排出异物。黏膜免疫作用；正常菌群作用
	血 – 脑屏障	阻止病原微生物与其他抗原异物通过血流进入脑组织或者脑脊液，保护机体的中枢神经系统
	血 – 胎屏障	阻止病原体进入胎儿，使胎儿免受感染
固有免疫细胞	吞噬细胞	对体内病原体进行吞噬杀灭、抗原提呈作用
	树突状细胞	最专业的抗原提呈细胞
	NK 细胞	抗感染、抗肿瘤、抗白血病等作用
固有免疫分子	补体系统	旁路途径和 MBL 途径非特异性杀伤细菌
	溶菌酶	在各种分泌液中溶解细菌
	细胞因子	IFN/TNF/IL 等细胞因子都有很好的免疫防御作用

一、固有免疫识别

固有免疫细胞通过其表面的"模式识别受体"本能地识别多种病原体的"病原相关分子模式"，经特殊的信号转导途径，在未经克隆扩增的情况下，启动固有免疫应答，产生固有免疫效应分子，达到迅速清除病原微生物的目的。

（一）模式识别受体

模式识别受体（pattern recognition receptor，PRR）：主要是指存在于固有免疫细胞表面的一类能够直接识别结合病原微生物或宿主凋亡细胞表面某些共有的特定分子结构的受体。表达于固有免疫细胞膜表面的 PRR 称为膜型 PRR，来自不同组织部位的同一类型固有免疫细胞（如巨噬细胞）均表达相同的PRR，具有相同的识别特性。这与抗原特异性 T/B 淋巴细胞一个克隆表达一种 TCR/BCR 受体的情况不同。固有免疫细胞表面 PRR 是胚系基因直接编码（未经重排）的产物，较少多样性，主要包括甘露糖受体、清道夫受体和 Toll 样受体（表 12 - 3）。

表 12 - 3 固有免疫细胞的模式识别受体

模式识别受体（PRR）	病原相关分子模式（PAMP）
Toll 样受体	G$^+$细菌的肽聚糖、磷壁酸，G$^-$细菌的脂多糖，支原体的脂肽，病毒的双股 RNA，细菌的鞭毛
甘露糖受体	岩藻糖、甘露糖等
清道夫受体	G$^+$细菌的磷壁酸，G$^-$细菌的脂多糖

Toll 样受体介导的信号转导途径人类 Toll 样受体（Toll - like receptor，TLR）家族成员现已确定的有 10 个（TLR1 - 10），其中 TLR - 3、7、8、9 分布在细胞内，其余 TLR 家族成员分布于不同的免疫细胞表面，TLR 受体作为感受器，对 PAMP 出现做出免疫应答反应（表 12 - 4）。

表 12 - 4 TLR 模式识别受体及其识别的病原体相关模式分子

模式识别受体（PRR）	病原体相关模式分子（PAMP）
TLR2/TLR6 和 TLR2/TLR1	G$^+$菌肽聚糖（PGN）、磷壁酸（LTA）、细菌和支原体的脂蛋白、脂肽，酵母菌的酵母多糖
TLR4 与 CD14	G$^-$菌脂多糖（LPS）、热休克蛋白（HSP）
TLR5	G$^-$菌的鞭毛蛋白
TLR3（胞内器室膜上）	病毒双链 RNA（dsRNA）
TLR7/TLR8（胞内器室膜上）	病毒或非病毒性单链 RNA（ssRNA）
TLR9（胞内器室膜上）	细菌或病毒非甲基化 CpG DNA

不同的 TLR 有不同的信号转导途径，产生不同的生物学效应。现以 TLR - 4 接受细菌脂多糖（LPS）刺激为例，简述 TLR - 4 介导的信号转导途径。TLR - 4 介导的信号转导途径如图 12 - 5 所示：巨噬细胞通过表面 CD14 与 LPS - LBP 复合物结合后，可使其表面的 TLR - 4 接受 LPS 的刺激，从而聚集形成 TLR - 4 同源二聚体，并在分泌性蛋白 DM - 2 协同作用下使 TLR - 4 活化。活化 TLR - 4 通过其胞质区 TIR（Toll/IL - 1 受体同源区）与胞质内接头蛋白 MyD88（即髓样分化蛋白 88）C - 端 TIR 结合形成复合物，再通过 MyD88 的 N - 端死亡结构域（DD）募集结合 IRAK（即 IL - 1 受体相关的激酶），并使之活化（图 12 - 5）。

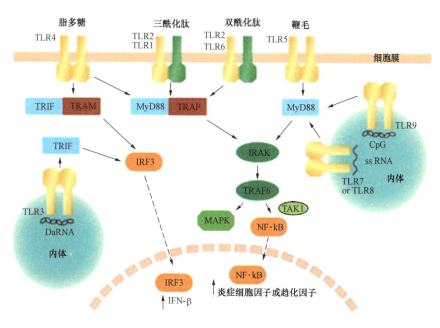

图 12 - 5　Toll 样受体信号转导途径

活化 IRAK 与 TRAF6（即 TNF 受体相关因子 6）结合后，可使 TAK1（即 TGF - β 活化的激酶）活化，进而通过 IκB 激酶级联反应，使转录因子 NF - κB 活化，启动相关靶基因转录，表达炎性细胞因子，介导炎症反应。

（二）固有免疫识别对象

1. 病原相关分子模式（pathogen associated molecular pattern，PAMP）　是模式识别受体（PRR）识别结合的配体分子，主要是指病原微生物表面某些共有的高度保守的分子结构，也包括宿主凋亡细胞表面某些共有的特定分子结构。膜型 PRR 识别结合的配体分子（PAMP）数量有限，但这些配体分子在病原微生物中分布广泛，主要包括 G⁻ 菌的脂多糖，G⁺ 菌的肽聚糖和脂磷壁酸，分枝杆菌和螺旋体的脂蛋白和脂肽、细菌和真菌的甘露糖，细菌非甲基化 DNACpG 序列，病毒双股 RNA（dsRNA）以及宿主凋亡细胞表面的磷脂酰丝氨酸等。

上述 PAMP 中，除细菌非甲基化 CpG 序列和病毒 dsRNA 能以游离形式存在外，其余通常只表达于某些特定病原微生物和宿主凋亡细胞表面，而不存在于正常宿主细胞表面。借此，固有免疫细胞可天然的区分"敌""我"，可通过 PRR 受体识别"自身"与"非己"成分，诱导固有免疫应答，清除那些含有 PRR 配体分子（PAMP）的病原微生物和宿主凋亡细胞。

2. 损伤相关分子模式（damage associated molecular patterns，DAMPs）　是指组织或细胞受到损伤、缺氧、应激等因素刺激后释放到细胞间隙或者血液循环中的一种物质，可通过 Toll 样受体或 NOD 样受体等模式识别受体，诱导自身免疫反应，在关节炎、动脉粥样硬化、肿瘤、系统性红斑狼疮等疾病的发生发展过程中发挥一定的作用。目前已经发现多种 DAMPs，主要有高迁移率组蛋白 B1、热休克蛋白等。DAMPs 可激活固有免疫细胞，引起固有免疫应答，并启动适应性免疫应答。DAMPs 分子引发的自身固有免疫应答反应和损伤，是许多慢行炎症疾病的内源性致病因素。

二、固有免疫应答的作用时相

当机体初次接触特定病原体后，通常需经历三个应答时相，即瞬时固有免疫应答、早期固有免疫应答和适应性免疫应答阶段。一般前两个时相因无抗原特异性淋巴细胞的增殖，诱导期短，属于固有免疫应答（表 12 - 5）。

表 12 - 5 固有免疫应答的作用时相

感染阶段	0 小时	瞬时阶段	早期阶段	适应性免疫应答阶段
发生时间	0 小时	0 ~ 4 小时	4 ~ 96 小时	96 小时后
参与细胞和组织	体外屏障	体内屏障，细胞屏障和分子屏障	吞噬细胞、NK 细胞、DC 细胞等	APC 细胞、T 细胞和 B2 细胞
免疫效果	阻挡细菌侵入机体	细胞吞噬杀菌、补体激活杀菌、粒细胞浸润、抗菌蛋白和多肽杀菌	吞噬细胞聚集活化、NK 细胞活化、B1 细胞活化；补体活化、趋化因子、细胞因子产生炎症反应	感染通过特异性抗体、T 细胞依赖性巨噬细胞激活和细胞毒性 T 细胞清除

1. 瞬时固有免疫应答阶段 发生于感染后 0 ~ 4 小时之内。固有免疫系统的组织、细胞和分子均有参与。

（1）组织屏障 机体的皮肤、黏膜屏障机械地阻挡病原体的入侵；正常菌群抑制外来微生物的生长与繁殖；体表化学物质如溶菌酶溶解入侵细菌、SIgA 阻止外来细菌侵入。

（2）固有免疫细胞 如果病原体突破上述防线侵入机体，病原体可被局部存在的吞噬细胞迅速吞噬，活化的吞噬细胞和感染部位组织细胞产生的细胞因子主要诱导血管内皮细胞表达黏附分子，募集吞噬细胞到达感染部位；另外，分布于黏膜组织血管、淋巴管和神经末梢周围的肥大细胞活化后脱颗粒引起毛细血管扩张，也可迅速募集吞噬细胞到达感染部位，使其成为抗病原体感染的主要效应细胞。NK 细胞可直接识别杀伤靶细胞。中性粒细胞浸润是胞外寄生菌感染的重要特征。

（3）固有免疫分子 防御素、溶菌酶和抗菌肽可直接发挥杀菌作用，病原体可激活补体的旁路途径和 MBL 途径而被溶解破坏。

大多数病原体的感染可终止于这一时相，如果病原体未被清除，则进入早期固有免疫应答期。

2. 早期固有免疫应答阶段 发生于感染后 4 ~ 96 小时之间。微生物成功侵入血液，开始大量生长繁殖阶段。参与的主要成分除吞噬细胞外，还包括固有样淋巴细胞、细胞因子和炎性介质等。

巨噬细胞聚集于感染部位，受细胞因子刺激，其吞噬、杀伤活性增强并分泌大量细胞因子，导致血管通透性增加，细胞和细胞因子进入感染部位从而介导炎症反应。进一步激活 NK 细胞、粒细胞等非特异性免疫细胞。刺激 B1 细胞产生大量 IgM，执行抗感染作用；在 IgM 的协助下，补体分子通过经典途径大量激活杀伤病原微生物，同时其他固有免疫分子也参与进来。γδT 细胞、NKT 细胞、嗜酸粒细胞及嗜碱粒细胞等在固有免疫应答中也发挥相应功能。

固有免疫细胞的激活导致机体抗感染能力增强，发生炎症反应，多数病原微生物被清除。如果病原体仍未被清除，则进入适应性免疫应答期。

3. 诱导适应性免疫应答阶段 发生于感染 96 小时之后。未被清除的病原体被抗原提呈细胞加工、提呈给 T 细胞，诱导 T 细胞介导的适应性免疫应答；B 细胞直接识别抗原后经 T 细胞辅助诱导体液免疫应答。最终机体高效、特异地将病原体清除（详见第十、十一章）。

第三节 固有免疫应答的生物学作用

⇒ 案例引导

临床案例 2014 年 3 月，65 岁的林先生在连续咯血且服药未缓解，检查结果显示是Ⅳ期肺腺癌，由于林先生年龄较大，无法手术，也无法进行靶向治疗，只能接受化疗。因不能承受病痛以及化疗的副作用，开始选择免疫细胞疗法。在经过 1 个疗程以及 5 次左右的防复发治疗后，CT 显示原发性病灶已经完全消失，肿瘤缩小了 90%，肿瘤标志物由 1890 下降到 10，并且治疗过程完全没有出现化疗时的任何副作用。如今，林先生已经能够正常生活，且至今没有任何复发的迹象。

讨论 1. 什么是免疫细胞疗法？

2. 免疫细胞疗法的原理和基本过程是什么？

一、固有免疫与适应性免疫应答的关系

固有免疫细胞具有抗原提呈作用，可启动适应性免疫应答，其分泌的细胞因子具有免疫调节效应可影响免疫应答的强度、类型及免疫记忆的形成与维持；并且固有免疫细胞参与和协助适应性免疫应答发挥效应（表 12 - 6）。

表 12 - 6 固有免疫应答和适应性免疫应答的比较

免疫应答类型	固有免疫应答	适应性免疫应答
主要参与细胞	单核 - 巨噬细胞、树突状细胞、自然杀伤细胞、肥大细胞、粒细胞和固有样淋巴细胞等	$\alpha\beta$T 细胞和 B2 细胞等
主要参与分子	补体、细胞因子（TNF - α、IFN - α/β 等）、溶菌酶、防御素、抗菌肽和乙型溶素以及细胞毒性颗粒等	特异性抗体、细胞因子（TNF - β、IFN - γ 等）、细胞毒性颗粒和 FasL 等
主要识别受体	模式识别受体和调理性识别受体	特异性抗原识别受体
识别和作用特点	直接识别病原生物某些共有高度保守的分子结构，不经克隆扩增，迅速产生免疫效应，但无免疫记忆性	T 细胞识别 APC 提呈的抗原肽 - MHC 分子复合物，而 B 细胞直接识别抗原表位；经克隆扩增和分化为效应细胞后发挥免疫作用，具有免疫记忆性
作用时相	即刻 ~ 96 小时	96 小时后

（一）启动适应性免疫应答

DC 和 Mϕ作为专职的 APC，具有摄取、加工和提呈抗原的能力，为 T 细胞的活化提供必要的信号，直接参与适应性免疫应答的启动。

此外，病原体被单核 - 巨噬细胞吞噬消化后形成的降解产物可通过胞吐的方式排出胞外，其中的某些降解产物可直接激活 B 细胞，启动体液免疫应答。

（二）调控适应性免疫应答的类型

主要是通过固有免疫细胞表面 PRRs 接受不同 PAMP 或者 DAMPs 刺激后，分泌不同的细胞因子而实现的。例如，活化的巨噬细胞分泌 IL - 12 等细胞因子，诱导 Th0 细胞分化为 Th1 细胞，介导细胞免疫应答；某些寄生虫感染后，可刺激 NKT 细胞或肥大细胞分泌 IL - 4 等细胞因子，诱导 Th0 细胞分化为 Th2 细胞，促进体液免疫应答。

（三）参与适应性免疫应答的效应

在适应性免疫应答的效应阶段固有免疫细胞和固有免疫分子同样发挥重要作用。例如体液免疫的效应分子抗体在吞噬细胞、NK 细胞和补体的参与下，抗体通过调理作用、ADCC 和补体介导的溶菌效应可有效地清除病原体。Th1 细胞介导的细胞免疫主要是借助 Th1 型细胞因子（IL - 2、IFN - γ 和 TNF - β）和活化的巨噬细胞等来发挥免疫效应。

此外，树突状细胞表面表达补体受体和 Fc 受体可募集抗原，对维持免疫记忆发挥重要的作用，如滤泡树突状细胞表达补体受体可将补体活化片段结合的抗原长时间滞留于细胞表面，维持记忆性 B 细胞的生存。

二、固有免疫应答与疾病的关系

1. 参与炎症的发生　当炎症发生后，炎症部位的血管通透性发生改变，中性粒细胞及单核细胞向炎症组织中浸润，这些固有免疫细胞在炎症部位的富集可增强抗感染效应。

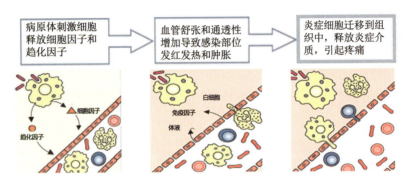

图 12 - 6　炎症反应的发生过程

2. 参与抗感染　固有屏障系统可阻挡、清除病原菌对机体的侵袭，如中性粒细胞可对侵入体内的病原体进行快速地吞噬，补体系统可产生攻膜复合物溶解病原菌，实现快速抗感染免疫。

表 12 - 7　抗病原体感染的免疫应答

部位	细胞外感染		细胞内感染	
	组织液、血液、淋巴结感染	皮肤表面感染	细胞质内感染	吞噬小泡、囊泡感染
病原体	病毒、细菌、原生动物、真菌、蠕虫等	淋病奈瑟菌、肺炎链球菌、霍乱弧菌、幽门螺杆菌、白色念珠菌、蠕虫等	病毒、衣原体、立克次体、杀原生动物药等	分枝杆菌属、鼠疫耶尔森氏菌、嗜肺军团菌、新型隐球菌、利什曼原虫属
天然免疫	补体/吞噬作用	抗菌肽	NK 细胞	NK 细胞依赖性的巨噬细胞活化
适应性免疫	抗体	抗体，特别是 IgA	细胞毒性 T 细胞	T 细胞

3. 参与抗肿瘤　机体对肿瘤的免疫监视功能主要依赖机体的细胞免疫功能，但 NK 细胞因亦是抗肿瘤免疫的主要效应细胞之一，其可通过多种途径，包括 ADCC 途径，识别、杀伤肿瘤细胞。

4. 参与自身免疫性疾病　固有免疫细胞参与自身免疫性疾病的发生与发展，例如，Ⅱ、Ⅲ 型超敏反应中，中性粒细胞可直接被活化参与炎症，在 Ⅳ 型超敏反应中，单核 - 巨噬细胞可被炎症部位产生的炎性因子所趋化而向炎症部位浸润，这些均与自身免疫性疾病的发生与发展密切相关。

答案解析

目标检测

1. 参与固有免疫的效应分子不包括（　）

 A. 防御素   B. 补体系统   C. 细胞因子

 D. 溶菌酶   E. 外毒素

2. 下列哪种受体属于模式识别受体（　）

 A. 细胞因子受体   B. 补体受体   C. TCR

 D. Toll 样受体   E. BCR

3. 在无菌炎症中，触发炎症反应的是（　）

 A. 病毒 RNA   B. LPS   C. 细菌 DNA

 D. 损伤组织细胞释放的内源性分子   E. 以上都不是

4. （多选题）既有杀菌作用又具有抗原加工提呈作用的细胞是（　）

 A. 中性粒细胞   B. 巨噬细胞   C. 树突状细胞

 D. B 细胞   E. T 细胞

5. （多选题）组成化学屏障的物质包括（　）

 A. 不饱和脂肪酸 B. 乳酸   C. 溶菌酶

 D. 防御素   E. 抗菌肽

6. （多选题）在瞬时固有免疫应答阶段发挥作用的是（　）

 A. 皮肤黏膜的屏蔽作用   B. 补体的旁路激活途径

 C. DC 的抗原提呈作用   D. 巨噬细胞分泌细胞因子

 E. 中性粒细胞杀伤靶细胞

7. （多选题）参与早期固有免疫应答的免疫细胞有（　）

 A. 巨噬细胞   B. 中性粒细胞   C. NK 细胞

 D. B2 细胞   E. NKT 细胞

8. 举例说明固有免疫细胞的吞噬与杀伤效应机制。

9. 试比较固有免疫应答和适应性免疫应答的特点。

10. 举例说明黏膜免疫应答的特点。

（马广强）

书网融合……

   本章小结   微课   题库

第十三章 免疫耐受

PPT

　　机体免疫系统在生理条件下只对"非己"抗原产生免疫应答，而对自身抗原一般不产生免疫应答，避免对自身组织细胞造成损伤。在一定条件下，机体免疫系统接触某种特定抗原刺激所表现的特异性免疫低应答或"无反应性"（unresponsiveness），而对其他不相关的抗原保持正常的免疫应答，称为免疫耐受（immunological tolerance）。

　　免疫耐受可天然形成，如机体对自身组织抗原的免疫耐受；也可为后天获得，如人体注射某种抗原后诱导的获得性耐受。免疫耐受可视为一种特殊的免疫应答，是由一些特定抗原诱导免疫系统而产生的，也具有抗原特异性、获得性和记忆性等特点。诱导耐受形成的抗原称为耐受原（tolerogen），同一抗原物质既可是耐受原，也可是免疫原，主要取决于抗原的理化性质、剂量、进入途径、机体遗传背景和生理状态等因素。因此，免疫耐受只对特定抗原不应答，对其他抗原仍然可以产生良好的免疫应答。而免疫抑制或免疫缺陷是机体免疫系统对所有抗原都不产生免疫应答或应答降低。

　　免疫耐受对维持机体免疫自稳（homeostasis）具有相当重要的作用。如果机体失去对自身抗原的免疫耐受会导致自身免疫病的发生；对外来抗原必要的免疫耐受性出现异常会导致超敏反应性疾病；对病原体、肿瘤抗原的病理性耐受则是肿瘤发生发展的关键机制；对于器官移植患者，则希望建立供者特异性的免疫耐受。因此，掌握器官耐受的概念和机制，探索诱导和打破免疫耐受的策略，对临床自身免疫病、过敏性疾病、慢性感染、肿瘤、器官移植免疫排斥等疾病的治疗具有重要的意义。

⇨ 案例引导

　　临床案例 患者，女，30岁。主诉：因发现蛋白尿5年余，乏力纳差1年余入院。肾功能检测：尿素29.77mmol/L，肌酐1309μmol/L，尿酸460μmol/L。诊断：慢性肾炎、慢性肾功能不全。治疗：维持血液透析、控制血压、升血细胞等对症支持治疗，完善相关术前准备，拟进行"同种异体肾移植术"。

　　讨论 同种异体肾移植术前要做哪些准备？为什么？

第一节　免疫耐受的形成 📱微课

　　根据免疫耐受形成的方式，可分为天然免疫耐受和后天诱导性免疫耐受。

一、天然免疫耐受

天然免疫耐受是指免疫系统在胚胎期接触抗原物质引起的免疫耐受现象。1945年Owen基于异卵双生小牛嵌合体的研究首先报道了该现象（图13-1）。他观察到部分异卵双胎小牛的胎盘血管相互融合，血液自由交流，形成自然联体共生。出生后，两头小牛体内均存在两种不同血型抗原的红细胞，构成红细胞嵌合体，相互输血不会发生溶血反应。除血液外，将一头小牛的皮肤移植给另一头小牛，也不产生排斥。而将无关小牛的皮肤移植孪生小牛则被排斥。因此，这种免疫耐受具有先天诱导和抗原特异性。

根据Owen的观察，Medawar等猜想可能是由于在胚胎期接触的同种异型抗原诱导了免疫耐受的产生。为求证这一假设，他将A品系（H-2D^d）小鼠的骨髓输给孕晚期CBA品系（H-2D^k）胎鼠。CBA品系小鼠出生8个星期后，移植A品系小鼠的皮肤则不被排斥，移植的皮肤能长期存活；但移植第三方Au品系小鼠（H-2D^q）的皮肤很快被排斥（图13-2）。该实验不仅证实了Owen的观察，而且揭示了当体内的免疫细胞处于早期发育阶段尚未成熟时，可人工诱导免疫系统对"非己"抗原产生免疫耐受。Medawar的实验证实了Burnet克隆选择学说：在胚胎期个体免疫系统尚未发育成熟阶段，如果特异性淋巴细胞接受抗原刺激则可导致克隆被清除，对该抗原产生免疫耐受。

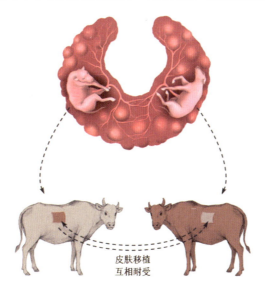

皮肤移植
互相耐受

图13-1　天然免疫耐受现象

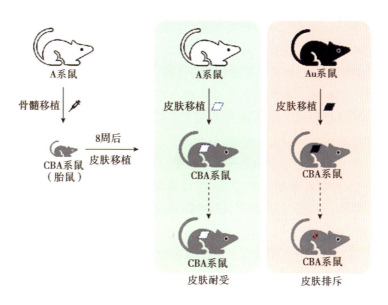

图13-2　新生期小鼠接触同种异体抗原可诱导供体特异性免疫耐受

A 系鼠（H – 2D^d）、CBA 系鼠（H – 2D^k）、Au 系鼠（H – 2D^q）是三种不同的纯品系小鼠。同系内小鼠基因完全相同，系间 MHC 不同。当 CBA 系鼠在胚胎期接受 A 系鼠的骨髓移植后，在其成年后便不会排斥 A 系鼠的皮肤移植物，而依然可以排斥 Au 系鼠的皮肤移植物。说明胚胎期接触同种异体抗原，可以诱导供体特异性的免疫耐受。

二、后天接触抗原导致的免疫耐受

不仅在胚胎期和新生期接触抗原会诱导免疫耐受，后天接触某些抗原也可诱导免疫耐受。后天免疫耐受的形成主要取决于抗原和机体两方面因素。

（一）抗原因素

1. 抗原剂量　只有适量的抗原才可以诱导有效的免疫应答，如 T 细胞必须有 10～100 个 TCR 与 APC 表面的抗原肽 – MHC 分子结合后才能有效活化。抗原剂量过低或过高则容易诱导免疫耐受。抗原剂量过低时不足以激活 T、B 淋巴细胞产生免疫应答，引起的耐受称为低带耐受（low zone tolerance）；抗原剂量过高则容易诱导免疫细胞凋亡或者诱导抑制性 T 细胞活化，从而呈现特异性无应答状态，引起的耐受称为高带耐受（high zone tolerance）（图 13 – 3）。此外，诱导 T、B 细胞产生免疫耐受所需的抗原剂量也不同。一般而言，T 细胞形成免疫耐受所需抗原量小、发生快、持续久；B 细胞形成免疫耐受需要抗原量大（较 T 细胞大 100～10000 倍），且发生缓慢、持续时间短。

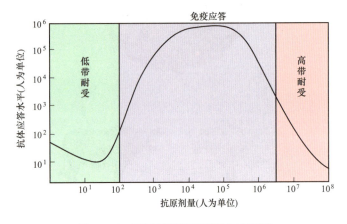

图 13 – 3　不同剂量抗原诱导免疫耐受

2. 抗原性质　分子量大、结构复杂的颗粒性蛋白抗原易被 APC 摄取和提呈，是良好的免疫原。而分子量小、结构简单的可溶性蛋白抗原不易被 APC 摄取并提呈给 T 细胞，所以不易诱导免疫应答，多为耐受原。比如，牛血清白蛋白（BSA）等天然可溶性蛋白中存在有单体分子及聚体分子，如果直接用 BSA 蛋白免疫小鼠，可产生抗体；如果先通过高速离心去除其中的聚体分子再免疫小鼠，则不产生抗体。可溶性抗原若与佐剂联合使用，则易被 APC 摄取，并活化 APC，从而诱导正常免疫应答。另外，与机体遗传背景接近的抗原也易诱导免疫耐受。

3. 抗原免疫途径　抗原经静脉注射则最易诱导耐受。口服抗原可诱导肠道 CD4^+ T 细胞产生 TGF – β 及 IL – 4，进而诱导抗原特异性 B 细胞产生 IgA 发挥黏膜局部免疫效应，同时还可以诱导 Treg 导致全身的免疫耐受，这种现象称为"耐受分离"（split tolerance）。抗原经皮下及肌内注射可活化 APC，产生良好的免疫应答。

4. 其他抗原因素　某些抗原分子中含有多个抗原表位。其中，有的表位可以诱导 Th 细胞活化，进而辅助 B 细胞应答产生抗体；而有的表位可以诱导 Treg 细胞活化，进而抑制 Th 细胞功能，有利于免疫耐受的形成。这种能诱导 Treg 细胞活化的抗原表位，称为耐受原表位（tolerogenic epitope）。另外，如果没有 APC 提供的共刺激信号，单纯被自身抗原反复刺激的 T 细胞，易发生凋亡，导致对自身抗原的特异性免疫耐受。

> ⊕ **知识链接**
>
> ### 耐受原表位
>
> 鸡卵溶菌酶（HEL）蛋白免疫 H-2^b 小鼠可能导致免疫耐受。现知 HEL 的 N 端氨基酸构成的表位能诱导 Treg 细胞活化，而其 C 端氨基酸构成的表位则诱导 Th 细胞活化。用天然 HEL 免疫，因 Treg 细胞活化，抑制 Th 细胞功能，导致免疫耐受，不产生抗体；如删除 HEL N 端的 3 个氨基酸，去除了活化 Treg 细胞的表位，从而使 Th 细胞活化，辅助 B 细胞应答产生抗体。这种能诱导 Treg 细胞活化的抗原表位，称为耐受原表位（tolerogenic epitope）。

（二）机体因素

除抗原因素外，机体的免疫系统发育成熟状态、免疫功能状态、遗传背景等因素也可以影响机体对抗原的免疫反应类型。

1. 免疫系统发育成熟状态 诱导未成熟的免疫细胞耐受所需的抗原量仅为诱导成熟的免疫细胞耐受所需抗原量的几十分之一。因此，相对于成年个体来说，胚胎期和新生期个体更容易诱导免疫耐受，且耐受状态更持久。比如，将外来抗原通过静脉注射给胚胎期和新生期个体，往往能够诱导终身耐受。对于成年个体，可以先进行全身淋巴组织照射，破坏其胸腺和外周淋巴器官中已成熟的淋巴细胞，使淋巴器官中重新生成未发育成熟的淋巴细胞，造成类似新生期的状态，此时再进行抗原诱导即可建立持久的免疫耐受。

2. 免疫功能状态 对于成年个体，还可以先通过免疫抑制药物造成机体免疫功能低下，再进行抗原诱导，进而达到免疫耐受的目的。这种方法在临床器官移植中被证明是有效的。有些长期使用免疫抑制剂（抗 CD3、CD4、CD8 抗体等生物制剂以及环磷酰胺、环孢素、糖皮质激素等药物）的器官移植患者可以获得对供体器官的免疫耐受。比如，部分患者的移植肾可存活 30 多年，甚至停止服用免疫抑制剂。

3. 遗传背景 某种遗传背景的个体对特定抗原呈先天耐受。例如一些个体对乙肝疫苗不产生抗体，可能与其 HLA 遗传背景有关。

第二节 免疫耐受机制

免疫耐受分为中枢免疫耐受和外周免疫耐受。中枢免疫耐受（central tolerance）是指在胚胎期及出生后 T、B 细胞在中枢免疫器官发育的过程中，遭遇自身抗原后所形成的耐受。外周免疫耐受（peripheral tolerance）是指成熟的 T、B 细胞，接触内源性或外源性抗原，不产生免疫应答，表现为免疫耐受。

一、中枢耐受

在发育过程中，T、B 细胞分别根据其与胸腺和骨髓微环境基质细胞递呈的自身抗原的亲和力不同，经历复杂的阴性选择，使得自身反应性的淋巴细胞发生克隆清除，从而建立起对自身抗原的耐受。如果阴性选择异常，不能清除对自身抗原反应的 T、B 淋巴细胞，则会导致机体中枢耐受异常，使得自身反应性的 T、B 细胞进入外周血，进而可能会介导自身免疫病的发生。

（一）T 细胞的中枢耐受

来自骨髓淋巴样造血干细胞的前 T 细胞进入胸腺发育过程中，TCR 基因随机重排，产生表达多种多样 TCR 的未成熟 T 细胞。未成熟 T 细胞先在胸腺皮质中经历阳性选择，仅保留可以与胸腺皮质上皮细胞表面 MHC - Ⅰ 或 MHC - Ⅱ 分子能够适度结合的 T 细胞；随后在胸腺髓质中经历阴性选择，仅保留不能与胸腺髓质上皮细胞表面自身抗原肽 - MHC 分子结合的 T 细胞。在胸腺中先后经历阳性选择和阴性选择存活下来的 T 细胞发育为成熟 T 细胞，进入外周免疫器官，从而建立起 T 细胞的中枢免疫耐受（图 13 - 4）。

根据阴性选择的机制可知，只有当胸腺髓质区内充分表达了机体的自身抗原后，才可以保证阴性选择过程可以有效地清除自身反应性 T 细胞。髓质胸腺上皮细胞表达自身免疫调节因子（autoimmune regulator，AIRE），可以控制数千种组织器官特异性蛋白质（如胰岛素、甲状腺球蛋白、腮腺蛋白等）异位表达于胸腺髓质区上皮细胞表面，从而在 T 细胞中枢耐受的建立中发挥重要作用。AIRE 突变则外周组织器官特异性抗原在胸腺组织中表达降低，就会导致患者发生严重的自身免疫性多内分泌腺病综合征 1 型（APS1）。

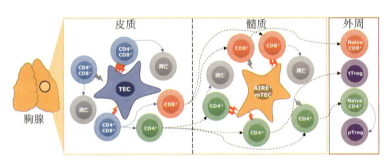

图 13 - 4　T 细胞中枢耐受的建立

TEC：胸腺上皮细胞；mTEC：胸腺髓质上皮细胞；AIRE：自身免疫调节因子

⊕ **知识链接**

自身免疫调节因子

自身抗原有两类：一类是体内各组织细胞普遍存在的自身抗原，另一类是仅在特定组织表达的组织特异性抗原。发育中的淋巴细胞是如何接触到后一类抗原，这一直是令人费解的问题。有关自身免疫调节因子（autoimmune regulator，AIRE）的研究部分解释了这个谜团。多内分泌病 - 白色念珠菌病 - 外胚层营养不良症是由 AIRE 基因突变导致的一种罕见常染色体隐性遗传病。AIRE 作为一种转录调控分子，诱导许多仅在外周特定组织表达的自身抗原（如甲状腺球蛋白、胰岛素、腮腺蛋白等）在胸腺髓质上皮细胞异位表达。异位表达的自身抗原可由胸腺髓质上皮细胞提呈给胸腺 T 细胞，或者在胸腺髓质上皮细胞凋亡后由胸腺 DC 摄取并交叉提呈给胸腺 T 细胞，引起自身反应性 T 细胞凋亡。AIRE 基因缺陷导致胸腺髓质上皮细胞不能异位表达外周组织特异性抗原，针对这些自身抗原的 T 细胞得以逃脱胸腺的阴性选择，进入外周 T 细胞库，从而引起自身免疫病。

（二）B 细胞的中枢耐受

阴性选择同样也是 B 细胞中枢耐受的主要机制。在骨髓中，大部分与自身抗原结合的未成熟的 B 细胞将发生细胞凋亡和克隆清除；少部分未成熟的 B 细胞因与自身抗原结合较弱，或者与可溶性抗原结合而未能形成 BCR 的广泛交联，将会下调表达 mIgM，以失能 B 细胞状态进入外周；部分识别自身抗原的未成熟 B 细胞可以重新启动免疫球蛋白基因重排，通过受体编辑（receptor editing）改变其 BCR 髓质的特异性，皮质上皮从而不再识别自身抗原；不与自体抗原结合的未成熟 B 细胞则得以存活并发育为成熟 B 细胞。

二、外周耐受

中枢耐受的机制并不能完全清除自身反应性淋巴细胞，导致相当数量的自身反应性 T、B 淋巴细胞输出至外周。一方面是因为某些自身抗原（如神经髓鞘蛋白）不在骨髓或胸腺中表达，另一方面是因为阴性选择的机制允许低亲和力的自身反应性细胞也存活下来。此时，机体可以通过外周多种额外的保护机制来抑制这些自身反应性淋巴细胞的反应性，从而维持自身免疫耐受。

（一）克隆失能或失活

在外周存活的自身反应性 T、B 细胞常以克隆失能（clonal anergy）状态存在。T 细胞的克隆失能状态通常是由携带自身抗原的未成熟 DC 诱导产生的。未成熟 DC 提呈自身抗原，与 T 细胞表面 TCR 结合传递第一信号，但由于缺乏第二信号，所以 T 细胞不能被充分活化，反而会被诱导进入克隆失能状态。处于克隆失能状态的 T 细胞可以被外源 IL-2 作用后重新激活为免疫应答状态。

B 细胞经不完全活化也会呈现失能状态。TD 抗原激活 B 细胞时如果没有 Th 细胞的辅助，将导致 B 细胞失能。此外，可溶性抗原常以单体形式存在，虽然能与 B 细胞表面的 BCR 结合，但是不能使 BCR 交联，因而可导致 B 细胞失能。相对于正常 B 细胞，失能 B 细胞需要更多的 B 细胞活化因子才可以存活，且高表达 Fas，所以寿命较短。

（二）克隆清除

在外周存活的自身反应性 T、B 细胞会持续受到高水平的自身抗原刺激。T 细胞经自身抗原刺激活化后表达 Fas 增多，随后与多种细胞表面的 FasL 结合，进而被诱导细胞凋亡，此过程即活化诱导的细胞凋亡（activation-induced cell death，AICD）。当 B 细胞接触大量的自身抗原后会导致 B 细胞受体广泛交联，同时却缺失 T 细胞提供的辅助信号，B 细胞也将被诱导发生凋亡。

（三）免疫调节细胞

多种免疫调节细胞在外周耐受中发挥重要作用。调节性 T 细胞（Treg）为高表达核转录因子 FoxP3 的 CD4+ CD25+ T 细胞，可以通过直接或者间接的方式抑制效应性 T 细胞的免疫应答。FoxP3 在 Treg 的分化和功能中发挥关键作用，其功能紊乱会导致严重的自身免疫性疾病。根据来源，Treg 可以分为在胸腺发育中自然产生的 tTreg 和在外周诱导产生的 pTreg（以前也写作 iTreg，现在 iTreg 主要指在体外诱导产生的 Treg）。Treg 抑制效应性细胞免疫细胞的机制包括：直接抑制 APC 激活 T 细胞的能力；直接杀死 T 细胞；通过分泌抑制性细胞因子 IL-10 和 TGF-β 间接抑制 T 细胞活性；消耗局部环境中的刺激性细胞因子（如 IL-2）。除调节性 T 细胞外，近年来还发现多种其他类型的免疫调节细胞，如调节性 DC、未成熟巨噬细胞、髓源性抑制细胞（myeloid derived suppressor cell，MDSC）、调节性 B 细胞（Breg）等，它们也在外周免疫耐受维持中起到一定作用。

（四）免疫忽视

当自身反应性淋巴细胞针对的自身抗原表达水平很低，或者与 TCR 或 BCR 亲和性较低时，或者活化 T 和 B 淋巴细胞的第二信号的共刺激分子水平低，都将不能有效地活化 T 和 B 淋巴细胞，该现象称为免疫忽视（immunological ignorance）。机体的自身抗原水平或共刺激信号强度可能会发生显著改变，此时这类处于免疫忽视状态的自身反应性 T、B 细胞可转变为免疫应答状态。

（五）免疫豁免

机体的某些部位由于存在特殊生理屏障或者局部微环境，通常不会排斥移植入其中的同种异体移植物，因此被称为免疫豁免部位（immunologically privileged sites），如脑、眼前房、睾丸、胎盘等。产生免疫豁免效应的原因主要有：①存在生理屏障（如血－脑屏障），使得免疫豁免部位的组织一般不与机体免疫细胞接触；②高表达 Fas 配体，可诱导淋巴细胞程序化死亡；③促进 Th2 型反应，而抑制 Th1 型反应，导致免疫偏离；④表达 PD－1 配体抑制 T 细胞应答；⑤产生 TGF－β 等抑制性细胞因子。

由于淋巴细胞在阴性选择过程中未接触免疫豁免部位的自身抗原，因此在机体外周存在针对免疫豁免部位的反应性淋巴细胞。一旦免疫豁免部位的生理屏障因外伤感染等原因遭到破坏，释放出自身抗原，仍能诱导特异性免疫应答，进而引发针对该免疫豁免部位组织的自身免疫病（如交感性眼炎）。

胎儿因遗传有父亲 MHC 分子，对于母体来说是一种半同种异体的移植物。为了保护胎儿不被母体排斥，胎盘一方面通过血－胎屏障将胎儿与母亲隔开，另一方面还会形成特殊的局部微环境来抑制母体免疫细胞对胎儿抗原的识别和攻击。比如，绒毛滋养层细胞不表达经典的 MHC 分子，不能激活 T 细胞，但高表达 HLA－G 等非经典的 MHC 分子，可与 NK 或杀伤性 T 细胞表面抑制性受体结合，抑制杀伤性免疫细胞的杀伤作用。

第三节　免疫耐受与临床医学

免疫耐受与许多临床疾病的发生、发展及转归密切相关，而打破或者建立免疫耐受是治疗相关疾病的关键。比如，自身免疫病发病的根本原因是机体丧失了对自身抗原的生理性耐受，所以临床治疗的关键是重建对自身抗原的生理性耐受；超敏反应性疾病表现为机体对特定抗原的病理性过度反应，所以临床治疗的关键是重建或诱导机体对某些外来抗原必要的耐受性；慢性持续性感染和肿瘤的发生发展多是由于机体对病原体和肿瘤抗原的病理性耐受所导致，所以临床治疗的关键是打破病理性耐受，恢复正常免疫应答；在器官移植中，为了避免免疫抑制剂所导致的受者免疫力低下、术后感染和肿瘤发病率高的问题，则需要建立供者特异性的免疫耐受，使受者的免疫细胞在对移植物抗原免疫耐受的前提下仍维持对其他外来抗原的反应能力。目前，人们已经探索出多种打破或建立免疫耐受的策略和方法，其中部分已经开始应用于临床实践。

一、诱导免疫耐受

免疫耐受的机制主要包括抗原异常结合导致的淋巴细胞克隆清除、克隆无能以及调节性细胞的作用，因此人们主要基于这些机制来探索免疫耐受的诱导策略，并尝试应用于临床过敏性疾病，自身免疫病和器官移植排斥的治疗。

（一）重置免疫系统

诱导免疫耐受最有效和彻底的方法是通过骨髓移植、外周血造血干细胞移植、胸腺移植、免疫细胞耗竭等方法重置免疫系统，重新建立中枢耐受。该理论在自身免疫病、器官移植等的研究中已被证实，相关临床实践也已开展。比如，为系统性红斑狼疮等自身免疫病患者移植骨髓及胚胎胸腺，可部分建立正常免疫系统的网络调节功能，减轻或缓解自身免疫病；自体造血干细胞移植可以显著改善多发性硬化症，实现无维持治疗的长期缓解；联合使用自体和供体来源造血干细胞可以重建受体免疫系统，建立混合嵌合体，在无需免疫抑制剂治疗的情况下实现同种异体肾脏移植物的长期存活。

（二）口服或静脉注射抗原

口服抗原可以发生耐受分离现象，即在诱导肠道黏膜局部免疫应答的同时诱导 Treg 抑制全身应答。动物实验表明口服Ⅱ型胶原蛋白或者热休克蛋白对类风湿关节炎有一定的效果，但Ⅱ型胶原蛋白临床效果不明显，而热休克蛋白尚未开展相关临床试验。此外，经静脉注射可溶性抗原，不能有效诱导抗原受体交联，常引起耐受。在器官移植前，静脉注射供者表达同种异型抗原的血细胞，在一定程度上能抑制受者对随后移植器官抗原的免疫应答，延长移植物的存活。

（三）自身抗原拮抗肽的应用

有些肽段能模拟自身抗原表位与 MHC 分子形成复合物，可被 TCR 识别，但不能有效激活特异性 T 细胞，称为拮抗肽。如果对引起自身免疫病的自身抗原肽鉴定清楚，就可从人工肽库中筛选拮抗肽治疗自身免疫病。该策略曾在小鼠类风湿关节炎模型上取得了良好的治疗效果。另外，一种由谷氨酸、丙氨酸、酪氨酸和组氨酸按其在髓磷脂碱性蛋白中的组成比例构成的多肽类药物 Glatiramer，在临床应用中也被证实能显著降低多发性硬化的复发率。

（四）阻断共刺激信号

CD28 - CD80/86、CD40L - CD40 等共刺激分子提供的第二信号是 T 细胞完全活化的关键。仅有 TCR - pMHC 提供的第一信号，缺乏第二信号，则不能有效激活 T 细胞，反而会导致 T 细胞克隆无能。因此，可以通过阻断共刺激信号通路的方式诱导免疫耐受。CTLA - 4 是与 CD28 高度同源的共抑制分子，并且与 CD80/86 的亲和力是 CD28 的 20 倍，所以通过外源注射 CTLA - 4/Ig 融合蛋白可以有效阻断 CD80/86 的共刺激信号，进而诱导免疫耐受。目前 CTLA - 4/Ig 已被批准用于类风湿关节炎的治疗。此外，在动物模型中外源注射抗 CD40L 抗体可以有效阻断 CD40 - CD40L 分子间相互作用并诱导免疫耐受，但是在临床试验中发现可以诱导血栓形成而终止。

（五）靶向清除 T 细胞

通过使用抗 CD3 单克隆抗体、CD2 共刺激受体 LFA - 3 抗体、低剂量抗胸腺细胞球蛋白（ATG）等，直接靶向清除外周成熟 T 细胞，可迅速降低外周血 T 淋巴细胞的数量，但不影响机体的造血功能。临床研究表明，1 型糖尿病患者接受短期抗 CD3 单克隆抗体治疗，可在不增加感染和癌症发生率的情况下显著延长无病生存期，甚至诱导部分患者的免疫耐受。此外，通过细胞因子抑制 Th1 和 Th17 细胞分化和功能，诱导免疫反应向 Th2 型偏离，对自身免疫病的治疗也有一定的效果。

（六）输注免疫调节细胞

基于自身免疫病和器官移植模型的动物实验表明，通过人为输注经体外扩增后的调节性 T 细胞、调节性 DC、间充质干细胞等抑制性免疫调节细胞，可有效抑制免疫应答反应甚至诱导免疫耐受。此外，也可通过注射低剂量 IL - 2、西罗莫司等药物的方式选择性地增加或增强患者体内 Treg 的数量和活性。目前已开展多项临床实验来评估 Treg 细胞在治疗肾或肝移植、系统性红斑狼疮、炎症性肠炎、自身免疫性肝炎、过敏和哮喘等适应证的安全性和有效性。

二、打破免疫耐受

免疫抑制分子过表达、共刺激分子缺失或 Treg 细胞比例的异常升高等原因均可导致机体的免疫功能降低，是引起慢性感染和肿瘤发生的病理性免疫耐受的主要原因。针对上述分子或细胞进行靶向干预，有可能打破免疫耐受，恢复机体对病原体或者肿瘤的免疫应答，在抗感染和肿瘤免疫治疗具有重要的临床意义。

（一）耐受原的改造

改变耐受原的物理性状，或重构耐受原等以增强其免疫原性，可打破免疫耐受。如肿瘤疫苗就是对肿瘤细胞进行修饰，通过转染 MHC 或 B7 等基因，促进 MHC 分子或 B7 在瘤细胞表面高表达，增强抗原提呈和特异性 T 细胞反应的敏感性，再将这些细胞回输到患者体内后，可有效激活肿瘤特异性 T 细胞，打破免疫耐受。

（二）免疫检查点阻断

外周组织中免疫检查点在防治自身免疫和炎症引起的组织损伤方面发挥重要作用，也参与了肿瘤和慢性感染的病理发生。多种肿瘤细胞和组织高表达免疫检查点蛋白，作用 T 细胞的抑制性受体，抑制 T 细胞的活性，是肿瘤免疫逃逸的主要机制之一。利用抗 PD－1/PD－L1/2、CTLA－4 等抗体阻断检查点通路，可以有效激活抗肿瘤免疫，在临床上已被批准用于黑色素瘤、非小细胞肺癌等恶性肿瘤的治疗。此外，靶向淋巴细胞激活基因－3（LAG－3）、T 细胞免疫球蛋白和黏蛋白结构域－3（TIM－3）等其他免疫抑制性受体的抗体或小分子药物正处于不同临床试验阶段。免疫检查点阻断疗法已经彻底改变了肿瘤免疫疗法。

（三）激活共刺激信号

共刺激信号（CD40、4－1BB、GITR、OX－40 等）是 T 细胞完全活化的关键，缺失共刺激信号则会导致 T 细胞发生克隆无能或者凋亡。采用共刺激分子的激动性抗体可以增强抗原特异性 T 细胞的应答。

（四）抑制调节性 T 细胞功能

在肿瘤微环境和循环中存在大量的 Treg，通过 CTLA－4 和 PD－1 等检查点分子的表达和免疫抑制细胞因子的分泌负调控抗肿瘤免疫。利用抗 CD25（IL－2 受体 α 链）或抗 CTLA－4 抗体可去除 Treg 细胞，有效恢复抗肿瘤免疫反应。骨髓源性抑制细胞（MDSC）是肿瘤微环境中具有免疫抑制活性的另一种免疫细胞子集，可降低效应性 T 细胞和 NK 细胞的活性，调节 Treg 细胞的分化并诱导巨噬细胞免疫抑制表型。靶向 MDSC 可升高效应性 T 细胞数量。此外，小鼠 Treg 细胞表达 Toll 样受体，用其相应配体（CpG）可逆转 Treg 细胞的抑制功能，增强抗肿瘤免疫。

（五）增强 DC 的功能

未成熟 DC 具有诱导免疫耐受的功能，而应用免疫佐剂或刺激 TLR 分子可促进 DC 的成熟。上调 DC 细胞表面的 MHC Ⅱ类分子和共刺激分子的表达，可使免疫耐受转变为免疫应答。

（六）细胞因子及其抗体的合理使用

IFN－γ 及其诱导 Mφ 产生的 IL－12 可促进 Th1 细胞分化，增强迟发型超敏反应及效应 CTL 的产生。IFN－γ 还能促进 APC 表达 MHC Ⅱ类分子，增强其加工提呈抗原的能力。GM－CSF 与其他细胞因子联合应用，既可以促进中性粒/单核细胞生成，又可诱导 DC 成熟，可增强机体对肿瘤的免疫应答而应用于肿瘤的免疫治疗。肿瘤细胞产生 TGF－β 可抑制免疫应答，使用 TGF－β 单抗可能具有治疗作用等。

答案解析

目标检测

1. 以下关于免疫耐受的特点描述不正确的是（　）
   A. 特异性免疫无应答状态
   B. 除耐受原外，对其他抗原仍可产生应答
   C. 先天或后天获得
   D. 易发生机会感染
   E. 胚胎期或新生期易形成
2. T 细胞形成免疫耐受的特点是（　）
   A. 所需诱导时间长　B. 耐受持续时间短　C. 可由高剂量 TI－抗原诱导
   D. 可由低剂量 TD－抗原诱导　E. 所有抗原不易诱导
3. 目前认为，T 细胞外周免疫耐受形成的机制不包括（　）
   A. 克隆清除　B. 克隆无能　C. 免疫忽视
   D. Treg 细胞的作用　E. 通过阴性选择被排除
4. 不能通过诱导免疫耐受进行治疗的疾病是（　）
   A. 花粉过敏症　B. 肝癌患者　C. 系统性红斑狼疮
   D. 同种异体皮肤移植　E. 骨髓移植
5. 下述哪种方法可以打破免疫耐受（　）
   A. X 线照射　B. 注射大量耐受原　C. 注射 PD－1 阻断抗体
   D. 口服免疫原　E. 注射 TGF－β
6. 简述免疫耐受的特点及其生物学作用。
7. 免疫耐受形成的主要机制有哪些？
8. 简述建立和打破免疫耐受的常用策略。

（夏俊杰）

书网融合……

本章小结　微课　题库

第十四章　免疫调节

PPT

学习目标

1. 掌握　免疫调节的概念，激活性受体和抑制性受体的免疫调节作用，调节性 T 细胞的作用特点，AICD 的概念。

2. 熟悉　独特型 - 抗独特型网络的调节作用。

3. 了解　抗原、抗体、补体、细胞因子、免疫细胞的免疫调节作用以及整体和群体水平的免疫调节作用。

4. 学会免疫调节机制，具备应用多层次的免疫调节的理论解释人工免疫干预进行疾病的预防和治疗。

免疫应答是机体免疫系统接受抗原刺激并发挥生物学效应的全过程。在此过程中，免疫系统从识别"抗原"启动应答，到感知应答产物及应答过程中自身成分变化的信息，并对感知到的信息进行加工处理，然后做出反馈性调节，使免疫应答维持在适度水平，从而维持机体内环境的稳定。所谓免疫调节（immune regulation），指免疫应答过程中体内多系统、多层次的正负反馈机制控制免疫细胞的活化与抑制、免疫细胞与免疫分子之间协同或拮抗，以及免疫系统与其他系统之间的相互协调作用，使免疫应答维持在适当的强度与时限，以保证机体免疫功能稳定。

免疫调节包括正、负调节，涉及分子、细胞、整体及群体等不同水平的调节作用。本章重点从分子水平、细胞水平及群体水平阐述免疫调节作用。

案例引导

临床案例　患儿，男，年龄 11 个月。主要临床表现为出生后早期起病，淋巴结、肝脾肿大，伴有溶血性贫血、慢性感染，外周血双阴性 T 淋巴细胞（double negative T cells, DNTs, CD3$^+$CD4$^-$CD8$^-$T）明显升高（占淋巴细胞的 27.18%，CD3$^+$T 淋巴细胞的 35.16%），多种自身抗体阳性（包括抗核抗体、双链 DNA、类风湿因子）及高丙种球蛋白血症。父母双方体健，无自身免疫性疾病史。基因诊断提示存在 Fas 基因 c.309AC 杂合突变，位于 Fas 基因 3 号外显子，导致 Fas 蛋白第 103 位氨基酸的精氨酸（R）突变为丝氨酸（S）。临床诊断：自身免疫性淋巴细胞增生综合征。

讨论　对该患者的诊断依据及发病机制是什么？

第一节　分子水平的免疫调节 📱微课

一、抗原的免疫调节作用

抗原是免疫应答的触发剂。抗原的种类、剂量及进入机体的途径均可对免疫应答产生调节作用。

1. 抗原种类对免疫应答的调节作用　胞内微生物如某些细菌、寄生虫或病毒可诱导细胞免疫应答，而胞外微生物和可溶性抗原则诱导体液免疫应答，其中细菌的荚膜多糖抗原一般诱导 IgM 反应。

2. 抗原剂量的免疫调节作用 抗原的剂量可影响免疫应答的类型，一般来说，适量的抗原可诱导免疫应答；抗原剂量过高或过低，则往往诱导免疫耐受。

3. 抗原进入机体的途径对免疫应答的影响 抗原经皮下或皮内接种可激发较强的免疫应答，而静脉注射、口服或喷雾易诱导免疫耐受。

二、抗体的免疫调节作用

抗体是体液免疫应答的效应产物，也是体内重要的免疫调节分子。抗体可通过以下三个方面调节免疫应答。

1. 介导抑制性受体交联 抗体通过 Fc 段与 B 细胞表面 Fc 受体（FcγRIIb）结合，而抗体 Fab 段和 BCR 均可与抗原表位结合，从而介导 Fc 受体和 BCR 交联，启动抑制信号，抑制 B 细胞继续产生抗体，对免疫应答起到负向调节作用（图 14 -1）。有实验证明，当将外周血中的抗体去除后，机体随即会反跳性的产生更多的抗体。

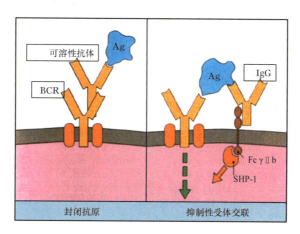

图 14 – 1 抗体的免疫调节作用

2. 独特型 – 抗独特型抗体网络 同一个体的 T 和 B 细胞表面表达的特异性 TCR、BCR 具有多样性，但均属于免疫球蛋白超家族成员，不同的 T/B 淋巴细胞的 TCR/BCR 的结构是不相同的，其可变区可刺激机体产生一种特殊的自身抗体，即抗独特型抗体（Idiotype antibody），如 Ab1。Ab1 的独特型抗原表位分布在 Ig Fab 段的高变区和骨架区，作为独特型表位又可分别刺激相应的 B 细胞产生抗独特型抗体2（Ab2）。包括：①Ab2α，指针对 Ig 骨架区的独特型抗体；②Ab2β，指针对 Ab1 高变区抗原结合位独特型的抗独特型抗体，Ab2β 抗体 IgFab 段的高变区可模拟抗原的表位，又称为抗原的内影像（图 14 –2）。

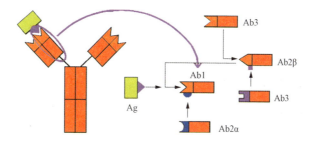

图 14 – 2 独特型 – 抗独特型网络的免疫调节作用

3. 独特型 – 抗独特型网络的免疫调节作用 受抗原刺激后，特异性淋巴细胞克隆增殖，产生大量抗体（Ab1）。Ab1 作为抗原刺激 B 细胞产生 Ab2，Ab2 又可产生 Ab3，依次产生 Ab4、Ab5、Ab6……并依次抗体与抗抗体特异结合，形成独特型 – 抗独特型网络，这是机体免疫调节的重要机制之一，其功能紊乱可导致自身免疫病的发生。

三、补体的免疫调节作用

（一）补体调节蛋白的免疫调节作用

补体调节蛋白通过调控补体激活途径各关键环节来调控补体活化的强度和范围，如 C1 抑制物（C1INH）抑制 C1s 的活性，使之不能裂解 C2 和 C4，阻断经典途径 C3 转化酶的形成，从而调节补体激活。当 C1INH 基因突变时，导致 C1 活化失控，C4 和 C2 裂解增多，C2b 具有激肽样活性，使血管扩张，毛细血管通透性增高，出现皮肤黏膜水肿。临床常见疾病如遗传性血管神经性水肿，临床特征为反复发作的局限性皮肤和黏膜水肿，累及全身各个部位，常见皮下水肿和胃肠道水肿所致消化道症状，若喉头水肿可引起窒息死亡（图 14 - 3）。

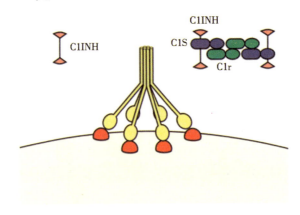

图 14 - 3 补体的免疫调节作用

（二）补体活化片段的正向免疫调节作用

抗原提呈细胞等多种免疫细胞表面均存在多种补体受体，补体活化片段可通过与相应受体结合而发挥免疫调节作用。例如与抗原结合的补体活化片段 C3b、C4b 及 iC3b 均可与巨噬细胞表面相应受体结合，促进巨噬细胞对抗原的摄取，从而正向调控免疫应答；附着在免疫复合物上的 C3b 可与红细胞或血小板表面受体结合，通过免疫黏附作用参与体内免疫复合物的转运与清除，从而负向调控免疫应答；补体 C3d 片段可与 B 细胞活化共受体 CD19/CD21/CD81 复合物中的 CD21 结合，介导 Ag - C3d - CD21/CD19/CD81 - BCR 交联，从而促进 B 细胞活化。

四、细胞因子的免疫调节作用

细胞因子的生物学作用非常广泛，包括调控免疫细胞的分化和发育、调节免疫应答的类型，且多种细胞因子相互作用，在体内形成复杂的细胞因子网络，有效调控免疫应答。

（一）细胞因子调控免疫细胞分化发育

多种细胞因子可参与调控造血干细胞的分化。如 IL - 3、IL - 7、IL - 11 等可促进造血干细胞向淋巴样干细胞的分化；IL - 3、EPO、TPO、G - CSF 等可促进造血干细胞向髓样干细胞的分化。

（二）细胞因子的双向免疫调节作用

不同的细胞因子可显示出截然不同的免疫调节作用。①正调节作用：IFN - γ 可促进 APC 表达 MHC 分子，从而促进抗原提呈及 T 细胞活化；IL - 2、IL - 4、IL - 5、IL - 6 等促进 B 细胞活化、增殖与分化。②负调节作用：IL - 10 及 TGF - β 可显著抑制单核 - 巨噬细胞及 T 细胞的功能。③局部微环境中细胞因子不同，可诱导 Th0 细胞朝不同方向分化。IL-12 可诱导 Th0 细胞向 Th1 分化，介导细胞免疫；IL-4 可诱导 Th0 细胞向 Th2 分化，介导体液免疫；Th1 细胞分泌的 IFN-γ 可进一步促进 Th1 亚群的分化，但却抑制 Th2 亚群的增殖。而 Th2 产生的 IL-4 可促进 Th2 细胞分化，所产生的 IL-10 可抑制 Th1 细胞的活化。

（三）细胞因子调节免疫细胞的亚类

不同免疫细胞亚群的发育、成熟、分化、效应过程都有多种细胞因子参与。如 IFN-γ 可以激活 M1 型吞噬细胞并释放细胞因子 IL-12 和 IL-13，在 Th1 型免疫应答中参与杀伤病原体和肿瘤细胞。IL-4 和 IL-13 可以激活 M2 吞噬细胞并介导纤维化组织的修复和免疫调节作用。

五、激活性受体和抑制性受体的免疫调节作用

多种免疫细胞表面均表达功能相反的两类受体，即激活性受体和抑制性受体（表 14-1）。如 TCR 和 CD28 是表达于 T 细胞表面的激活性受体，T 细胞通过 TCR 识别抗原肽 MHC 复合物来获得活化的第一信号，CD28 则与 APC 表面的 B7-1/B7-2 分子结合提供 T 细胞活化的第二信号。CTLA-4 和 PD-1 是表达在 T 细胞表面的抑制性受体，CTLA-4 与 CD28 分子高度同源，其配体也是 B7 分子。CTLA-4 仅表达于活化的 T 细胞表面，并与 CD28 竞争性结合 B7，启动抑制信号，抑制 T 细胞表达 IL-2 和 IL-2 受体，使活化的 T 细胞停止增殖，从而负调控细胞免疫应答。

表 14-1　免疫细胞的激活性受体和抑制性受体

免疫细胞	激活性受体	抑制性受体
T 细胞	TCR，CD28	CTLA-4，PD-1
B 细胞	BCR	Fc γRII-B，CD22
NK 细胞	NCR，CD16	KIR，CD94/NKG2A
δγT 细胞	V γ9V δ2 TCR	CD94/NKG2A
肥大细胞	Fc εRI	Fc εRII-B

激活性受体胞质区含免疫受体酪氨酸活化基序（ITAM），抑制性受体胞质区含免疫受体酪氨酸抑制基序（ITIM），一般来说，激活性受体分子跨膜区之后的胞质尾较短，需要另一个膜分子（适配器分子）接力传递信号，如 TCR 与 CD3，BCR 与 CD79a/CD79b，NKG2D 与 DAP10。适配器分子的胞质区含有 ITAM 基序，招募带有 SH2 结构的蛋白酪氨酸激酶（PTK），PTK 能促使带有酪氨酸的蛋白发生磷酸化，启动激酶活化的级联反应而产生活化信号的转导；而抑制性受体分子胞质区较长，可直接通过其 ITIM 基序传递抑制性信号。即作用蛋白酪氨酸磷酸酶（PTP），可使已发生磷酸化的酪氨酸分子上的磷酸根去除而终止活化信号的转导。通过 PTK 和 PTP 启动活化信号转导或抑制信号转导，可对免疫应答进行正负调节。

第二节　细胞水平的免疫调节

一、免疫细胞的自身调节作用

免疫应答后期，活化的 T 淋巴细胞可通过被动死亡及活化诱导的细胞凋亡（activated induced cell death，AICD）被清除掉，从而控制免疫应答的强度。

（一）被动死亡

免疫应答后期，随着抗原被清除，抗原浓度降低，活化的 T 淋巴细胞由于缺乏抗原和其他信号刺

激，启动线粒体凋亡通路，从而导致细胞被动死亡（passive cell death，PCD）。

（二）活化诱导的细胞死亡

活化诱导的细胞死亡（AICD）主要由 Fas 和 FasL 结合实现。Fas 是一种普遍表达的受体分子，广泛表达在包括淋巴细胞在内的多种细胞表面。FasL 主要分布在活化的 T 细胞表面，亦可分泌或脱落至细胞外。免疫应答后期，T 细胞在抗原的刺激作用下被激活，高表达 Fas 和 FasL，通过细胞间相互作用，启动凋亡相关信号通路，此为主动死亡。T 细胞活化诱导的细胞死亡包括两种形式：①自杀，指 T 细胞高表达 Fas，与自身表达的 FasL 或脱落的 FasL 结合，导致 Fas 阳性 T 细胞凋亡；②他杀，指 T 细胞表面 Fas 与邻近 T 细胞表面的 FasL 结合，导致 Fas 阳性 T 细胞凋亡（图 14-4）。

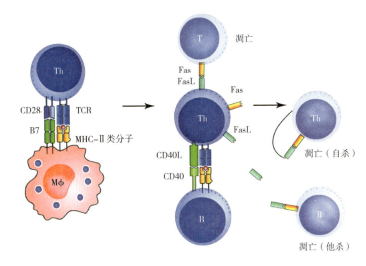

图 14-4 活化诱导的细胞死亡

活化的 B 淋巴细胞也高表达 Fas，可与活化 T 淋巴细胞表面的 FasL 结合，诱导 AICD。

综上，活化的 T 和 B 淋巴细胞均可通过 AICD 而被清除掉，使免疫应答控制在适当水平，并适时终止，从而避免过度应答引起的损伤。

（三）免疫记忆细胞

小部分活化的 T 细胞和 B 细胞转化为记忆细胞保留下来，再次遇到相应的抗原，速迅速活化，克隆增殖，发挥适应性免疫应答。

二、免疫细胞亚群的免疫调节作用

（一）T 细胞亚群的免疫调节作用

1. Th1 和 Th2 细胞间相互调节 Th1 和 Th2 分别参与细胞免疫和体液免疫应答，并彼此负调控对方的分化、增殖和功能。如 Th1 细胞可分泌产生 IL-2、IFN-γ 及 IL-12 等 Th1 型细胞因子，这些细胞因子可进一步促进 Th0 向 Th1 分化，而抑制 Th0 向 Th2 分化及 Th2 细胞增殖；同样，Th2 细胞分泌产生的 IL-4 可促进 Th2 细胞分化、产生的 IL-10 可抑制 Th1 活化。由此可见，在适应性免疫应答中，Th1 和 Th2 细胞互为抑制性细胞，形成对机体细胞免疫和体液免疫的反馈性调节网络（图 14-5）。

2. Th1 和 Th2 细胞平衡是维持机体自身稳定的重要机制 任一亚群比例过高或活性过强，均可导致特定类型免疫应答及效应呈优势，称为免疫偏离（immune derivation）。根据 Th1 和 Th2 细胞相互负调节的特点，可对相关疾病进行干预。

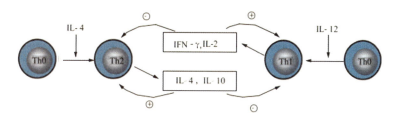

图 14 – 5 **Th1 和 Th2 细胞间相互调节**

⊕ **知识链接**

Treg 的临床应用策略

目前基于 Treg 的免疫策略主要有以下两个方面。①清除或抑制 Treg 细胞功能，治疗肿瘤。研究表明，在大多数肿瘤（如乳腺癌、肝癌、肺癌）的微环境中，又大了浸润的 Treg，通过抑制效应性 $CD8^+$ T 细胞和 $CD4^+$ T 细胞的抗肿瘤效应，进而促进肿瘤发展，因此抑制或者清除 Treg 已成为肿瘤治疗的新策略。②通过转输体外诱导或扩增 Treg，治疗移植排斥或自身免疫性疾病：如类风湿关节炎的免疫治疗。

（二）调节性 T 细胞（Treg）的免疫调节作用

调节性 T 细胞是一类具有负调节作用的 T 细胞亚群。迄今对 $CD4^+$ Treg 细胞的研究最为深入。其包括在胸腺内分化而成的自然调节性 T 细胞和在胸腺外诱导产生的适应性调节性 T 细胞（如 Tr1 细胞和 Th3 细胞），在维持机体自身稳定中发挥重要作用。

1. 自然调节性 T 细胞（nTreg）即 $CD4^+CD25^+$ Treg 细胞 nTreg 细胞本身缺乏增殖能力，但具有天然的免疫抑制作用，可抑制 $CD4^+$ 或 $CD8^+$ T 细胞活化、增殖，并能抑制初始 T 细胞和记忆性 T 细胞功能。其机制为：①与靶细胞直接接触而发挥抑制作用；②分泌 IL – 10、TGF – β 等抑制性细胞因子，对多种免疫细胞发挥负调节作用。nTreg 在维持免疫自稳中发挥重要作用，其功能缺陷与自身免疫病等病理过程密切相关。研究发现，将 $CD4^+CD25^+$ Treg 细胞缺陷的小鼠的 T 细胞转移到裸鼠中会导致多种自身免疫性疾病，而预先输入 $CD4^+CD25^+$ Treg 细胞可预防这类疾病的发生；将正常小鼠脾的 $CD4^+CD25^+$ Treg 细胞去除后转移给同基因型 T 细胞缺陷小鼠将导致各种器官特异性自身免疫性疾病（包括 1 型糖尿病、甲状腺炎和胃炎等）和系统性消耗疾病，而注射 $CD4^+CD25^+$ Treg 细胞可以抑制这些自身免疫疾病的发生。

2. 适应性或诱导型调节性 T 细胞（aTreg 或 iTreg） 此类调节性 T 细胞并非天然存在，而是在小剂量抗原或免疫抑制性细胞因子诱导下由外周幼稚 T 细胞发育而成，包括 Tr1，Th3 等细胞，主要分泌 IL – 10 和 TGF – β 发挥免疫负调控作用。①Tr1 细胞：体外以抗原诱导和 IL – 10 刺激产生的 $CD4^+$ T 细胞克隆，该群细胞主要分泌高水平的 IL – 10、中等水平的 TGF – β 和 IFN – γ，不分泌 IL – 4 和 IL – 2，被称为 Tr1 细胞。Tr1 细胞主要通过分泌 IL – 10 发挥负调节作用。②Th3 细胞：在研究口服耐受机制的过程中发现口服低剂量抗原可刺激机体产生 TGF – β、IL – 4、IL – 10 等细胞因子，进而诱导 $CD4^+$ Th 前体细胞分化为 Th3 细胞。Th3 细胞主要分泌 TGF – β 对 Th1 和 Th2 都有抑制作用。

（三）B 细胞的免疫调节作用

B 细胞不仅是抗体产生细胞，还是抗原提呈细胞。B 细胞的免疫调节作用主要表现在以下两个方面：①作为抗原提呈细胞，B 细胞可通过 BCR 摄取抗原，其摄取抗原的效率非常高，尤其当抗原浓度较低时，B 细胞可通过 BCR 将抗原浓集，弥补其他抗原提呈细胞对低浓度抗原提呈功能的不足。②B 细胞受抗原刺激后活化、增殖、分化为浆细胞并分泌产生抗体，抗体可直接或通过抗原 - 抗体复合物形式调节免疫应答。

近年来研究发现，B 细胞中存在一种新的细胞亚群：调节性 B 细胞（regulatory B cell，Breg），其可通过分泌 IL - 10 及 TGF - β 等抑制性细胞因子发挥免疫负调节作用。Breg 细胞也可分为天然 Breg 细胞和诱导型 Breg 细胞，前者分化依赖于 TLR 信号，后者分化依赖于 CD40 信号和自身抗原。Breg 细胞功能如下：①抑制巨噬细胞的活化；②抑制 DC 的抗原提呈作用；③调节 Th1/Th2 细胞平衡；④抑制 Th17 细胞的作用。Breg 细胞在体内可抑制过度的炎症反应，并可介导免疫耐受。Breg 在感染性疾病、自身免疫病及肿瘤的发生发展过程中均起到重要调节作用。

（四）NK 细胞的免疫调节作用

NK 细胞是固有免疫的重要组成细胞，在免疫监视和早期抗感染免疫的过程中发挥重要作用。活化的 NK 细胞可通过杀伤效应和分泌多种细胞因子发挥对免疫应答的正负调节作用。如：分泌 IFN - γ 激活 T 细胞；分泌 IFN - γ 与 TNF - β 活化 DC 与巨噬细胞；通过对 DC、活化 T 细胞及活化巨噬细胞的细胞毒作用而抑制免疫应答。近年发现体内可能也存在调节性 NK 细胞，可抑制 T 细胞成熟及 B 细胞增殖、分化和抗体产生。

NK 细胞可表达两种不同的受体：一种是能够激发 NK 细胞杀伤作用的活化性受体；另一种是能够抑制 NK 细胞杀伤作用的抑制性受体。活化性受体可借助其自身胞质区的 ITAM 传递活化信号，活化 NK 细胞，产生杀靶细胞效应；抑制性受体胞质区内含有 ITIM，可转导抑制性信号，抑制 NK 细胞活性。正常生理情况下，NK 细胞表面的抑制性受体与正常组织细胞表面的 MHC I 类分子结合，抑制性受体占主导作用，故 NK 细胞对自身正常组织细胞不产生杀伤作用。当靶细胞表面 MHC I 类分子表达异常，如病毒感染或肿瘤细胞表面 MHC I 类分子表达减少或缺失，则 NK 细胞表面的活化性受体激活，发挥杀伤作用。因此 NK 细胞表达的活化和抑制受体通过维持动态平衡发挥免疫调节作用。

（五）DC 的免疫调节作用

体内存在一类可负向调控免疫应答并维持免疫耐受的调节性 DC（regulatory DC，DCreg）。DCreg 在维持肠道耐受、肿瘤免疫耐受、母胎耐受中发挥重要作用。DCreg 发挥负调控作用的机制为：①分泌抑制性细胞因子，如 IL - 10、TGF - β 等；②诱导 Treg 细胞分化；③膜表面低表达共刺激分子，高表达抑制分子；④分泌具有免疫负调节作用的酶类物质，如精氨酸酶。

（六）巨噬细胞的免疫调节作用

根据巨噬细胞的活化状态和功能的不同，巨噬细胞可分为 M1 型和 M2 型巨噬细胞。M2 又称调节性细胞，其抗原提呈作用较弱，可通过分泌 IL - 10、TGF - β 等负向调控免疫应答。

第三节　整体和群体水平的免疫调节

一、整体水平的免疫调节

机体是一个有机的整体，免疫系统在行使功能的时候，除了受到免疫系统内各因素的调节作用之外，还受到其他系统的调节和影响，其中神经 - 内分泌系统的调节作用最为重要。如应激状态、精神紧张、心理压力及内分泌紊乱均可影响免疫系统的功能。神经 - 内分泌系统主要通过神经纤维、神经递质和激素调节免疫系统的功能，而免疫系统则通过细胞因子与神经－内分泌系统组织细胞上相应受体结合，调节神经－内分泌系统的功能（图 14－6）。

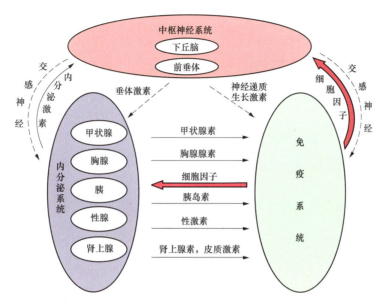

图 14－6　神经－内分泌－免疫调节网络

（一）神经－内分泌系统对免疫系统的调节作用

神经－内分泌系统主要通过神经纤维、神经递质和激素发挥免疫调节作用。如：交感或副交感神经通过支配中枢免疫器官和外周免疫器官，抑制或增强免疫细胞分化、发育、成熟及效应；免疫细胞表达多种神经递质受体及激素受体，神经系统释放的递质（肾上腺素、多巴胺、胆碱及 5－羟色胺等）和内分泌系统分泌的激素（甲状腺素、胰岛素及性激素等）可作用于相应受体，发挥正向或负向免疫调节作用。

（二）免疫系统对神经－内分泌系统的调节作用

神经－内分泌系统组织细胞可表达细胞因子受体，免疫细胞分泌的细胞因子可与相应受体结合，通过传递相关信号调节神经－内分泌系统的功能。如 IL－2 可抑制乙酰胆碱的释放；IL－1、IL－6 及 TNF－α 可刺激糖皮质激素的合成。

二、群体水平的免疫调节

由于自然选择和物种进化，人类形成了复杂的 MHC 多态性和 BCR/TCR 多样性，从而在群体水平对免疫应答进行调节。

（一）MHC 的多态性与免疫调节

在群体水平，种群由对特定抗原具有不同应答能力的个体组成，MHC 多态性决定特定抗原肽能否、或以何种亲和力与抗原结合槽结合，由此决定携带特定 MHC 等位基因型别的个体对特定抗原的应答能力，并实现群体水平的免疫调节。

MHC 多态性所导致的个体免疫应答能力的差异赋予物种极大的应变能力，使物种得以延续。

（二）BCR/TCR 多样性与免疫调节

自然界抗原种类数量巨大，可以用"无数"来形容，机体免疫系统可针对几乎所有抗原产生特异性免疫应答。机体之所以对如此众多的抗原产生应答，是因为 BCR/TCR 基因多样性所导致的庞大 B 细胞和 T 细胞库，表达无数个特异性的功能 BCR 和 TCR。由于 BCR/TCR 多样性的储备，机体的免疫系统拥有针对外界任何抗原产生免疫应答的能力。接受什么样的抗原刺激，就调动什么样相应的 BCR 或 TCR 的 B 或 T 细胞克隆大量增殖，达到一定数量后，以最优化的方式执行不同类型的免疫应答。

目标检测

答案解析

1. 具有天然免疫抑制作用的 T 淋巴细胞是（　　）
   A. nTreg   B. Th1   C. Th2
   D. Th3   E. Tr1

2. 分别参与细胞和体液免疫，彼此之间相互是抑制关系的 T 细胞是（　　）
   A. Th0 和 Th1   B. Th0 和 Th2
   C. Th1 和 Th2   D. Th1 和 Treg
   E. APC 和 Treg

3. 关于活化诱导的细胞死亡（AICD），下列说法错误的是（　　）
   A. 主机制依赖于 Fas 和 FasL 结合实现
   B. 由于缺乏抗原和其他信号刺激而启动
   C. 通过细胞间接触，启动凋亡相关程序
   D. 可以自杀和他杀
   E. 活化后的 T 细胞和 B 细胞均可被 AICD 途径清除

4. T 细胞表面抑制受体 CTLA-4 与以下激活性受体分子竞争性结合 B7 的是（　　）
   A. CD3   B. CD4   C. CD8
   D. CD282   E. CD40

5. 已经激活机体产生 IgG 类别抗体的抗原通过与之结合 IgG 和 B 细胞表面的下列受体结合，起到抑制该 B 细胞活化的作用的是（　　）
   A. CD22   B. CD32   C. CD40
   D. CD79   E. CD80/CD86

6. 请简述分子水平免疫调节包括哪些方面？

7. 请简述免疫调节在免疫应答过程中的意义。

8. 为什么抑制性受体能在信号转导水平抑制免疫细胞的激活？

9. 简述抗体及免疫复合物的反馈调节机制。

10. 简述 Th1 和 Th2 类型的逆转及其临床意义。

（冯　龙）

书网融合……

　　本章小结　　　　　　　微课　　　　　　　题库

第十五章　超敏反应

PPT

📖 **学习目标**

1. **掌握** Ⅰ型超敏反应的发生机制和防治原则，各型超敏反应的临床常见疾病。
2. **熟悉** Ⅱ、Ⅲ、Ⅳ型超敏反应的发生机制。
3. **了解** Ⅰ型超敏反应的易感因素。
4. 学会根据临床症状和实验室检查结果判断超敏反应的类型，能够对各型超敏反应做出及时的诊断并制定治疗方案。

超敏反应（hypersensitivity），是指已致敏机体再次接受相同抗原刺激后，所发生的以生理功能紊乱或组织细胞损伤为特征的异常适应性免疫应答。

1963 年，Gell 和 Coombs 根据超敏反应发生的机制和临床特点将其分为Ⅰ～Ⅳ型：Ⅰ型超敏反应（速发型）；Ⅱ型超敏反应（细胞溶解型/细胞毒型）；Ⅲ型超敏反应（免疫复合物型/血管炎型）；Ⅳ型超敏反应（迟发型）。其中，Ⅰ～Ⅲ型超敏反应由抗体介导，是体液免疫应答介导的超敏反应；Ⅳ型超敏反应主要由 T 细胞介导，是细胞免疫应答介导的超敏反应。

⇒ **案例引导**

　　临床案例　某同学去接种新冠疫苗，在接种点排队时看到附近停着一辆救护车，在疫苗接种点完成接种后，护士要求他到留观区观察 30 分钟，如无异常才可离开接种点。

　　讨论　1. 留观的目的是预防何种不良反应的发生？

　　　　　2. 为什么设置的观察时间是 30 分钟？

　　　　　3. 救护车中需准备哪些药物，以应对可能发生的不良反应？

第一节　Ⅰ型超敏反应 ⓔ微课

　　Ⅰ型超敏反应（type Ⅰ hypersensitivity）又称变态反应（allergy）或速发型超敏反应，是临床上最常见的超敏反应，由外来的抗原诱发的免疫应答反应，其特点是：①快速发生，快速消退；②主要由 IgE 介导，肥大细胞和嗜碱性粒细胞通过释放生物活性介质介导炎症反应；③主要表现为生理功能紊乱，通常无严重的组织病理损伤；④有明显的个体差异和遗传倾向。

一、发生机制

（一）参与的主要成分

1. 抗原　又称变应原（allergen），指能诱导机体产生特异性 IgE 抗体，引起Ⅰ型超敏反应的抗原物质，是诱发Ⅰ型超敏反应的始动因素。变应原来源广泛，种类繁多，可通过吸入、食入、注射或直接接触而使机体致敏。临床常见的变应原如表 15 -1 所示。

表 15-1　临床常见的变应原

种类	常见变应原
吸入性变应原	植物花粉、真菌孢子、尘螨排泄物、动物皮毛、屋尘等
食入性变应原	牛奶、鸡蛋、海鲜类食物、真菌类食物、花生、食品添加剂、防腐剂、调味剂等
注入性变应原	青霉素、磺胺、有机碘化合物、普鲁卡因、昆虫毒液等
接触性变应原	植物提取物、工业产品、金属等

2. 效应分子　①IgE，又称变应素（allergin），是引起 Ⅰ 型超敏反应的关键物质，属亲细胞性抗体，可在不结合抗原的情况下，通过其 Fc 段与肥大细胞或嗜碱性粒细胞表面的 Fc 受体结合，而使机体处于致敏状态。正常人血清 IgE 含量极低（10～10000IU/ml），重症 Ⅰ 型超敏反应患者 IgE 含量可增加 1000 倍。IgE 主要由呼吸道、消化道黏膜固有层的浆细胞产生，这些部位也是变应原容易入侵并引发 Ⅰ 型超敏反应的部位。②IgE Fc 受体，与 IgE Fc 段结合的受体有两种：FcεR Ⅰ 和 FcεR Ⅱ。FcεR Ⅰ 为高亲和力受体，是由 α 链、β 链和两条 γ 链组成的四聚体，高表达于肥大细胞和嗜碱性粒细胞表面，在 Ⅰ 型超敏反应发病过程中起主要作用；FcεR Ⅱ（CD23）为低亲和力受体，分布比较广泛，主要表达于 B 细胞、活化的 T 细胞和单核细胞上。

⊕ **知识链接**

IgE 的发现

1921 年，德国卫生学家 Otto Carl W. Prausnitz（1876—1963）和妇科医师 Heinz Kustner（1897—1963）描述了一种试验现象，Prausnitz 对鱼不过敏，他采集了 Kustner 对鱼过敏的血清，将其稀释成不同浓度后注射于自己前臂皮内，24 小时后再用鱼浸出液注射于同一部位，与此同时，Prausnitz 还选择了未曾注射血清的部位注射鱼浸出液作为对照；很快注射过 Kustner 血清的部位出现了红斑，而对照部位则未出现任何反应。通过这一现象，Prausnitz 和 Kustner 提出过敏反应的敏感性可通过血清进入另一个体，称为 P-K 反应（Prausnitz-Kustner reaction），证实了人体内存在致敏抗体，推测变应性疾病患者血清内存在"皮肤致敏因子"——反应素（reagin），但由于其在血清中的含量很低，当时的技术无法检测到反应素。直至 1966 年，日本学者 Ishizaka 夫妇从对豚草花粉过敏患者血清中提取到一种新的免疫球蛋白亚型，具有 P-K 活性，命名为 IgE。

3. 效应细胞　参与 Ⅰ 型超敏反应的主要效应细胞是肥大细胞、嗜碱性粒细胞和嗜酸性粒细胞。

肥大细胞和嗜碱性粒细胞均来自髓样干细胞前体；两种细胞胞质中均含有嗜碱性颗粒，颗粒中储存已合成的组胺、肝素、激肽原酶等生物活性介质；两种细胞均组成性高表达 FcεR Ⅰ，通过与 IgE Fc 段高亲和性结合而致敏，再次接触变应原导致细胞活化时释放预存的介质引起速发相反应。另一方面，肥大细胞广泛分布于皮肤、黏膜下层结缔组织的微血管周围，以及内脏器官黏膜下，嗜碱性粒细胞主要存在于外周血中，数量较少；两种细胞表达的膜受体和分泌的细胞因子也不尽相同，肥大细胞合成释放细胞因子的种类及数量显著高于嗜碱性粒细胞。

嗜酸性粒细胞主要分布在呼吸道、消化道和泌尿生殖道黏膜组织中，在血液循环中含量很少。Ⅰ 型超敏反应中，嗜酸性粒细胞受一些细胞因子（如 IL-5、IL-3、GM-CSF）的刺激活化，表达 FcεR Ⅰ 并脱颗粒释放大量致炎介质（如白三烯、血小板活化因子）和毒性物质（主要碱性蛋白、阳离子蛋白、神经毒素）参与迟发相反应。

（二）发生机制

Ⅰ型超敏反应的发生过程可分为三个阶段，即致敏阶段、发敏阶段和效应阶段。

1. 致敏阶段　抗原物质（变应原）进入机体后，诱导特异性 B 细胞产生 IgE 抗体，IgE 通过 Fc 段与肥大细胞或嗜碱性粒细胞表面的 FcεRⅠ结合，使其成为致敏肥大细胞或致敏嗜碱性粒细胞（两者亦称致敏靶细胞），从而使机体处于致敏阶段。通常，致敏状态可维持数月甚至更长。

2. 发敏阶段　相同变应原再次进入机体，多价变应原与致敏靶细胞上的两个或两个以上 IgE 抗体特异性结合，从而使 FcεRⅠ交联形成复合物（桥联式结合），启动活化信号触发细胞内一系列的生物化学反应，促使靶细胞活化，导致胞内颗粒与细胞膜融合，脱颗粒释放生物活性介质，如组胺、激肽原酶等，并能促进致敏靶细胞合成一些活性介质如白三烯、前列腺素 D2 和血小板活化因子等（图 15 – 1）。

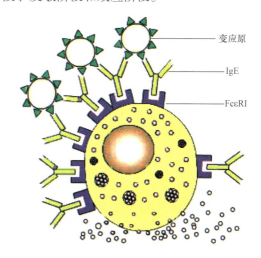

图 15 – 1　多价变应原与 IgE 结合发生桥联反应示意图

3. 效应阶段　指肥大细胞和嗜碱性粒细胞活化后释放的生物活性介质与效应器官上相应受体结合后，引起局部或全身过敏反应（图 15 – 2）。

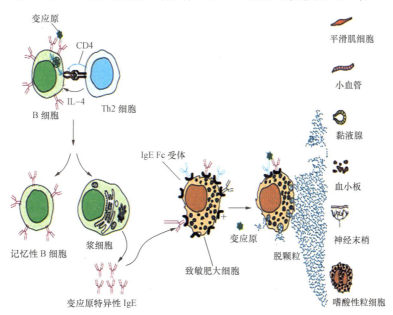

图 15 – 2　Ⅰ型超敏反应发生机制示意图

活化的肥大细胞和嗜碱性粒细胞释放的生物活性介质有两类，在细胞颗粒内预先贮存的介质和受刺激后新合成的介质，这些生物活性介质作用于组织器官，迅速产生生物学效应：①扩张毛细血管，增加血管通透性；②刺激平滑肌收缩；③使腺体分泌增加；④趋化炎性细胞，促进局部炎症反应。

根据效应发生的迅速程度和持续时间，可将过敏反应分为速发相反应和迟发相反应两种类型。速发相反应发生于再次接触变应原后数秒至数分钟内，可持续数小时，主要由组胺引起，多为功能紊乱，经紧急治疗可完全恢复；迟发相反应一般发生在与变应原接触数小时后，可持续 1～2 天或更长，主要由新合成的炎症介质（白三烯和前列腺素 D2 等）所致，是一种以中性粒细胞、嗜酸性粒细胞、Th2 细胞和嗜碱性粒细胞浸润为特征的局部炎症反应。

临床案例 某产妇国产期保健血型测定为"O"型，其夫为"AB"型。因胎膜早破急诊入院（G1、P1 孕 39 周）剖宫产娩出一女婴，出生体重 3350g，血型"B"型。生后 12 小时患儿出现黄疸并呈进行性加重，患儿血清总胆红素为 248.5μmol/L，血红蛋白 128g/L。

讨论 1. 该患儿可能的临床诊断是什么？

2. 该疾病的发生机制是什么？

3. 应该如何治疗？

二、Ⅰ型超敏反应的易感因素

Ⅰ型超敏反应的发生具有个体差异，不同的个体对变应原的易感性不同，其发生与遗传因素及环境因素相关。

（一）遗传因素

Ⅰ型超敏反应性疾病是一种受多基因影响的疾病。目前已发现多个与其发病相关的候选易感基因，如位于染色体 11q12-13 编码 FcεRⅠβ 链的基因，其多态性可影响 IgE 应答，与某些人群的气道高反应性相关；位于染色体 5q31-33 的 Th2 型细胞因子基因，可编码 IL-3、IL-4、IL-9、IL-13 等，可促进 IgE 类型转换、嗜酸性粒细胞存活和肥大细胞增殖；同样位于染色体 5q31-33 的 p40 基因可影响IL-12 的生成；HLA-Ⅱ类基因的某些等位基因也可调节 T 细胞对变应原的应答，如 HLA-DR2 阳性者易对豚草属花粉过敏。

（二）环境因素

1989 年，Strachan D 通过调查生活于不同环境下的过敏性疾病后指出，发达国家过敏性疾病发生率的增高是基因与环境相互作用的结果，环境卫生和个人卫生的水平似乎与过敏性疾病的发生呈负相关，由此提出了"卫生假说"，认为处于生长期的儿童接触卫生较差的环境，可减少其成年后患过敏性疾病的概率。

⊕ 知识链接

生物活性介质

颗粒内预存的介质主要有组胺和激肽原酶。①组胺：是导致速发相反应的主要介质，通过与相应受体结合发挥生物学效应，使小静脉、毛细血管扩张，通透性增强；支气管平滑肌收缩、痉挛；黏膜腺体分泌增加。组胺作用时间短暂，在体内可迅速被组胺酶降解，失去活性。②激肽原酶：作用于血浆中的激肽原使之生成有活性的激肽。其中缓激肽可刺激平滑肌收缩，使支气管痉挛；扩张血管、增强毛细血管通透性；趋化嗜酸性粒细胞和中性粒细胞。

细胞新合成的介质如下。①白三烯（leukotrienes，LTs）：是花生四烯酸经脂氧合酶途径产生的介质，由 LTC4、LTD4、LTE4 组成，是引起Ⅰ型超敏反应迟发相反应的主要介质，其主要作用是能使支气管平滑肌持续收缩，也可扩张毛细血管、增强毛细血管的通透性以及促进黏膜腺体的分泌。②前列腺素 D2（prostaglandin D2，PGD2）：PGD2 的主要作用是引起支气管平滑肌收缩、使血管扩张、毛细血管通透性增加。③血小板活化因子（platelet activating faction，PAF）：是花生四烯酸的衍生物，能使血小板凝集、活化、并释放组胺、5-羟色胺等介质，参与Ⅰ型超敏反应的迟发相反应。

三、临床常见疾病

（一）过敏性休克

过敏性休克为全身性过敏反应，属最严重的 I 型超敏反应性疾病。多数患者是再次接触相同变应原后数分钟之内，出现烦躁不安、气急胸闷、面色苍白、出冷汗、四肢发冷、脉搏细速、血压下降、意识障碍或昏迷等临床表现，如不及时抢救，可导致死亡。

⇨ **案例引导**

> **临床案例**　患儿，男，5 岁，因发热、咳嗽、咳痰较重就诊。实验室检查：体温 39.5℃，脉搏 101 次/分，呼吸 25 次/分，双肺湿啰音，心律齐，肝脾未触及。血常规检测，白细胞计数 $12.64 \times 10^9/L$，淋巴细胞计数 $2.39 \times 10^9/L$，中性粒细胞计数 $11.92 \times 10^9/L$。诊断：小儿肺炎。医嘱：青霉素 80 万 U，静脉滴注。
>
> **讨论**　1. 在进行静脉滴注时有哪些注意事项？
>
> 　　　　2. 静脉滴注青霉素有可能会引起何种不良反应？

1. 药物过敏性休克　以青霉素引起的过敏性休克最常见。青霉素分子量较小，本身无免疫原性，但其降解产物青霉噻唑醛酸或青霉烯酸与组织蛋白结合则具有免疫原性，可刺激机体产生特异性 IgE 抗体而致敏，当机体再次接触青霉素时，即可能发生过敏性休克。少数初次应用青霉素者也可发生过敏性休克，其原因可能是，早期接触到自然界中的青霉菌的某些成分，使过敏体质个体早已处于致敏状态。

2. 血清过敏性休克　临床上应用白喉抗毒素或破伤风抗毒素等动物免疫血清进行治疗或紧急预防时，也可引发过敏性休克。这与患者曾经注射过相同的抗毒素血清使机体致敏有关。

另外，蜂毒和某些食入性变应原也可引起过敏性休克。

（二）呼吸道过敏反应

最常见的是过敏性鼻炎和过敏性哮喘。过敏性鼻炎，又称花粉症，主要因吸入植物花粉引起，具有明显的季节性和地区性特点。临床表现主要为鼻塞、鼻痒、流鼻涕、打喷嚏，检查可见鼻黏膜苍白水肿、眼结膜充血等。过敏性哮喘表现为支气管平滑肌痉挛而引起的气喘及呼吸困难，好发于儿童和青壮年，有明显家族史。

（三）消化道过敏反应

某些个体食入鱼、虾、蛋等异种蛋白食物后出现恶心、呕吐、腹泻、腹痛等一系列胃肠症状，表现为过敏性胃肠炎。研究发现，人体胃肠道的非特异性和特异性黏膜屏障系统可以限制完整的蛋白质抗原侵入，而进入肠道的食物抗原与 SIgA 结合，形成抗原 - 抗体复合物，限制了肠道对食物抗原的吸收，从而直接或间接地减轻对食物蛋白的免疫反应。当消化、吸收过程及黏膜免疫异常时，均造成各种食物过敏原易通过肠黏膜入血而发生过敏性胃肠炎。

（四）皮肤过敏反应

多由食物、药物、动物羽毛、植物花粉、肠道寄生虫或物理因素（冷热刺激）等过敏原引起，主要表现为荨麻疹、特应性皮炎（过敏性湿疹）和血管神经性水肿等 I 型超敏反应。

四、防治原则

I 型超敏反应的防治应从变应原与机体免疫反应状态两方面考虑：一方面尽可能找出变应原，使患者避免与其再次接触；另一方面，阻断或干扰超敏反应的某些环节，从而防止超敏反应的发生发展。

（一）检出变应原并避免接触

详细询问患者有无过敏史或采用皮肤试验以检测变应原。皮肤试验是利用标准化的变应原溶液在受试者前臂内侧做皮内注射，15～20分钟后观察结果。若注射部位出现红肿反应，风团直径大于1cm，则为阳性结果。

此外，也可用放射免疫技术和酶标免疫技术直接检测患者血清中的特异性IgE，体外检测具有效能参数可靠、不受药物影响、无全身反应危险等优点。

（二）变应原特异性免疫治疗（SIT）

1. 异种免疫血清脱敏疗法 对抗毒素皮肤试验阳性者，可通过小剂量、短间隔多次注射进行脱敏治疗。其机制是注入的小剂量变应原与致敏靶细胞表面IgE结合，释放的生物活性介质较少，不足以引起明显的临床症状。通过短时间反复注射变应原，逐步消耗体内的IgE抗体和致敏靶细胞的生物活性介质，使体内致敏靶细胞分批脱敏，最终解除致敏状态。此时再大剂量注射抗血清既能达到治疗目的又不引起过敏反应。

2. 特异性变应原脱敏疗法 对已查明但又难以避免的变应原如花粉、尘螨等，可少量、多次皮下注射重组变应原或类变应原，通过主动诱导机体免疫耐受或对免疫应答进行负调节，达到脱敏目的。

（三）药物治疗

1. 抑制生物活性介质合成和释放的药物 稳定肥大细胞膜或提高其胞内cAMP的浓度，都可阻止肥大细胞脱颗粒释放生物活性介质。如色苷酸二钠有稳定细胞膜的作用；肾上腺素、异丙肾上腺素、麻黄碱及前列腺素E等，可通过不同环节提高胞内cAMP浓度，抑制生物活性介质的释放。

2. 生物活性介质拮抗药 ①通过竞争靶细胞受体发挥拮抗作用，如苯海拉明、扑尔敏、异丙嗪等抗组胺药物；②生物活性介质拮抗药，如乙酰水杨酸对缓激肽有拮抗作用，苯噻唑可拮抗组胺和5-羟色胺。

3. 改善效应器官反应性的药物 肾上腺素、麻黄素可解除支气管平滑肌痉挛，减少腺体分泌；葡萄糖酸钙、氯化钙、维生素C等，除具有解痉，降低血管通透性作用外，也可减轻皮肤和黏膜的炎症反应。

（四）免疫生物疗法

1. 人源化抗IgE单抗 针对IgE Fc部分的人源化单抗，可降低血清中游离IgE的浓度，减少IgE与肥大细胞和嗜碱性粒细胞表面FcεRⅠ结合，对过敏性鼻炎和哮喘治疗有效。

2. 细胞因子及其拮抗剂 IL-4拮抗剂（重组可溶性IL-4受体、抗IL-4抗体）可阻断IL-4的生物学效应，减少IgE抗体的生成；IFN-γ可抑制Th2细胞分泌IL-4，下调IgE的产生。

3. DNA疫苗 用编码变应原的基因与DNA载体重组制成疫苗进行接种，可诱导Th1型应答，降低Th2型应答。

第二节 Ⅱ型超敏反应

Ⅱ型超敏反应（type Ⅱ hypersensitivity）又称细胞溶解型或细胞毒型超敏反应，是靶细胞表面抗原与相应抗体结合后，激活补体，并在巨噬细胞和NK细胞等参与下，引起以细胞溶解和组织损伤为主的病理性免疫应答。其特点是：①由IgG和IgM类抗体介导；②补体、巨噬细胞、NK细胞等参与；③靶细胞主要是血细胞和某些自身组织细胞。

⇒ **案例引导**

　　临床案例　患者于五年前无明显诱因反复出现多处关节疼痛，活动时疼痛加剧，受累部分主要为双侧腕关节和掌指关节，关节明显肿胀，近年来症状不断加重，掌指关节出现屈曲畸形，因疼痛难忍就诊，实验室检查结果显示：白细胞计数正常，RF 280 IU/ml，手部 X 线片显示掌骨头及左侧桡骨远端有骨性浸润。

　　讨论　1. 该患者可诊断为哪种疾病？

　　　　　　2. 该疾病属于哪种超敏反应？

一、发生机制

（一）参与的抗原与抗体

1. 抗原　诱发Ⅱ型超敏反应的抗原可以为正常组织细胞表面固有的抗原成分，也可为吸附于组织细胞表面的外来抗原。

（1）同种异型抗原　如 ABO 血型抗原、Rh 血型抗原、HLA 抗原。

（2）修饰性自身抗原　感染、物理、化学、药物等因素所致改变的自身抗原。

（3）异嗜性抗原　外源性抗原与自身组织细胞之间具有的共同抗原，如 A 群溶血性链球菌与人肾小球基底膜、心肌组织之间的共同抗原。

（4）其他　吸附于自身组织细胞表面的药物抗原。

2. 抗体　介导Ⅱ型超敏反应的抗体主要是 IgG（IgG1、IgG2 或 IgG3）和 IgM 类，多为针对自身细胞或组织抗原的自身抗体。这些抗体能有效地结合抗原、激活补体和介导吞噬作用。

（二）组织损伤机制

　　IgG 和 IgM 抗体产生后，与相应靶细胞表面抗原结合，在补体、巨噬细胞和 NK 细胞参与下，通过以下作用机制导致靶细胞损伤或功能障碍（图 15 – 3）。

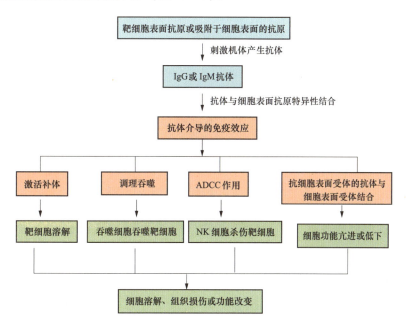

图 15 – 3　Ⅱ型超敏反应发生机制示意图

1. 补体介导的细胞溶解 IgG 或 IgM 与靶细胞表面抗原结合后，通过经典途径激活补体溶解靶细胞。

2. 抗体依赖细胞介导的细胞毒作用（ADCC） IgG 与靶细胞表面抗原结合后，其 Fc 段与 NK 细胞、巨噬细胞表面的 IgG Fc 受体结合，引起对靶细胞的溶解或杀伤。

3. 调理作用 IgG 与靶细胞表面抗原结合后，可通过与巨噬细胞上 Fc 受体结合，促进吞噬细胞吞噬、破坏靶细胞；补体活化产生的裂解片段 C3b 也可通过与巨噬细胞上相应受体结合，促进吞噬细胞吞噬、破坏靶细胞。

4. 功能改变 某些抗体与自身组织细胞的受体结合后，可激活或阻断靶细胞，导致其功能亢进或减退，但无细胞损伤。

二、临床常见疾病

（一）输血反应

多发生于 ABO 血型不符的输血，如将 B 型供血者的血液误输给 A 型受血者，由于 B 型供血者红细胞表面存在 B 抗原，而 A 型受血者血清中含有天然的抗 B 抗体，两者结合后激活补体，引起红细胞溶解而出现溶血、血红蛋白尿等现象。

（二）新生儿溶血病

新生儿溶血是指由于母婴血型不合引起的溶血性疾病，其中以 ABO 血型不合最常见，约占总发病率的 85%，临床表现较轻。

Rh 血型不合导致的新生儿溶血约占 14%，但通常病情比较危重。主要表现为孕妇是 Rh⁻，新生儿是 Rh⁺。第一胎分娩时，胎儿 Rh⁺ 红细胞可进入母体，刺激母体产生抗 Rh 抗体（IgG 类）。若母体再次妊娠而胎儿血型仍为 Rh⁺ 时，则母体内的抗 Rh 抗体（IgG）可通过胎盘进入胎儿体内，与胎儿红细胞表面的 Rh 抗原结合，导致胎儿红细胞溶解，引起流产、死胎或发生新生儿溶血病（图 15-4）。

其他一些罕见血型也可以引起新生儿溶血，但临床不常见。

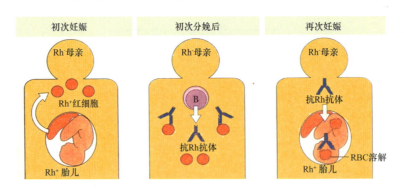

图 15-4　Rh 血型不符所致新生儿溶血病

（三）自身免疫性溶血性贫血

因病毒感染或服用某些药物后可使红细胞膜表面成分发生改变，成为修饰的自身抗原，从而刺激机体产生相应抗体，后者结合于红细胞表面导致其溶解，引起自身免疫性溶血性贫血。如临床上应用甲基多巴等药物发生的溶血性贫血。

（四）肺出血-肾炎综合征

肺出血-肾炎综合征又称 Goodpasture 综合征，某些病毒感染或药物等使肺泡基底膜抗原性质改变，诱导机体产生自身抗体（抗肺泡－肾小球基底膜抗体），这种自身抗体能与肺泡壁基底膜和肾小球基底膜（第Ⅳ型胶原）结合，激活补体或调理吞噬作用，造成肺泡和肾小球基底膜损伤，引起咯血、咳嗽、蛋白尿及肾功能障碍等症状。

（五）链球菌感染引起的风湿热

风湿热是一种反复发作的急性或慢性全身结缔组织炎症，多发生于急性 A 群链球菌感染（如咽峡炎）后 1~4 周。M 蛋白是 A 群链球菌细胞壁中的蛋白质菌毛样结构，与人类心肌及结缔组织间存在共同抗原，链球菌感染以分子模拟形式使机体产生交叉反应，有些人可产生相应抗体，不仅作用于链球菌本身，还可作用于心瓣膜，从而引起瓣膜病变。心瓣膜的黏多糖成分随年龄而变异，可能是青少年与成年人心瓣膜病变不同发生率的影响因素。

🌐 **知识链接**

风湿热

风湿热（rheumaticfever）主要由感染 A 群溶血性链球菌引起，其具体发病机制仍未完全阐明，通常认为链球菌体抗原与人体组织（例如链球菌 M 蛋白与人类心肌及结缔组织成分）存在共同抗原，由此而引发的交叉反应所导致的自身免疫性疾病，是一种常见的反复发作的急性或慢性全身性结缔组织炎症，主要累及心脏、关节、中枢神经系统、皮肤和皮下组织。临床表现为游走性多发性关节炎、心脏病、皮下结节、环形红斑和舞蹈症，以上症状可单独或同时出现，环形红斑和皮下结节通常发生在已有关节炎、心脏病或舞蹈症的患者。急性发作时通常以关节炎较为明显，但在此阶段风湿性心脏病可造成患者死亡。急性发作后常遗留轻重不等的心脏功能损害，尤以瓣膜病变最为显著，形成慢性风湿性心脏病。由于风湿热造成的关节损害可自行恢复，但心脏功能的损害不可逆。

（六）药物过敏性血细胞减少症

青霉素、磺胺、非那西丁、奎尼丁等药物进入机体后，作为半抗原吸附在血细胞表面或与血浆蛋白结合而获得免疫原性，刺激机体产生相应抗体，引起药物相关的溶血性贫血、粒细胞减少症、血小板减少性紫癜等。

（七）甲状腺功能亢进

甲状腺功能亢进又称为毒性弥漫性甲状腺肿（Graves 病），是一种特殊的Ⅱ型超敏反应，属抗体刺激型超敏反应，患者血清中含有抗促甲状腺激素（thyroid stimulating hormone，TSH）受体的自身抗体（IgG 类），该抗体能高亲和力结合甲状腺细胞表面的 TSH 受体，刺激甲状腺细胞持续分泌大量甲状腺素，导致甲状腺功能亢进。

（八）重症肌无力

一种特殊的Ⅱ型超敏反应，属抗体阻抑型超敏反应，患者体内存在抗乙酰胆碱受体的自身抗体，该抗体能竞争性抑制神经－肌肉接头处乙酰胆碱与受体结合，并促使乙酰胆碱受体内化、降解，数量减少，从而降低骨骼肌细胞对运动神经元释放的乙酰胆碱的反应性，导致重症肌无力。

三、防治原则

（一）预防感染

预防感染能有效防止因异嗜性抗原引发的交叉反应，例如预防链球菌感染可避免罹患风湿热。

（二）清除自身反应性抗体

1. 血浆置换 将患者血液经血泵引出，分离血浆和细胞成分，去除致病血浆或选择性地去除血浆中的某些致病因子，然后将细胞成分、净化后血浆及所需补充的置换液输回体内。

2. 免疫吸附 将高度特异性的抗原与吸附材料结合制成吸附柱，特异地清除血液中的自身反应性抗体，从而达到净化血液，缓解病情的目的。

（三）药物治疗

1. 单克隆抗体 应用 Anti－CD20 单克隆抗体，暂时性清除异常增殖的 B 淋巴细胞；通过 Anti－BLyS 单克隆抗体结合 B 淋巴细胞刺激因子（B lymphocyte stimulator，BLyS），阻止 B 细胞发育成熟。从而减少自身反应性抗体的产生。

2. 激素 应用糖皮质激素等免疫抑制剂。

第三节 Ⅲ型超敏反应

Ⅲ型超敏反应（type Ⅲ hypersensitivity），又称免疫复合物型或血管炎型超敏反应，可溶性抗原与相应抗体结合形成中等大小的免疫复合物沉积于毛细血管基底膜或组织间隙，通过激活补体，吸引中性粒细胞和血小板聚集，引起以局部组织充血水肿、坏死和中性粒细胞浸润为特征的炎症反应和组织损伤。其特点是：①抗原为可溶性抗原；②抗体为 IgG、IgM 或 IgA；③中等大小可溶性免疫复合物形成和沉积是Ⅲ型超敏反应的关键环节；④补体、中性粒细胞、血小板等参与反应，导致血管炎和组织损伤。

一、发生机制

（一）参与的抗原和抗体

1. 抗原 引起Ⅲ型超敏反应的抗原种类较多，包括细菌、病毒、真菌、寄生虫、异种动物血清、药物等，也包括变性的 IgG、核抗原、肿瘤抗原等可溶性抗原。

2. 抗体 参与Ⅲ型超敏反应的抗体主要是 IgG，也可为 IgM 和 IgA。

以上二者在血液循环中特异性结合，形成可溶性的抗原－抗体复合物（immune complex，IC）。

（二）发生过程

1. 中等大小可溶性免疫复合物的形成 是引起Ⅲ型超敏反应的始动因素，其形成与抗原/抗体的比例有关，当抗原与抗体的比例适合时，常形成大分子不溶性 IC，易被吞噬细胞清除；当抗原或抗体量过剩时则形成小分子 IC，易通过肾小球滤过而排出；只有当抗原（抗体）略多于抗体（抗原）时，才形成中等大小可溶性 IC（分子量约为 1000kD，沉降系数为 19S），不易被吞噬，也不能由肾小球滤出，易沉积在血管壁或肾小球基底膜上，引起Ⅲ型超敏反应。

2. 中等大小可溶性免疫复合物的沉积 类风湿因子与 IgG 结合形成的 IC 就是典型的中等大小可溶性 IC。中等大小可溶性 IC 在血管基膜上沉积是引发Ⅲ型超敏反应的关键，与以下因素有关。

（1）抗原和抗体的理化特性 抗原、抗体的表面电荷、结合价、结合的亲和力、抗体的类别等均影响 IC 的形成和沉积。如 IC 中的抗原带正电荷，则这种 IC 容易与带负电荷的肾小球基底膜结合，引起炎症和持久组织损伤。

（2）解剖和血流动力学因素 这决定着 IC 沉积的位置。血流缓慢、毛细血管压较高的部位（如肾小球基底膜、关节滑膜处）；血流量大、湍急、易出现涡流的部位（如动脉交叉口、脉络膜丛等处）；毛细血管通透性增加处都是 IC 易于沉积的部位。

（3）机体清除 IC 的能力　机体通过吞噬细胞和补体清除 IC，若吞噬细胞功能低下或补体成分缺陷，机体不能及时清除 IC，导致 IC 持续存在并在组织中沉积，进而引发Ⅲ型超敏反应。

3. 免疫复合物引起组织损伤的机制　Ⅱ型超敏反应发生机制示意图见图 15-5。

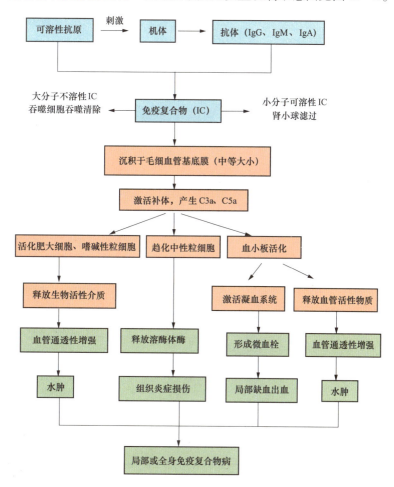

图 15-5　Ⅲ型超敏反应发生机制示意图

（1）补体的作用　沉积于组织中的 IC 可通过经典途径激活补体，释放过敏毒素 C3a、C5a，可刺激肥大细胞和嗜碱性粒细胞脱颗粒、释放组胺等生物活性介质，使局部血管通透性增加。

（2）中性粒细胞的作用　补体活化中间产物 C3a、C5a 可趋化中性粒细胞聚集沉积部位，吞噬 IC，释放蛋白水解酶、胶原酶、弹性纤维酶等，损伤局部组织。

（3）血小板的作用　IC 可直接激活血小板，或间接因嗜碱性粒细胞释放的血小板激活因子的作用，使血小板释放血管活性胺，引起血管通透性增加，而造成局部水肿；也可因血小板的聚集，激活凝血系统，形成微血栓，引起局部缺血和出血、组织坏死。

二、临床常见疾病

由免疫复合物引起的Ⅲ型超敏反应性疾病称为免疫复合物病（immune complex disease，ICD）。

（一）局部免疫复合物病

1. Arthus 反应　是实验性局部Ⅲ型超敏反应，用马血清皮下注射免疫家兔，多次注射后在注射局部可出现红肿、出血、坏死等炎症反应，称为 Arthus 反应。其机制是多次注射异种蛋白刺激机体产生大量 IgG 抗体，抗体与注射的抗原结合形成可溶性免疫复合物，沉积于注射部位的小动脉壁上，引起局部血管炎。

2. 类 Arthus 反应　因多次注射胰岛素、抗毒素、狂犬疫苗或一些药物后，注射局部出现红肿、出血、坏死等类似 Arthus 反应的临床表现，或因多次吸入植物蛋白、动物蛋白，放线菌和霉菌孢子，引起过敏性肺泡炎。

（二）全身性免疫复合物病

1. 血清病　初次注射大剂量异种抗毒素血清，7～14 天后患者出现发热、皮疹、淋巴结肿大、关节肿痛等症状，严重者可发生急性肾小球肾炎和心肌炎，此称为血清病。病程一般较短，可自愈。这是由于患者体内产生针对抗毒素的抗体与循环中残留未代谢的抗毒素结合，形成可溶性免疫复合物，随血流运行，沉积于组织而引起损伤（图 15 - 6）。

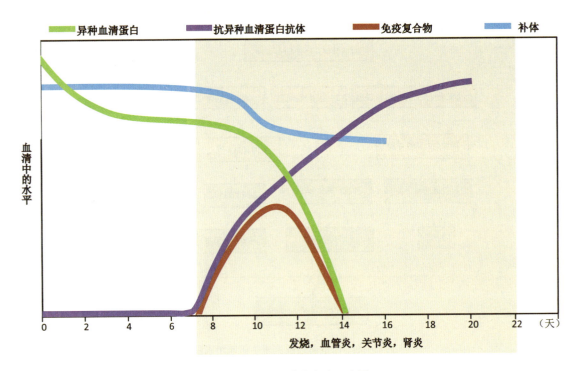

图 15 - 6　血清病发生示意图

2. 免疫复合物型肾小球肾炎　一般发生于链球菌感染后 2～3 周，多由 A 群溶血性链球菌引起，以 4、12、25、49 型为最常见。抗体与相应抗原结合形成 IC，沉积在肾小球基底膜。80% 以上的肾炎属于Ⅲ型超敏反应。此外，葡萄球菌、肺炎双球菌、乙型肝炎病毒等微生物以及原虫等感染，也可引起免疫复合物型肾小球肾炎。

3. 系统性红斑狼疮　系统性红斑狼疮（systemic lupus erythematosus，SLE）多发生于 20～30 岁女性。患者体内存在多种针对 DNA 和组蛋白的自身抗体，这些自身抗体与自身抗原形成可溶性免疫复合物，沉积于肾小球、关节、皮肤及其他部位的血管壁，从而引起肾小球肾炎、关节炎、皮肤红斑、脉管炎等多种病症。

4. 类风湿关节炎　类风湿关节炎（rheumatoid arthritis，RA）发病原因尚未明了，可能是由于病毒或支原体等持续感染，使患者体内 IgG 变性而成为自身抗原，诱导机体产生抗变性 IgG 的自身抗体（IgA - RF、IgG - RF、IgM - RF 和 IgE - RF），临床上称为类风湿因子（rheumatoid factor，RF），自身抗体与变性的 IgG 结合形成 IC，沉积于关节滑膜，引起类风湿关节炎或其他沉积部位的炎症。

三、防治原则

（一）避免接触诱发Ⅲ型超敏反应的抗原

例如对必须使用抗毒素的个体，使用人源化抗体代替动物抗体，人源化抗体主要以鼠源单克隆抗体通过基因克隆及 DNA 重组技术改造，重新表达的抗体，其大部分氨基酸序列为人源序列取代，基本保留鼠单克隆抗体的亲和力和特异性，又降低了其异源性。

（二）药物治疗

1. 非甾体类消炎药（NSAIDs） 布洛芬、塞来昔布等 NSAIDs 对外周疼痛有较好的镇痛作用，大多数的 NSAIDs 具有抑制环氧化酶，降低前列腺素 E 合成、从而抑制炎症的作用。

2. 免疫抑制剂 应用糖皮质激素、硫唑嘌呤、环磷酰胺、雷公藤多苷等常规免疫抑制剂。

第四节　Ⅳ型超敏反应

Ⅳ型超敏反应（type Ⅳ hypersensitivity）又称迟发型超敏反应（delayed type hypersensitivity，DTH），是由致敏 T 细胞再次接触相同抗原所引起的炎症反应。其特点是：①由致敏 T 细胞介导，无抗体和补体参与；②发生慢，接触抗原后 24~72 小时出现；③引起以单个核细胞浸润和组织损伤为主的炎症反应；④常见于细胞内慢性感染。

一、发生机制

（一）参与的抗原

引起Ⅳ型超敏反应的抗原主要包括病毒、胞内寄生菌（如麻风杆菌、结核杆菌）、寄生虫、真菌、自身组织抗原或化学物质（如油漆、染料、苯）等。

（二）发生过程

1. 机体致敏 抗原进入机体，经 APC 摄取、加工成抗原肽 – MHC 分子复合物，表达于 APC 表面，提呈给 T 细胞，使之活化、增殖、分化为效应 T 细胞，也称为致敏 T 细胞，机体形成致敏状态（图 15 – 7）。致敏 T 细胞主要为 CD4$^+$ Th1 细胞和 CD8$^+$ CTL。

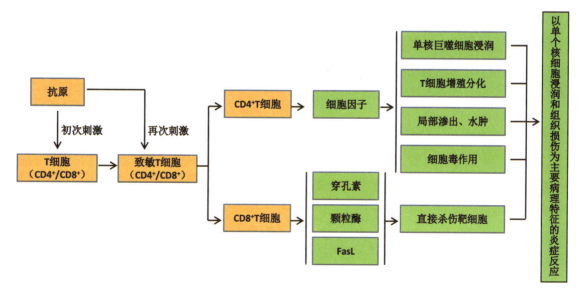

图 15 – 7　Ⅳ型超敏反应发生机制示意图

2. 致敏 T 细胞介导炎症反应和组织损伤 致敏 CD4$^+$ Th1 细胞受到相同抗原再次刺激后，可释放多种细胞因子和趋化因子（TNF–α/β、IFN–γ、IL–3、GM–CSF、MCP 等）介导炎症损伤。例如：TNF–α/β 可导致局部组织坏死或凋亡；TNF–α 可诱导血管内皮细胞黏附分子表达，促进巨噬细胞黏附于血管内皮进而穿出血管壁；MCP 可趋化单个核细胞使之聚集于感染部位；TNF–α 和 IFN–γ 可活化巨噬细胞，使其释放促炎因子 IL–1、IL–6 等加重炎症反应。

CTL 特异性识别靶细胞表面抗原而活化，通过释放穿孔素、颗粒酶或 Fas/FasL 途径杀伤靶细胞。

二、临床常见疾病

（一）结核病

结核病是典型的感染性迟发型超敏反应性疾病，是由结核分枝杆菌引起的慢性感染性疾病，可累及全身多器官系统，最常见的患病部位是肺脏，占各器官结核病总数的 80%～90%。结核肉芽肿是结核病的重要病理特征，指由上皮样细胞、单核细胞及多核细胞组成的特殊的增殖性病理病变，特征性成分有上皮样细胞、朗汉斯巨细胞及干酪样坏死等。结核菌素试验为典型的实验性Ⅳ型超敏反应，该试验是将结核菌素纯蛋白衍生物（PPD）经皮内注入受试者，72 小时观察皮肤硬结情况。阳性结果提示受试者曾感染过结核杆菌或接种过卡介苗。

其他胞内寄生病原生物（如麻风杆菌、白色念珠菌、血吸虫等）在传染过程中也可引发Ⅳ型超敏反应。

（二）接触性皮炎

接触性皮炎是一种典型的皮肤局部Ⅳ型超敏反应，是因机体与某些小分子化学物质，如油漆、染料、农药、塑料、化妆品、某些药物等接触所致。这些小分子半抗原物质渗入皮肤，与组织蛋白结合形成完全抗原，诱导机体产生致敏 T 细胞。当机体再次接触相同抗原时，可激活特异性 T 细胞，导致局部皮肤出现红肿、硬结、水疱，严重者可发生剥脱性皮炎。

（三）其他

移植排斥反应和许多自身免疫疾病如超敏反应脑脊髓炎、多发性神经炎、甲状腺炎等引起组织损伤的机制，也与Ⅳ型超敏反应有关。

三、防治原则

（一）避免接触会导致Ⅳ型超敏反应的抗原

1. 抗感染治疗 Ⅳ型超敏反应的组织损伤与感染关系密切，抗原持续存在导致炎症部位单个核细胞浸润，进而造成组织损伤。因此体内有病原生物感染时，应进行抗感染治疗，及时清除病原生物，避免病原生物长期刺激免疫系统。

2. 术前组织配型 在器官移植前，通过 ABO 血型配型、淋巴毒试验（交叉配合试验）、人类白细胞抗原（HLA）等严格组织配型，可以显著降低移植后的排斥反应。

3. 物理方法清除抗原 接触性皮炎患者，如刚与刺激物接触后，可用肥皂水清洁皮肤。

（二）药物治疗

使用糖皮质激素、他克莫司、西罗莫司、抗人 T 细胞单克隆抗体等免疫抑制剂。

综上所述，各型超敏反应主要依据其发生机制及参与反应的效应成分不同而划分。值得注意的是，超敏反应性疾病发生机制十分复杂，临床所见往往不是单一型，常表现为以某一型损伤机制为主的混合型，而同一种抗原也可能诱发不同类型的超敏反应（表 15–2）。

表 15-2 Ⅰ~Ⅳ型超敏反应比较

类型	Ⅰ型	Ⅱ型	Ⅲ型	Ⅳ型
别称	速发型	细胞溶解型/细胞毒型	免疫复合物型/血管炎型	迟发型
抗原	可溶性抗原	靶细胞膜抗原	可溶性抗原	细胞膜或细胞内抗原
抗体	IgE	IgG、IgM	IgG、IgM、IgA	无
补体	无	有	有	无
参与细胞	肥大细胞、嗜碱性粒细胞、嗜酸性粒细胞	巨噬细胞、NK细胞、中性粒细胞	中性粒细胞、巨噬细胞	Th1、CTL、巨噬细胞

目标检测

答案解析

1. 参与Ⅰ型超敏反应的抗体是（　　）

    A. IgD   B. IgE   C. IgM

    D. IgG   E. IgA

2. 抗体介导的超敏反应有（　　）

    A. Ⅰ、Ⅱ、Ⅲ型超敏反应   B. Ⅰ、Ⅱ、Ⅳ型超敏反应   C. Ⅰ、Ⅲ、Ⅳ型超敏反应

    D. Ⅱ、Ⅲ、Ⅳ型超敏反应   E. Ⅱ、Ⅳ型超敏反应

3. 免疫复合物沉积引起的血管炎的主要原因是（　　）

    A. 组胺和白三烯   B. 攻膜复合物   C. 细胞毒性T细胞

    D. 细胞因子   E. 中性粒细胞的溶酶体酶

4. Ⅲ型超敏反应的重要免疫学特征是（　　）

    A. 巨噬细胞浸润   B. 淋巴细胞浸润   C. 嗜酸性粒细胞浸润

    D. 中性粒细胞浸润   E. 红细胞浸润

5. 属于Ⅳ型超敏反应的疾病是（　　）

    A. 新生儿溶血病   B. 支气管哮喘   C. 血清病

    D. 接触性皮炎   E. 过敏性哮喘

6. 简述各型超敏反应的发生机制。

7. 试比较各型超敏反应的主要特点。

8. 请以结核分枝杆菌感染为例，试述Ⅳ型超敏反应的发生机制与其他三型有何不同。

9. 青霉素过敏的个体和正常个体相比，体液免疫应答有何差异？细胞免疫应答有何差异？

10. 孕妇周某，27岁，为Rh（-）血型，来院初诊。作为首诊医生，你应该考虑应防治哪些疾病发生？为此应考虑哪些与其他孕妇不同的问诊、化验等检查以及防治该疾病发生的措施？

（赵向峰）

书网融合……

本章小结   微课   题库

第十六章　自身免疫病

PPT

> **学习目标**
> 1. **掌握**　掌握自身免疫病的概念、特点及免疫损伤机制。
> 2. **熟悉**　熟悉自身免疫病发病的诱因。
> 3. **了解**　自身免疫病的防治原则。
> 4. 学会将免疫学机制与临床自身免疫病的发病机制和治疗原则连接。

正常情况下，机体免疫系统针对外部抗原或内部变异的自身抗原启动免疫应答反应，但对自身抗原则不应答或微弱应答，具有自身耐受的能力。免疫细胞的自身耐受是相对的，外周免疫系统仍然存在一定量的自身抗体和自身反应性 T 细胞，对清除衰老变性的自身成分，维持机体自身稳定具有积极的意义，此为自身免疫（autoimmunity）。但是在某些因素的诱导下，自身抗原发生改变或自身免疫耐受被打破，机体免疫系统出现异常的免疫应答，损伤自身组织细胞或影响机体正常生理功能，出现相应的临床症状时，称为自身免疫病（autoimmune diseases，AID）。

第一节　自身免疫病的诱发因素

诱发自身免疫病的因素相当复杂。一般认为与环境、遗传因素和性激素有关，其中遗传因素是重要的诱发因素，但常常与环境因素（如毒物、药物和感染）相互影响和相互作用，引起自身抗原或自身免疫系统异常，导致自身免疫病。

一、抗原因素

抗原是启动免疫应答的第一因素，有多种机制可以引起自身抗原参与免疫应答，从而诱发 AID。

（一）自身抗原的改变

物理、化学和生物等因素均可使自身抗原发生改变：①新的抗原表位暴露；②抗原构象发生改变；③抗原被修饰或降解，成为具有免疫原性的肽段；④外来药物或微生物毒素进入机体与自身组织细胞结合成为完全抗原等。

由于自身抗原发生改变，机体免疫系统认为是"非己"物质而对其产生免疫应答。例如：①肺炎支原体感染可改变红细胞表面的血型抗原，刺激免疫系统产生抗红细胞抗体，导致红细胞破坏，引起溶血性贫血；②一些小分子药物，如青霉素、头孢菌素等作为外来的半抗原，吸附到红细胞表面而获得免疫原性，可刺激机体产生抗药物的抗体，引起抗体作用的补体依赖的药物溶血性贫血；③变性的自身 IgG 刺激机体可产生 IgM 或 IgG 类自身抗体，称为类风湿因子（rheumatoid factor，RF）。RF 和变性 IgG 结合形成免疫复合物，可引起类风湿关节炎等自身免疫病。

（二）隐蔽抗原的释放

由于特殊的解剖位置，机体某些组织如眼晶状体蛋白、精子和神经髓鞘磷脂碱性蛋白等，在免疫细胞分化发育过程中从未接触过，这些抗原称为隐蔽抗原（secluded antigen）或隔离抗原（sequestered antigen）。没有对这些隔离部位的抗原产生免疫耐受，针对该抗原的特异性淋巴细胞克隆未被清除。在感染、手术或外伤等情况下，隐蔽抗原可释放入血液和淋巴液中，与自身反应性淋巴细胞接触而使其活化，引发异常的免疫应答而导致自身免疫病。例如，由于眼外伤使眼晶状体蛋白进入血液和淋巴液，刺激免疫系统产生特异性抗体或 CTL，从而攻击健侧眼组织，引发自身免疫性交感性眼炎；输精管结扎可能使精子进入血液，刺激机体免疫系统产生抗精子抗体，引起自身免疫性睾丸炎。

（三）分子模拟

有些微生物与机体正常细胞或细胞外基质具有相同或相似的抗原表位，感染后针对微生物抗原产生的抗体，也能与表达共同表位的自身抗原发生交叉反应，这种现象称为分子模拟（molecular mimicry）。分子模拟可引发多种自身免疫病。①A 群溶血性链球菌 M 蛋白与人体心肌间质、心瓣膜和肾小球基底膜有相似表位，该菌刺激机体产生的抗 M 蛋白抗体，可与心脏和肾脏的相似表位发生交叉反应，引起急性风湿性心脏病和肾小球肾炎（图 16−1）。②EB 病毒编码的蛋白与神经髓鞘磷脂碱性蛋白有较高的同源性，病毒感染可引起多发性硬化症。

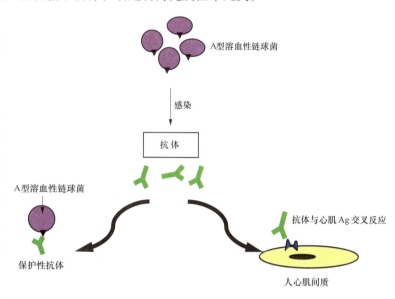

图 16−1 分子模拟
A 型溶血性链球菌 M 蛋白与人心肌间质抗原发生交叉反应

③柯萨奇病毒感染引起的免疫应答可破坏胰岛 B 细胞，引起糖尿病。④肺炎衣原体感染可诱发冠心病等。

⊕ 知识链接

分子模拟的免疫学机制

为什么免疫系统对微生物抗原相似的自身抗原不产生抗体？为何一定要感染这些病原微生物后才会产生这种分子模拟的自身抗体？

T 细胞在胸腺发育成熟，阴性选择比较严格，绝大多数识别自身抗原的 T 细胞被清除。B 细胞在骨髓发育成熟，阴性选择不完全，有一部分识别自身抗原的 B 细胞逃避克隆清除，发育为成熟 B 细胞并进入外周免疫器官。在正常情况下，虽然体内存在识别自身抗原 B 表位的 B 细胞，由于针对这种自身抗原 T 表位的 T 细胞在阴性选择时被清除。没有特异性 Th 细胞的辅助，这种能识别自身 B 表位的 B 细胞不能活化，就不会产生自身抗体。但链球菌感染后，其 M 蛋白有相同的抗原 B 表位和非己的 T 表位，这时针对共同 B 表位的 B 细胞捕获 M 蛋白，并将 M 蛋白加工处理后，由 HLA−Ⅱ分子提呈 T 表位给特异性的 Th 细胞，活化的 Th 细胞反过来作用 B 细胞，B 细胞充分活化，类别转换，可产生交叉反应抗体。简言之，链球菌的感染打破了对自身抗原的免疫耐受。

（四）表位扩展

一般情况下，天然抗原有多种表位，根据诱导机体产生免疫应答的强弱，将表位分为两类：①优势表位（domain epitope）也称原发表位，具有强免疫原性，在抗原开始接触免疫细胞时，最先激发免疫应答的表位；②隐蔽表位（cryptic epitope）也称继发表位，其隐藏于抗原分子内部或密度较低，在后续应答过程才能激活免疫细胞的表位。特异性抗原刺激机体后，免疫系统先针对抗原的优势表位发生免疫应答，如果未能及时清除抗原，可相继对更多的隐蔽表位产生免疫应答，该现象称为表位扩展（epitope spreading）（图 16 - 2）。

表位扩展是自身免疫病发生发展的重要机制之一，例如，在系统性红斑狼疮患者中可观察到表位扩展现象：患者体内可先发现抗组蛋白 H1 抗体，继而出现针对 DNA 的各种抗体。在胰岛素依赖型糖尿病、类风湿关节炎和多发性硬化患者也能观察到这种现象。

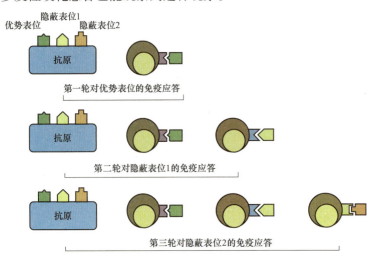

图 16 - 2　表位扩展示意图

二、免疫系统耐受异常

即使自身抗原没有出现问题，但免疫系统的免疫耐受出了问题，同样可以引起免疫系统对自身组织器官产生免疫应答，诱发 AID。

（一）自身反应性淋巴细胞克隆清除的异常

自身反应性 T/B 细胞分别在胸腺和骨髓中在阴性选择过程中逃避了"克隆清除"。如果外周血中存在自身反应的 T/B 淋巴细胞，既有可能对自身组织器官发生免疫应答，造成免疫病理伤损，导致 AID 的发生。

1. 中枢免疫克隆清除障碍　胸腺髓质上皮细胞和 DC 表达的自身组织特异性抗原在清除自身反应性 T 细胞的阴性选择中发挥重要作用，其表达受自身免疫调节因子（autoimmune regulator，AIRE）的控制。当 *AIRE* 基因突变或缺失时，组织特异性抗原表达降低或缺失，导致相应的自身反应性 T 细胞逃逸阴性选择，引发自身免疫性多腺体（甲状腺、胰腺）综合征 I（autoimmune polyglandular syndrome，APS - I）。*Fas* 或 *FasL* 基因突变，胸腺基质细胞不表达功能性的 Fas 或 FasL，阴性选择功能下降，易发生系统性红斑狼疮。

2. 外周免疫克隆清除障碍　免疫应答的结局是大部分效应淋巴细胞凋亡，少数分化为记忆淋巴细胞。活化的效应淋巴细胞通过 AICD 清除。如果 AICD 相关基因缺陷，效应淋巴细胞不能被有效清除而长期存在，易患 AID。如 *Fas* 基因突变的个体易发生系统性自身免疫综合征，其临床表现类似 SLE。

（二）自身反应性淋巴细胞的多克隆激活

某些超抗原或病原微生物（如革兰阴性细菌、EB 病毒和 HIV 等）可激活大量的淋巴细胞克隆。其中包括一些自身反应性淋巴细胞克隆增殖分化，产生自身抗体和自身反应 T 细胞，引发自身免疫病。例如，EB 病毒刺激免疫系统除产生抗病毒的抗体外，还可产生抗 T 细胞抗体、抗 B 细胞抗体、抗核抗体和类风湿因子等自身抗体；AIDS 患者体内可出现高水平的抗红细胞抗体和抗血小板抗体。

（三）打破免疫忽视状态

免疫忽视是指在免疫系统对低水平或低亲和力抗原不发生免疫应答的现象，称为免疫忽视。在某些情况下，免疫忽视被打破，引发 AID。

很多因素可打破这些自身反应性淋巴细胞克隆对自身抗原的免疫忽视，①DC 高表达共刺激分子：如在微生物感染的情况下，DC 提呈抗原提高的同时，B7 分子的表达增多，引起自身反应性 T 细胞的敏感性增高，原来对自身抗原免疫忽视的 T 和 B 细胞活化，产生免疫应答，引起 AID。②细菌超抗原的作用：SAg 可激活处于免疫忽视状态的 T 细胞，使其向 B 细胞发出辅助信号并激活 B 细胞产生自身抗体，导致 AID 发生。③Toll 样受体过度活化：对自身抗原的免疫忽视也可通过 Toll 样受体（TLR）的激活被打破。④免疫自稳功能异常：在正常情况下，机体内出现的凋亡细胞碎片很快被清除。若清除障碍，凋亡细胞碎片中的 DNA 片段被 B 细胞识别并内化，与细胞内受体 TLR9 结合，启动激活信号，刺激 B 细胞产生抗 DNA 抗体，引发 AID。

（四）调节性 T 细胞（Treg）的功能异常

Treg 细胞是一类具有免疫抑制作用的免疫细胞，在维持外周免疫耐受中发挥重要作用。Treg 细胞的免疫抑制功能异常是 AID 发生的原因之一。在机体外周血 T 淋巴细胞中大约有 10% 的 Treg 细胞，发挥免疫调节或抑制过高的免疫应答。如果 Treg 细胞功能异常，导致免疫应答处于过高状态，诱发 AID。

（五）HLA－Ⅱ类分子表达异常

除了专职 APC 之外，正常细胞几乎不表达 HLA－Ⅱ类分子。某些因素使非专职 APC 表达较高水平的 HLA－Ⅱ类分子，这种细胞就可能通过 HLA－Ⅱ类分子将自身抗原提呈给自身反应性 T 细胞，使之活化并产生异常免疫应答，导致 AID。IFN－γ 转基因小鼠的胰岛 B 细胞，由于分泌 IFN－γ，可刺激胰岛 B 细胞表面表达较高水平的 HLA－Ⅱ类分子，易发生自身免疫性糖尿病。临床研究也表明，健康人的胰岛 B 细胞不表达 HLA－Ⅱ类分子；胰岛素依赖型糖尿病患者的胰岛 B 细胞却表达高水平的 HLA－Ⅱ类分子。

三、遗传因素

自身免疫病的发生与遗传因素密切相关。研究发现，同卵双生子中的一人若发生自身免疫病，另一人发生同样疾病的机会约为 20%，而异卵双生子间发生的机会仅有 5%。

（一）HLA 基因与自身免疫病相关

对自身免疫病患者的 HLA 型别进行群体分析发现，携带某些 HLA 等位基因的个体患特定自身免疫病的频率远高于正常人群，尤以 HLA－Ⅱ类基因与自身免疫病的关联最大。例如：HLA－B27 与强直性脊柱炎关联；HLA－DR3 与重症肌无力、系统性红斑狼疮等疾病关联；HLA－DR4 与类风湿关节炎等疾病关联；HLA－DR5 与桥本甲状腺炎关联等。

⊕ 知识链接

HLA 与 AID 易感性相关联的机制

　　HLA 与 AID 关联的本质是：HLA 是提呈自身抗原肽激活 T 细胞的关键分子。自身反应性 T 细胞识别自身抗原肽 – HLA 复合物，是启动自身免疫应答的前提。换言之，特定的 HLA 分子能否有效地提呈特定自身抗原肽，决定了携带该 HLA 基因的个体是否易感某种 AID。HLA 与 AID 关联的机制有以下两种假说。

　　（1）HLA – Ⅱ类分子在胸腺阴性选择过程中，通过提呈自身抗原肽诱导自身反应性 T 细胞凋亡。某些特定 HLA 分子的抗原肽结合槽不能有效结合自身抗原肽，导致相应自身反应性 T 细胞不能被有效清除。这些自身反应性 T 细胞的异常活化，将引起 AID。如 HLA – DR3、HLA – DR4 分子的抗原肽结合槽与胰岛相关性自身抗原肽亲和力较低，致使胰岛细胞特异性 T 细胞的阴性选择不充分，这种个体发生胰岛素依赖型糖尿病的风险性是不携带 HLA – DR3、HLA – DR4 基因个体的 25 倍。

　　（2）HLA 分子在免疫应答过程中，通过抗原提呈作用活化 T 细胞。某些特定 HLA 分子能与类似自身抗原的病原体抗原更为有效地结合，以分子模拟的方式引发 AID。HLA – B27 结合及提呈类似自身抗原的病毒抗原肽的能力较强，在病毒感染后更容易使自身反应性 CTL 活化，引发强直性脊柱炎。

（二）其他与自身免疫病相关的基因

　　DNA 酶基因缺陷的个体，清除凋亡细胞的功能发生障碍，可能通过表位扩展等机制引发系统性红斑狼疮。补体成分 *C1q*、*C2* 和 *C4* 等基因缺陷的个体清除免疫复合物的能力明显减弱，也易发生系统性红斑狼疮。*CTLA – 4* 基因突变的个体易发生糖尿病、甲状腺疾病和原发性胆管硬化症等自身免疫病。

（三）其他因素

　　1. 性别因素　性激素与 AID 的易感性相关。如女性发生系统性红斑狼疮和多发性硬化症的可能性比男性高 10 ~ 20 倍；而男性患强直性脊柱炎约为女性的 3 倍。研究发现，系统性红斑狼疮患者的雌激素水平普遍升高；系统性红斑狼疮小鼠应用雌激素后可加重病情。妊娠时类风湿关节炎患者的病情往往会减轻；分娩后有的患者会出现 AID 加重的情况。患自身免疫性甲状腺疾病的女性在分娩后易出现甲状腺功能低下。

　　2. 年龄因素　AID 多发生于老年人，儿童发病比较少见。60 ~ 70 岁以上的老年人中有 50% 以上可检出自身抗体。其原因可能是老年人胸腺功能低下或衰老，导致免疫系统功能紊乱而易发生 AID。

　　3. 环境因素　AID 的发生可能与环境因素（寒冷、潮湿和日晒等）有关。例如，SLE 患者如果皮肤过多地暴露于紫外线，导致细胞内 DNA 分子中胸腺嘧啶二聚体增加，使自身 DNA 成为自身免疫应答的靶抗原。此外，紫外线还可促进角质细胞产生 IL – 1、TNF – α 等炎性细胞因子，进一步诱发 AID。

第二节　自身免疫病的分类及特点

一、自身免疫病分类

　　迄今为止已确认的 AID 有数十种，临床表现非常复杂，尚无统一分类标准。AID 按自身抗原分布的范围分为器官特异性 AID 和全身性 AID。①器官特异性 AID（organ specific autoimmune disease）是指针对某一器官的特定组分为自身靶抗原，病理损害和功能障碍一般只局限于该器官，如桥本甲状腺炎自身抗体只针对甲状腺的某些组分（如甲状腺球蛋白），病变仅局限于甲状腺。此外，某些自身抗体过度刺激或抑制靶器官的功能，从而引发器官特异性功能异常型 AID。②全身性 AID 又称为非器官特异性 AID，靶抗原为多种组织和器官的共有组分（如细胞核、线粒体等），受累部位十分广泛，如皮肤、肾脏和关节等均可发生病变，表现出多种相关临床症状和体征（表 16 - 1）。

表 16 - 1　常见的自身免疫性疾病

疾病	自身抗原	主要症状	发病范围	超敏反应类型
自身抗体介导的自身免疫病				
自身免疫性溶血性贫血	血型抗原或药物	贫血	器官特异性	II
自身免疫性血小板减少性紫癜	血小板	异常出血	器官特异性	II
肺出血 - 肾炎综合征	基底膜IV型胶原	肾小球肾炎、肺出血	器官特异性	II
弥漫性甲状腺肿	促甲状腺激素受体	甲状腺功能亢进	器官特异性	II
桥本甲状腺炎	甲状腺球蛋白、过氧化物	甲状腺功能低下	器官特异性	II
低血糖	胰岛素受体	低血糖	器官特异性	II
胰岛素抗性糖尿病	胰岛素受体	高血糖、酮症酸中毒	器官特异性	II
重症肌无力	乙酰胆碱受体	进行性肌无力	器官特异性	II
寻常性天疱疮	表皮成分	皮泡	器官特异性	II
恶性贫血	胃壁细胞内因子	贫血	器官特异性	II
风湿热	与链球菌胞壁抗原交叉的心脏、关节中组织成分	关节炎、心肌炎、心瓣膜瘢痕	器官特异性	II
不育症	精子	不育	器官特异性	II
免疫复合物介导的自身免疫病				
强直性脊柱炎	免疫复合物	脊柱骨损坏	全身性	III
冷球蛋白血症	由类风湿因子形成	系统性血管炎	全身性	III
类风湿关节炎	由类风湿因子形成	关节炎	全身性	III
系统性红斑狼疮	由抗核抗体	肾小球肾炎、血管炎、红斑	全身性	III
自身反应性 T 淋巴细胞介导的自身免疫病				
多发性硬化症	髓磷脂碱性蛋白	神经系统症状	全身性	IV
桥本甲状腺炎	甲状腺抗原	甲状腺功能低下	器官特异性	IV
胰岛素依赖型糖尿病	胰岛 B 细胞	高血糖	器官特异性	IV
类风湿关节炎	关节滑膜抗原	关节炎症和损伤	全身性	IV

二、自身免疫病的基本特征

不同的自身免疫病临床表现各异，诊断标准也不同，但具有下述基本特征。①患者病变组织有炎症病理变化：有抗体沉积或淋巴细胞浸润。②免疫检测指标的变化：补体活性 CH50 和 C3 降低；自身抗体增高或类风湿因子增高等。③免疫抑制试验性治疗有效：可疑自身免疫病患者用糖皮质激素等免疫抑制剂治疗后，病情一般会缓解，停药后又加重。④与家属遗传和性别有关：AID 有一定遗传倾向，女性多见。

⊕ **知识链接**

常见自身免疫病

1. 类风湿关节炎（rheumatoid arthritis，RA）是一种以关节慢性、进行性病变为主的全身性 AID，其病理特点是关节滑膜血管增生和多种炎性细胞浸润，导致滑膜、软骨和软骨下组织被破坏。疾病多发生于青壮年，女性多见。病因不明确，可能是感染、炎症等因素诱导机体内产生多种自身抗体，如类风湿因子（RF）、抗环瓜氨酸肽（CCP）抗体、抗角蛋白（AKA）抗体、抗 RA33/36 抗体和抗核周因子抗体等，与自身抗原结合形成中等大小的循环免疫复合物，沉积在关节滑膜等部位，通过Ⅲ型超敏反应导致关节滑膜等组织出现免疫炎症性损伤。

2. 桥本甲状腺炎（hashimotos thyroidditis）又称慢性淋巴细胞性甲状腺炎，属于器官特异性 AID。好发于中年女性，与遗传和环境因素（如高碘饮食和感染等）有关。患者体内产生针对甲状腺组织特异性抗原的自身抗体，导致甲状腺细胞损伤，甲状腺功能减退。患者血清中可检出抗甲状腺球蛋白抗体、抗甲状腺过氧化酶抗体和抗微粒体抗体等。

第三节 自身免疫病的免疫损伤机制 ▣微课

机体自身免疫异常可产生自身抗体和（或）自身反应性 T 淋巴细胞，对自身组织细胞发生免疫应答是导致 AID 组织损伤的主要原因，其发病机制与Ⅱ、Ⅲ、Ⅳ型超敏反应的发生机制相同。针对自身抗原发生的免疫应答，可通过下述一种方式或几种方式共同作用导致免疫损伤或功能异常，继而引发 AID。

⇒ **案例引导**

临床案例 患者，女，79 岁。主诉：因口干、多饮、多食 6 年，乏力、纳差、水肿 8 月，加重 1 月入院。查体发现：慢性病容，心律不齐，双肺呼吸音低。双下肢重度水肿。肾功能检测：尿素氮 13.17mmol/L，肌酐 179μmol/L，尿酸 432μmol/L。免疫学检测：抗核抗体（1∶80）阳性（均质颗粒型）、抗核抗体（1∶160）（＋）、抗核抗体（1∶320）（＋）、抗 SS－A 抗体（＋）、抗单链 DNA 抗体（＋），余阴性。诊断：系统性红斑狼疮；狼疮性肾病。

讨论 系统性红斑狼疮的发病机制是什么？为什么会引起肾脏的损伤？

一、自身抗体介导的组织细胞损伤或功能紊乱

（一）自身抗体介导组织细胞损伤（Ⅱ型超敏反应）

针对自身细胞膜成分的自身抗体，结合细胞表面抗原后通过Ⅱ型超敏反应引起自身组织细胞的破坏，其机制为：①激活补体系统，溶解细胞；②调理吞噬作用，促进吞噬细胞对自身细胞的损伤作用，有补体 C3b 和 IgG 的调理；③通过 ADCC 由 NK 细胞杀伤自身组织细胞。

自身免疫性血细胞减少症是抗血细胞自身抗体介导的自身免疫病。某些药物可吸附在血细胞表面，或改变血细胞的免疫原性，进而刺激机体产生抗药物的抗体或抗自身血细胞的抗体，与药物或自身抗原结合后通过激活补体等发挥溶细胞效应，导致自身免疫性血细胞减少症（如特发性血小板减少性紫癜、自身免疫性溶血性贫血、自身免疫性中性粒细胞减少症等）。

（二）自身抗体介导组织细胞功能异常（Ⅱ型超敏反应）

抗细胞表面受体的自身抗体，通过模拟配体的作用或竞争性阻断配体的效应等，导致细胞和组织的功能紊乱，引发 AID。毒性弥漫性甲状腺肿（Graves' disease）是由血清中针对促甲状腺激素（thyroid stimulating hormone，TSH）受体的自身抗体所引起的，临床表现以甲状腺功能亢进为主的自身免疫病。该自身抗体与甲状腺上皮细胞膜上的 TSH 受体高亲和力结合，模拟 TSH 效应，导致甲状腺上皮细胞持续分泌过量的甲状腺素，引起甲状腺功能亢进。因此，该自身抗体也被称为长效甲状腺刺激抗体（图 16-3）。

有些自身抗体与自身抗原结合后，阻断其生物学作用。恶性贫血是由抗内因子的自身抗体引起的。内因子是胃壁细胞产生的一种协助小肠吸收维生素 B_{12} 的蛋白。自身抗体结合内因子后，维生素 B_{12} 吸收受阻，红细胞生成障碍，引起恶性贫血。

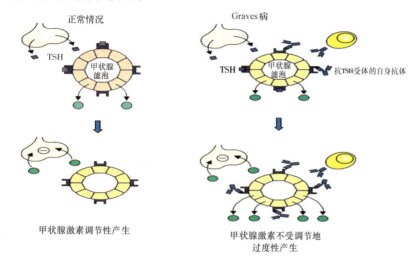

图 16-3 毒性弥漫性甲状腺肿的发病机制

（三）自身免疫复合物介导组织细胞损伤（Ⅲ型超敏反应）

自身抗体和自身抗原结合形成的循环免疫复合物，沉积于局部或全身多处毛细血管基底膜后，激活补体，在中性粒细胞、血小板和嗜碱性粒细胞等参与下，引起局部炎症反应和组织损伤。其组织损伤机制为Ⅲ型超敏反应。

系统性红斑狼疮（SLE）是由多种抗 DNA、抗组蛋白和抗其他细胞核成分的自身抗体与相应抗原结合，形成循环免疫复合物沉积在肾小球、关节、皮肤和其他器官的小血管壁，激活补体，损伤组织细胞引起肾小球肾炎等全身性自身免疫病。损伤细胞释放的核抗原物质进一步刺激机体产生更多的自身抗体和免疫复合物，加重组织的损伤。类风湿关节炎（RA）的患者血清中存在抗自身变性 IgG 的抗体，也称类风湿因子（RF）。形成的免疫复合物沉积于血管壁和关节滑膜，导致关节组织出现病理损害。

二、自身反应性 T 细胞介导的组织细胞损伤（Ⅳ型超敏反应）

自身反应性 T 细胞攻击靶组织，在局部引起炎症反应。参与此型组织损伤的效应细胞主要为 $CD4^+Th1$ 和 $CD8^+CTL$ 细胞，其机制为Ⅳ型超敏反应。活化的 $CD4^+Th1$ 细胞通过释放多种细胞因子引起淋巴细胞、单核/巨噬细胞浸润为主的炎症反应；活化的自身反应性 $CD8^+CTL$ 细胞对自身组织细胞进行直接杀伤作用。

胰岛素依赖型糖尿病（IDDM）患者体内存在的自身反应性 $CD8^+CTL$ 细胞可持续杀伤胰岛 B 细胞，使胰岛素分泌减少而引起糖尿病。多发性硬化症（multipe sclerosis，MS）患者体内存在髓鞘碱性蛋白（MBP）特异性 $CD4^+Th1$ 细胞，引起中枢神经系统的炎症损伤。

有些 AID 是自身抗体和自身反应性 T 细胞共同作用的结果，如重症肌无力患者体内既存在抗乙酰胆碱受体的自身抗体，也存在针对乙酰胆碱受体的自身反应性 T 细胞。

第四节　自身免疫病的防治原则

AID 主要是免疫耐受异常机体对自身抗原产生免疫应答所致。因此，近年来 AID 的治疗策略是去除引起免疫耐受异常的因素、抑制对自身抗原的免疫应答和重建对自身抗原的免疫耐受等。

一、自身免疫病的预防

（一）预防和控制微生物感染

多种病原微生物可通过分子模拟而诱发 AID。采用疫苗、抗生素预防和控制病原微生物的感染，尤其是持续性感染，可降低某些 AID 的发生率。

（二）谨慎使用药物

药物诱发的 AID，应立即停用该药。对能引发 AID 的药物，要谨慎使用。例如，青霉素可以引起溶血性贫血，临床应用时要注意适应证以及使用的时间。

二、自身免疫病的治疗

自身免疫性疾病大多为慢性病，治疗的原则主要是缓解症状，保护机体脏器功能，改善疾病的预后，提高生活质量。对自身免疫性疾病的治疗原则是尽早合理使用药物，常用的药物如下。

1. 非甾体抗炎药物　临床常用的药物有布洛芬、吲哚美辛和双氯芬酸等，这类药物可抑制环氧化酶，进而抑制花生四烯酸转化为前列腺素，起到抗炎止痛的作用。

2. 改善病情的抗风湿药　常用的有甲氨蝶呤、柳氮磺吡啶和羟氯喹等，此类药物能够减轻滑膜炎症，改善并维持关节功能，防止或降低关节结构的破坏，对病情有一定控制作用。

3. 免疫抑制剂　免疫抑制剂是目前治疗 AID 的有效药物。一些真菌代谢物如环孢素 A 和 FK-506 可抑制 IL-2 等基因表达，进而抑制 T 细胞介导的免疫应答，对多种 AID 有明显的治疗效果。糖皮质激素具有广泛而强力的抗炎作用，可改善 AID 的预后。

4. 生物制剂　是近 20 年自身免疫病领域最大的进展之一，通过基因工程生产单克隆抗体或细胞因子融合蛋白，抑制参与免疫应答或炎症反应的免疫细胞和免疫分子，从而起到治疗疾病的目的。具有代表性的生物制剂有：抗 CD3 和 CD4 的单克隆抗体可抑制自身反应性 T 细胞活化；抗 CD20 的单克隆抗体可清除自身反应性 B 细胞。另外有 TNF-α 拮抗剂、抗 IL-6 单抗或 IL-1 受体拮抗蛋白（IL-1Ra）等生物制剂用来治疗类风湿关节炎等自身免疫病，能阻断或延缓病情进展。目前正在研究的生物制剂还有很多，如抗 CD22 单抗已开展临床试验研究，显示一定的应用前景。

此外，人工合成的小分子单价抗原或表位肽可特异性结合自身抗体，封闭抗体与自身抗原结合的部位，阻断自身抗体与自身组织细胞的结合。

5. 其他治疗　脾脏是清除包被自身抗体的红细胞、血小板或中性粒细胞的主要场所。因此，脾脏切除可用于治疗自身免疫性血细胞减少症。补充维生素 B_{12} 可治疗由抗内因子自身抗体引起的恶性贫血。另外，静脉滴注免疫球蛋白、血浆置换和血浆免疫吸附等对某些风湿病患者有一定疗效。

三、重建对自身抗原的免疫耐受

对 AID 理想的治疗方法是重新诱导机体对自身抗原产生免疫耐受。近年来基因组学、蛋白组学和免疫学等多个领域研究的进展，使人们对 AID 的发病机制有了更深入和全面的理解，在免疫耐受方面取得了一定的进展。

（一）口服自身抗原诱导免疫耐受

口服自身抗原刺激肠相关淋巴组织诱导对该抗原的免疫耐受，从而抑制全身性 AID 的发生。如临床尝试口服重组胰岛素的方法，预防和治疗糖尿病；口服 Ⅱ 型胶原的方法，预防和治疗类风湿关节炎的实验也已开始。

（二）模拟胸腺阴性选择诱导免疫耐受

胸腺基质细胞表达的自身组织特异性抗原是阴性选择诱导自身反应性 T 细胞凋亡的关键成分。已经开始尝试通过 DC 表达自身组织特异性抗原，模拟阴性选择清除自身反应性 T 细胞。如通过 DC 表达脂质蛋白或少突神经胶质细胞糖蛋白可诱导对多发性硬化症的动物模型（实验性变应性脑脊髓炎）的免疫耐受。

目标检测

答案解析

1. 关于自身抗体的正确说法是（　　）

    A. 检出自身抗体即可诊断患有自身免疫病

    B. 检出自身反应性 T 细胞即可诊断患自身免疫病

    C. 自身抗体有助于清除衰老变性的自身细胞

    D. 健康个体没有自身抗体产生

    E. 自身抗体都能导致组织损伤

2. A 群乙型溶血性链球菌感染后引起肾小球肾炎是由于（　　）

    A. 促进隐蔽抗原的释放　　　　　　　　B. 免疫功能缺陷

    C. 自身抗原的改变　　　　　　　　　　D. 免疫调节功能异常

    E. 链球菌与肾小球基底膜有交叉抗原

3. 刺激机体产生类风湿因子的抗原是（　　）

    A. 变性 IgA　　　　　　B. 变性 IgM　　　　　　C. 变性 IgG

    D. 变性 IgE　　　　　　E. 变性 IgD

4. 胰岛素依赖型糖尿病的发生机制是（　　）

    A. Ⅰ型超敏反应　　　　B. Ⅱ型超敏反应　　　　C. Ⅲ型超敏反应

    D. Ⅳ型超敏反应　　　　E. 以上都不是

5. 携带 HLA－DR5 的个体易患下列哪种自身免疫性疾病（　　）

    A. 类风湿关节炎　　　　B. 重症肌无力　　　　　C. 多发性硬化症

    D. 桥本甲状腺炎　　　　E. 系统性红斑狼疮

6. 发生机制主要与表位扩展有关的疾病是（　　）

    A. 风湿性心脏病　　　　B. 系统性红斑狼疮　　　C. 自身交感性眼炎

    D. Graves 病　　　　　E. 药物引起的自身免疫性溶血性贫血

7. 环孢霉素 A 治疗自身免疫病的机制是（　　）

    A. 抑制 IL－2 基因的信号转导

B. 抑制 CD28 的表达

C. 阻断抗原和抗体的结合

D. 抑制抗原呈递

E. 降低自身抗原含量

8. 下列不属于自身免疫病免疫学特征的是（　　）

A. 患者血液中含有高效价的自身抗体

B. 通过血清可以被动转移疾病

C. 病情转归与自身免疫应答的强度相关

D. 使用免疫抑制剂无效

E. 患者或患病动物病变组织中有抗体沉积或淋巴细胞浸润

9. 诱发自身免疫病的可能机制有哪些？

10. 自身免疫病中引起组织损伤的免疫损伤机制有哪些？

（刘碧源）

书网融合……

本章小结

微课

题库

第十七章　抗感染免疫

PPT

学习目标

1. **掌握**　抗细菌感染、病毒感染、真菌感染以及寄生虫感染免疫的组成、特点及作用。
2. **熟悉**　细菌、病毒、真菌、寄生虫等病原体的免疫逃逸机制。
3. **了解**　胞外菌和胞内菌感染引起免疫反应的区别。
4. 学会抗感染免疫的基本知识，具备诊断及鉴别诊断各种病原体感染的能力

抗感染免疫（anti-infectious immunity）是机体的免疫系统抵抗病原微生物的入侵、维持生理稳定的一种防御功能。分为固有免疫和适应性免疫，两者协同发挥作用。抗感染能力的强弱，取决于机体的遗传因素、年龄、营养状态以及免疫系统的功能。

抗感染免疫的利弊　抗感染免疫通常对人体是有利的，它使人类能够在一个被微生物包围的自然环境中生存、繁衍；但抗感染免疫也有对人体不利的一面，某些免疫应答可损害机体本身，而引起疾病，如链球菌感染后的免疫反应可导致肾小球肾炎、风湿性关节炎及风湿性心脏病等。另外，有些患者在感染恢复后，处于携带病原体状态，成为传染病的传染源。

抗感染免疫的结局　抗感染免疫的发展过程和最终结局根据病原体和宿主两方面因素可能有几种情形：①感染消除；②感染形成但逐渐消退，患者康复；③感染迁延不愈，呈慢性、持续状态；④感染扩散，患者致死。

本章简要地介绍抗细菌感染免疫，抗病毒感染免疫，抗真菌感染免疫及抗寄生虫感染免疫。🅔微课 1

案例引导

临床案例　男孩，3 岁，经常因高热不退入院治疗，体温可高达 39℃ 以上，伴咽喉、扁桃体红肿，血细胞分析有时白细胞总数升高，有时白细胞总数不高，但异性淋巴细胞比例升高，家长认为抗生素治疗、点滴治疗有效。

讨论　该患儿发热的原因是什么？

第一节　抗细菌感染免疫 微课 2

细菌感染是致病菌或条件致病菌从局部侵入人体生长繁殖，甚至进入血液循环进一步扩散，产生毒素和其他代谢产物引起局部或全身性症状所导致的疾病。

一、细菌感染的过程及症状、宿主的免疫防御及免疫逃逸

（一）细菌的感染过程及症状

1. 细菌感染的过程　细菌感染的过程主要有以下四个步骤：①黏附到宿主细胞表面；②增殖；③侵犯宿主组织；④产生毒素损伤宿主组织细胞。

2. 细菌感染的症状 细菌感染会使宿主产生一系列症状，临床上称其为感染性疾病。其症状是由病原体及其引起的免疫反应所致，主要有以下三个方面。①病原体本身引起的症状：病原体刺激机体过度产生的细胞因子产生一系列症状，严重时甚至休克，如革兰阴性细菌细胞壁内毒素活化巨噬细胞产生高水平的 IL－1 及 TNF－α 导致的脓毒性休克；②病原菌产生的外毒素引起的症状：病原菌产生的外毒素作为超抗原活化 T 细胞，由于辅助 T 细胞（Th 细胞）活化产生的一系列细胞因子引起许多症状；③细菌毒素导致的其他症状：细菌毒素还可导致食物中毒以及中毒性休克综合征，如葡萄球菌食物中毒。

（二）宿主的免疫防御类型

1. 固有免疫 细菌突破机体的呼吸道、消化道以及泌尿生殖道黏膜屏障或经破损的皮肤黏膜进入人体，如果数量及毒力较低，局部组织吞噬细胞可以通过固有免疫途径消灭细菌。

2. 适应性免疫 若细菌数量大且毒力强，机体的固有免疫功能无法阻止细菌的入侵，适应性免疫系统发挥作用，进一步对细菌进行清除与杀灭。

（三）细菌的免疫逃逸

尽管宿主的免疫防御系统都能发挥作用，但细菌也不断演变以适应和逃避宿主的免疫防御。细菌感染过程、宿主的免疫防御及细菌逃逸免疫反应的机制如下表（表 17－1）。

表 17－1　细菌感染过程、宿主免疫防御以及细菌逃逸免疫反应的机制

感染过程	宿主的免疫防御	细菌逃逸宿主免疫反应的机制
黏附宿主细胞表面	通过分泌 SIgA 抗体阻止细菌的黏附	①分泌蛋白酶切割 SIgA（脑膜炎奈瑟菌、淋病奈瑟菌、流感嗜血杆菌）；②黏附部件发生抗原变异（淋球菌菌毛）
增殖	①吞噬细菌（主要是中性粒细胞和巨噬细胞）；②补体介导的调理作用；③补体介导的溶解和局部炎症反应	①形成抑制吞噬细胞吞噬的表面结构（荚膜多糖、M 蛋白、纤维蛋白外壳）；②在吞噬细胞内生存、诱导巨噬细胞凋亡（福氏志贺氏菌）；③革兰阳性菌广泛抵抗补体介导的溶解；④革兰阴性菌细胞壁脂多糖的长侧链阻止膜攻击复合物的插入
侵犯宿主组织	抗体介导的凝集	分泌弹性蛋白酶使 C3a 和 C5a 失活（假单胞菌）
毒素对宿主组织细胞的损伤	抗体中和毒素	分泌透明质酸酶，增强细菌的侵袭力

根据细菌感染特性分为胞外菌与胞内菌感染两大类，机体免疫系统抗胞外菌与抗胞内菌感染的免疫应答方式是不相同的。

二、胞外菌感染及免疫应答

对人致病的胞外菌（extracellular bacteria）主要有：①革兰阳性球菌中的葡萄球菌、链球菌；②革兰阴性球菌中的脑膜炎球菌和淋球菌；③革兰阴性杆菌如肠道细菌中的志贺菌、霍乱弧菌、致病性大肠埃希菌；④某些革兰阳性杆菌如白喉杆菌、破伤风梭菌等。

（一）胞外菌的免疫原性

胞外菌致病机制主要如下。①产生毒素，包括外毒素和内毒素。外毒素是在细菌代谢过程中合成、分泌至菌体外的毒性蛋白，毒性强。例如白喉毒素抑制宿主细胞蛋白质合成；破伤风梭菌阻断上下神经元间正常抑制性神经冲动传递等。外毒素具有较强免疫原性。内毒素是革兰阴性菌胞壁中的脂多糖（Lipopolysaccharides，LPS），位于革兰阴性细菌细胞壁的外壁层，由类脂 A，核心多糖和 O－特异性多糖三部分组成，脂质 A 是内毒素的主要毒性成分，可引起发热、白细胞增多、内毒素血症甚至内毒素休克及弥散性血管内凝血（DIC）等。LPS 作为抗原，也可直接刺激免疫细胞的 LPS 受体（TRL－4）。②细菌本身化学成分对人体而言是异物，也具有免疫原性。

人体免疫系统对胞外感染的免疫应答特点如下。

（1）吞噬细胞吞噬：若病原菌毒力低、数量少，便很快被中性粒细胞、单核细胞和组织巨噬细胞吞噬、杀灭。

（2）启动补体活化的旁路途径和 MBL 途径：细菌的细胞壁成分及表面表达的受体可激活补体系统的活化，产生对细菌攻膜合体（MAC），溶解细菌。革兰阴性菌的 LPS 能刺激吞噬细胞、血管内皮细胞等产生 TNF - α、IL - 1、IL - 6 及趋化因子，趋化炎性免疫细胞进入感染的局部，吞噬和清除细菌。同时也会诱发局部急性炎症反应，引起发热，刺激急性期蛋白的合成。

（3）吞噬细胞分泌细胞因子 IL - 12，诱导 Th1 细胞分化和活化 CTL 及 NK 细胞，从而启动适应性免疫应答。

（4）细胞感染后 4 天后，机体产生抗胞外菌的 IgM 抗体，早期的 IgM 抗体与细胞结合，激活补体活化的经典途径，补体 C3b 黏附于细菌表面，发挥免疫调理作用，进一步增强吞噬细胞对细菌的吞噬，对控制细菌的繁殖数量至关重要。

产生 IgG 抗体，发挥中和外毒素、抗体调理作用及介导 NK 细胞对细菌的杀伤（ADCC）作用，以多种方式来抵抗的细菌入侵。

（二）抗体的主要作用形式

抗体的主要作用形式如下。①直接清除细菌：抗体与细菌表面的抗原以及补体 C3b 组分结合，调理、增强吞噬，起到清除细菌的作用。②抗体通过激活补体导致有些细菌裂解，尤其是革兰阴性菌。补体活化后产生的裂解片段可促进和增强炎症反应，如 C3a 和 C5a 作为过敏毒素，引起局部肥大细胞脱颗粒，从而血管扩张，中性粒细胞和淋巴细胞从血液中渗出进入组织。其他补体片段作为中性粒细胞和巨噬细胞的趋化因子，促进以上吞噬细胞在感染部位聚集。③抗体能中和毒素，形成抗体 - 毒素复合物被吞噬细胞以吞噬抗原 - 抗体复合物的形式吞噬清除（图 17 - 1）。

（三）免疫逃逸机制

胞外菌逃避宿主免疫系统的杀伤与清除是通过形成特殊结构、改变表面抗原等方式实现的。

1. 在胞壁外形成荚膜 荚膜（capsule）是细胞壁表面的一层松散的黏液物质，荚膜的成分因不同菌种而异，主要是由葡萄糖与葡萄糖醛酸组成的聚合物，也有含多肽与脂质等。荚膜抑制补体替代途径的激活，还可抵抗吞噬，故有荚膜的细菌比同种无荚膜细菌的毒性要强得多。无荚膜菌株感染小鼠 24 小时内致死量需数亿个细菌，而荚膜菌株则只需要数十个。以肺炎链球菌为例，根据荚膜多糖的区别以及在感染过程中宿主针对不同血清型产生的抗体类型将肺炎链球菌分为 84 种血清型，这种抗体可以防止同一血清型的感染，但不能预防不同的血清型的感染，因此，肺炎链球菌的遗传变异可以导致在同一个人身上多次发病。

2. 菌毛及其变异 菌毛对宿主细胞有黏附作用（图 17 - 2），黏附是细菌入侵的关键环节。如淋球菌致病的第一步便是通过菌毛黏附至泌尿生殖道等黏膜表面的相应受体上。由于淋球菌的菌毛极易发生变异，可产生多达 10^6 个不同的菌毛抗原蛋白分子，因此，菌毛变异后的淋球菌可躲避原先菌毛抗原引发的特异性抗体的攻击。同时，通过这种菌毛抗原的不断转换，菌株的生存力、黏附力（即毒力）越来越强。

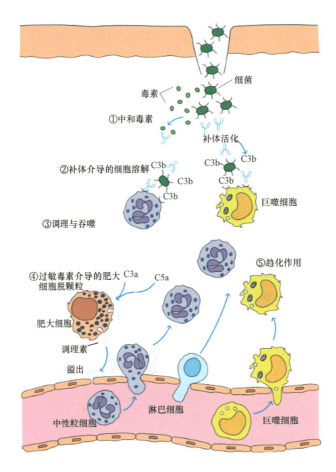

图 17 - 1 抗体介导的抗胞外菌感染机制

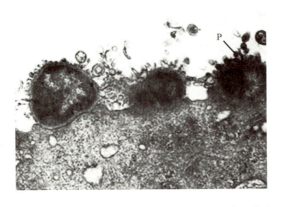

图 17 - 2 电镜下淋病奈瑟氏菌附着于尿道上皮细胞上，菌毛从细菌表面伸出，促进黏附

3. 其他特殊结构与变异 抗吞噬作用还有一些特殊结构，如链球菌的 M 蛋白；伤寒杆菌的 Vi 抗原等；金黄色葡萄球菌分泌的凝固酶可使宿主血浆中的纤维蛋白原转变为固态纤维蛋白，包绕在菌体周围，起间接地抗吞噬作用。此外，还有脑膜炎球菌、流感杆菌等产生 IgA 蛋白酶降解 SIgA；福氏志贺氏菌引起巨噬细胞凋亡；铜绿假单胞菌分泌弹性蛋白酶灭活 C3a 和 C5a 等。

细菌对补体系统的干预机制有利于细菌存活。例如一些革兰阴性菌，长侧链的脂质部分的细胞壁的核心多糖有助于抵抗补体介导的溶解；假单胞菌分泌的一种弹性蛋白酶能使 C3a 和 C5a 过敏毒素失活，从而减少局部炎症反应。

还有一些细菌可以通过遗传发生突变，如流感嗜血杆菌的糖基合成酶发生突变，使该菌的主要表面抗原的糖基发生变化，免疫识别受阻，原来形成的特异性抗体不能发挥免疫效应。

三、胞内菌感染及免疫应答

胞内菌（intracellular bacteria）又分为兼性胞内菌和专性胞内菌。

重要的兼性胞内菌有结核杆菌、牛分枝杆菌、麻风杆菌、伤寒杆菌、副伤寒杆菌、布鲁氏菌、肺炎军团菌、单核细胞增生李斯特氏菌等。兼性胞内菌主要积聚在单核吞噬细胞中，如结核杆菌在体内只寄居在巨噬细胞内，但也可在其他细胞中生存。麻风杆菌寄居细胞的范围很广，包括神经鞘细胞。

专性胞内菌主要有立克次体、衣原体等，它们只寄居在宿主的内皮细胞、上皮细胞等非吞噬细胞内，偶尔可在单核吞噬细胞内发现（表17–2）。

表17–2　胞内菌的分类、特点、积聚场所与实例

细菌类型	特点	举例	积聚场所
兼性胞内菌	在宿主体内主要寄居在细胞内生长繁殖，也可在体外无活细胞的适宜环境中生存和繁殖	结核分枝杆菌、麻风分枝杆菌、伤寒沙门菌、嗜肺军团菌、布鲁菌等	单核吞噬细胞中
专性胞内菌	不论在宿主体内或体外，都只能在活细胞内生长、繁殖	立克次体、衣原体等	宿主的内皮细胞、上皮细胞等非吞噬细胞内

（一）固有免疫应答

固有免疫应答主要类型如下。①吞噬细胞吞噬。吞噬细胞可吞噬胞内菌，但一般不能将其杀死，反而成为这些细菌的庇护场所，可以说固有免疫对抗胞内菌感染有3种结局：清除胞内菌，康复；相持，形成肉芽肿（知识连接：肉芽肿）；胞内菌失控，组织损伤。②NK细胞杀伤。胞内菌感染靶细胞后，靶细胞会释放相应的细胞因子，这些细胞因子能刺激巨噬细胞和NK细胞等的活化，故胞内菌能活化NK细胞反过来作用这些细菌本身，可直接活化亦可通过刺激巨噬细胞产生能激活NK细胞的细胞因子IL-12活化。因此，在固有免疫阶段NK细胞担负着早期的防御功能。③γδT细胞发挥一定作用。γδT细胞是执行固有免疫功能的T细胞，主要识别多种病原体表达的共同抗原成分。其活化早于αβT细胞，因此在早期NK细胞及吞噬细胞介导的非特异免疫和晚期αβT细胞介导的特异免疫之间起作用。γδT细胞还可能参与巨噬细胞的早期活化。

（二）适应性免疫应答

由于胞内菌的胞内寄生特点，使得补体、抗体等体液性抗菌物质无法发挥作用。因此，对抗胞内菌感染主要依赖细胞介导的适应性免疫反应，特别是迟发型过敏反应。在过敏反应中，CD4$^+$T细胞分泌的细胞因子（尤其是IFN-γ）激活巨噬细胞有效杀伤病原菌起到重要的作用。CD8$^+$T与CD4$^+$T细胞协同作用，共同抵御胞内菌感染。

1. CD8$^+$T细胞杀伤胞内菌感染的靶细胞　CTL细胞对清除胞内菌感染起关键作用。DC获取了由被吞噬细菌降解或宿主细胞死亡而产生的抗原，通过抗原交叉提呈激活CTL。细菌蛋白通过内源性抗原提呈途径成为CTL细胞的靶标。胞内菌特异性CTL很少通过Fas介导的细胞凋亡途径或穿孔素介导的细胞溶破作用杀伤靶细胞，而主要通过分泌TNF、IFN-γ和（或）具有直接杀菌活性的颗粒清除靶细胞。

2. 抗体应答　细菌特异性中和抗体虽然不能直接清除胞内菌，但可与尚未进入细胞的细菌结合或与释放到胞外环境中但还没有感染新的宿主细胞的子代菌结合阻断细菌进入宿主细胞，并通过调理吞噬、抗体介导的ADCC或补体介导的溶菌作用清除胞内菌。

（三）免疫逃逸机制

胞内菌免疫逃逸主要是能抵抗吞噬细胞的杀伤作用，抵抗的方式有多种。

1. 阻碍吞噬体和溶酶体的融合　溶酶体中含有多种杀菌和降解物质。军团菌、结核杆菌、伤寒杆

菌、鼠伤寒杆菌、衣原体能阻碍吞噬体与溶酶体的融合，使在吞噬体中的病原菌避免与溶酶体酶类接触而免于伤害。

2. 躲避至吞噬细胞的细胞质 巨噬细胞的细胞质不含杀菌物质，因此是胞内菌的安全场所。单核细胞增生李斯特氏菌（Listeria monocytogenes）简称单增李斯特菌，破坏吞噬体膜后逸入细胞质中而得以生存。立克次体产生磷脂酶降解吞噬体膜而进入细胞质。

3. 躲避或破坏活性氧（氮）物质的杀伤 吞噬细胞杀伤吞入病菌的毒性效应分子分为氧依赖和非氧依赖杀伤性介质两类。氧依赖杀伤性介质包括活性氧物质（ROI：O_2^-、—OH、O_2、H_2O_2、HOCl、NH_2Cl）和活性氮中间物质（RNI：NO、NO_2^-、NO_3^- 等）。非氧依赖杀伤性介质有防御素、溶菌酶等。一般病菌进入吞噬细胞时触发细胞的呼吸爆发导致 ROI 产生而将病菌杀死，有些胞内菌能产生超氧化物歧化酶（SOD）和过氧化氢酶，可分别对 O_2^- 和 H_2O_2 解毒。胞内菌干扰 RNI 杀菌的机制研究不多，但发现过氧化氢酶能间接抑制 RNI 的产生。

⊕ **知识链接**

结核杆菌免疫逃逸

结核分枝杆菌感染是兼性胞内感染菌，在感染过程中 CD4[+] T 细胞被激活，感染后 2～6 周内分泌细胞因子从而诱导大量活化的巨噬细胞浸润。最常见的临床感染模式是肺结核，巨噬细胞在肺部吞噬吸入的结核杆菌，但这些杆菌能抑制溶酶体而生存和繁殖。当受感染的巨噬细胞裂解，大量的杆菌被释放出来，这些感染了的巨噬细胞以及逸出的结核杆菌被淋巴细胞包围形成肉芽肿即称为结核结节。肉芽肿局部高浓度的溶酶体酶可引起广泛的组织坏死（图 17－3）。

大量激活巨噬细胞引起裂解酶的集中释放，这些酶破坏附近的健康细胞，导致周边组织坏死，最终形成一个干酪样病灶，这些病变愈合、钙化后可以通过 X 线检测到，借助这一特点可以对结核病进行诊断。

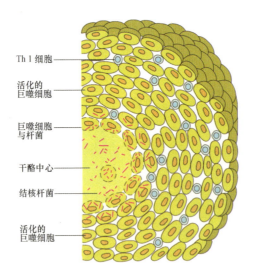

Th1细胞
活化的
巨噬细胞
巨噬细胞
与杆菌
干酪中心
结核杆菌
活化的
巨噬细胞

图 17－3 肺结核结节（肉芽肿）形成

第二节　抗病毒感染免疫 📱微课3

病毒是严格细胞内寄生的病原体，自身不能复制，只能利用宿主细胞的物质进行组装。大多数病毒感染是通过与宿主细胞表面的受体结合，例如：人 HIV-1 的受体是人 T 细胞的 CD4 分子。

根据病毒感染靶细胞后的致病特点将病毒分为杀细胞病毒和非杀细胞病毒，杀细胞病毒的复制可干扰宿主细胞的蛋白质合成及功能，导致宿主细胞损伤，最终死亡；非杀细胞病毒在宿主细胞内寄居对宿主细胞造成一定损害，但不能杀死宿主细胞，所产生的蛋白质可刺激宿主形成适应性免疫。这两种病毒引发的适应性免疫应答是不同的。

病毒感染后机体产生的免疫反应可分为固有免疫和适应性免疫两种形式，各自的免疫机制有所不同。

一、固有免疫应答

抗病毒固有免疫应答主要有两种机制，主要特点如下。

（一）病毒刺激宿主细胞产生 IFN-α/β

病毒刺激宿主细胞产生 IFN-α/β，邻近细胞产生抗病毒复制蛋白，降低病毒颗粒。抗病毒天然免疫主要是从识别病原体相关分子模式（Pathogen associated molecular patterns，PAMPs）开始，导致抗病毒效应分子的产生。例如，双链 RNA 分子及其他病毒特异性结构被 PAMP 受体中的一个检测到，便诱导 I 类干扰素（IFN-α 及 IFN-β）的产生，细胞内炎症复合物聚集以及 NK 细胞的活化。

I 类干扰素（IFN-α/β）还能诱导 ds RNA 依赖蛋白激酶（PKR）导致蛋白质合成失活从而阻断病毒在感染细胞内复制。I 类干扰素与 NK 细胞结合促进 NK 细胞的溶细胞活性从而促进对感染细胞的溶解，树突状细胞（DC）在病毒感染早期产生的 IL-12 能提高 NK 细胞的溶细胞活性。

（二）活化 NK 细胞溶解病毒感染的靶细胞

在特异性免疫应答形成前，NK 细胞杀伤是感染早期的主要抗病毒机制。IFN-α/β 能增强 NK 细胞的杀伤作用，通过与 IFN-α/β 受体结合抑制病毒复制，活化 JAK-STAT 通路导致病毒降解。

二、适应性免疫应答

1. CD8⁺ T 细胞的细胞毒作用　抗病毒感染适应性免疫的主要机制是 CD8⁺ T 细胞介导的特异性杀伤，即细胞免疫。CD4⁺ Th1 分泌的细胞因子，提供 CD40L 辅助 B 细胞产生抗体，并促进 CD8⁺ T 细胞分化、增强其活性，或通过 Fas-FasL 反应介导非 Th1 依赖性细胞毒反应，发挥抗病毒效应。病毒侵入细胞后被特异性细胞毒 T 淋巴细胞（cytotoxic lymphocyte，CTL）破坏、裂解感染的靶细胞，使病毒失去复制环境。

2. 抗病毒特异性抗体的体液免疫应答　在细胞免疫发挥作用的同时，体液免疫也起到防御作用。特异性抗体在病毒感染早期与胞外病毒结合，以及靶细胞崩解释放的游离病毒将受到特异抗体的中和而失去活性，并最终被吞噬细胞等清除。抗体的作用具体有：①中和性抗体与病毒包膜或衣壳蛋白结合，阻挡病毒与靶细胞的接触从而不能入侵细胞；②调理性抗体与病毒结合后，可促进病毒颗粒的吞噬性廓清（phagocytic clearance）；③ SIgA 类抗体对经消化道或呼吸道入侵的病毒有重要的中和作用；④有补体存在时，抗体可增强吞噬作用，对具有脂质包膜的病毒尚可有直接溶解作用。

3. 抗病毒感染的免疫应答可能产生的疾病　①持续感染后形成的循环免疫复合物可导致Ⅲ型超敏

反应，若沉积于血管则发生全身性血管炎，如乙型肝炎病毒。②某些病毒与宿主组织间有共同氨基酸序列存在，则当这些病毒感染后产生免疫效应物质，有可能攻击有共同抗原的宿主自身组织。

三、免疫逃逸机制

病毒编码多种蛋白从不同水平干扰宿主的天然和获得性免疫防御机制。

（一）改变其抗原以避免宿主的免疫攻击

流感病毒包膜的血凝素和神经氨酸酶两种糖蛋白极易突变（抗原变异）（图17-4），从而造成多次世界性大流行和连续不断的地区性小流行。HIV病毒亦易变，据推测其突变速度要比流感病毒快65倍左右。

（二）破坏 IFN-α/β 的作用

腺病毒、EB病毒等能封闭和抑制IFN-α/β诱导产生的抗病毒蛋白，使入侵病毒能复制增殖。

（三）中断补体级联反应避免补体介导的杀伤

单纯疱疹病毒的包膜糖蛋白与C3b结合后可同时抑制补体经典和替代两条激活途径。

（四）造成宿主广泛性免疫抑制

许多病毒如麻疹病毒、腮腺炎病毒、EB病毒、巨细胞病毒、HIV等直接感染T细胞、B细胞或巨噬细胞

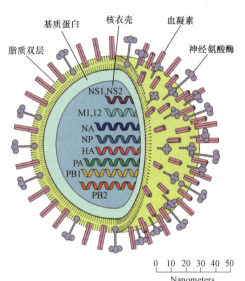

图 17-4 流感病毒包膜上的极易突变的神经氨酸酶及血凝素结构示意图

等免疫细胞，导致细胞裂解或功能改变。细胞因子不平衡亦可导致免疫抑制，例如EB病毒产生一种类似IL-10的BCRF1，它可抑制Th1细胞产生的IL-2、TNF-α和IFN-γ，使这些细胞因子的水平下降。还有一些病毒通过抑制MHC I类分子表达而影响免疫应答，例如巨细胞病毒产生一种蛋白质，与β2微球蛋白结合后阻止膜表面MHC I类分子表达；腺病毒合成一种整合膜蛋白，与内质网中的MHC I类分子结合后阻止该分子转位到细胞膜表面，阻断DC发育、成熟。

第三节 抗真菌感染免疫 微课4

正常健康人群免疫系统正常不易感染真菌。抗生素滥用引起菌群失调和应用激素、抗癌药物等导致免疫力低下时真菌感染的发病率和死亡率有所上升。

有些真菌感染是地方性的。这类真菌常是二相性（dimorphic）真菌，例如荚膜组织胞质菌、皮炎芽生菌等。它们存在泥土等环境中呈丝状菌相，有孢子和菌丝，当孢子吸入免疫低下的个体时，宿主的37℃体温等条件使其变为酵母菌而致病。另有一类是条件致病性真菌，如念珠菌、曲霉、新型隐球菌等。这些真菌的感染主要发生在AIDS、糖尿病以及放疗、化疗、使用免疫抑制药物的患者。

一、固有免疫应答

1. 固有免疫屏障 完整的皮肤、黏膜是有效的抗真菌屏障，皮肤分泌的脂肪酸有杀伤真菌作用。

2. 激活补体的旁路途径 真菌组分是补体旁路途径的强激活剂，但真菌能抵抗MAC的杀伤，而补体活化过程中产生的C5a、C3a可吸引炎性细胞至感染区。

3. 吞噬细胞的吞噬作用 中性粒细胞是吞杀真菌的最有效的吞噬细胞，在中性粒细胞缺失患者，

常见播散性念珠菌病和侵袭性烟曲霉病。巨噬细胞在抗真菌防御中也有一定作用，但不如中性粒细胞。

4. NK 细胞的天然杀伤作用　NK 细胞有一定的抑制新型隐球菌生长的作用。

二、适应性免疫应答

在抗真菌感染中，细胞免疫是主要的，一般是 Th1 应答对宿主有保护作用，Th2 应答可造成损害。真菌感染常有特异性抗体产生，但抗真菌感染的作用不大，但可用作血清学诊断。荚膜组织胞质菌是一种兼性胞内病原菌，寄居在巨噬细胞内，要清除该菌的免疫机制与消灭胞内菌基本相同。新型隐球菌常定植在免疫力低下宿主的肺和脑，需 $CD4^+$ 和 $CD8^+$ T 细胞协作将其消灭。白色念珠菌感染常始于黏膜表面，细胞免疫可阻止其扩散至组织中。

三、免疫逃逸机制

真菌的免疫逃逸机制目前并不是很清楚。有报道白色念珠菌产生一种蛋白酶可降解人免疫球蛋白；某些真菌胞外糖蛋白层可阻碍中性粒细胞与真菌的接触；念珠菌的甘露聚糖有抑制中性粒细胞髓过氧化物酶的作用。

第四节　抗寄生虫感染免疫

抗寄生虫感染免疫是宿主机体对寄生虫识别和排斥的一系列复杂的生物学反应，具有保护机体的作用。由于寄生虫个体比细菌、病毒及真菌大，生活史及感染途径多样，抗原成分复杂，因此具有独特的免疫特点。在演化过程中寄生虫也会产生对宿主免疫的逃逸。

一、寄生虫生活史的多样性

多数寄生虫有中间宿主，人类或其他脊椎动物，蝇、蜱、螺等均可为中间宿主。有的寄生虫只需一个宿主，如蛔虫，蛲虫；有的需要两个或两个以上宿主，如布氏姜片虫、卫氏并殖吸虫。

寄生虫可通过中间宿主叮咬造成人类感染，如疟疾、锥虫病等，亦可因与中间宿主处于同一环境中而感染，如接触有感染钉螺的疫水染上血吸虫病。

二、寄生虫抗原成分的复杂性

不同的寄生虫以及寄生虫不同发育阶段所产生的抗原不同，机体还会针对寄生虫刺激产生保护性免疫的抗原。

1. 来源于寄生虫的抗原　寄生虫虫体（含活的和死的虫体，成虫和幼虫）；寄生虫碎片；寄生虫分泌物。

2. 来源于被寄生的细胞的抗原　主要是被寄生细胞破裂所释放的内容物。

3. 其他　来源于机体保护性措施所产生的抗原称为功能性抗原，其种类多样复杂。

三、免疫反应类型

不同原虫和蠕虫的结构、生化特性、生活史和致病机制差异很大，因而它们的特异性免疫应答颇不一致。一般来说，原虫生长在宿主细胞内，其保护性免疫机制与胞内寄生的细菌和病毒类似。蠕虫寄生在细胞外的组织中，去除它们需要依靠抗体应答中的特殊形式。

宿主机体对寄生虫感染所产生的免疫应答可分为细胞免疫和体液免疫两大类。

（一）细胞免疫

细胞免疫主要是巨噬细胞、中性粒细胞、肥大细胞、嗜酸性粒细胞、DC 以及 NK 细胞直接或与补体联合杀伤寄生虫，但多数原虫能抗杀伤甚至能在细胞内繁殖。蠕虫表面形成的外层结构，常能抵抗这种杀伤。

1. 细胞介导免疫（CMI） 是对存在于巨噬细胞内原虫的主要免疫机制，CD4$^+$Th1 细胞产生 IFN-γ 可活化巨噬细胞，促进对胞内原虫的杀灭；Th2 细胞衍生的 IL-4 为主的细胞因子可促进特异性抗体生成，但无保护作用；IL-2 能诱导具有免疫保护的 Th1 细胞应答。

2. 细胞毒性 T 细胞（CTL）应答 主要针对在宿主细胞内繁殖和使细胞裂解的原虫，CMI 中的 CD8$^+$ CTL 在疟原虫感染的红细胞外期起重要作用，可以是直接裂解子孢子感染的肝细胞或间接分泌 IFN-γ 和活化肝细胞使产生 NO 等杀原虫物质。

（二）体液免疫

体液免疫表现形式因寄生虫种类不同有所不同。如宿主产生的 IgG 或 IgM 抗体可中和疟原虫的裂殖子抗原从而阻断其与红细胞表面的特异性受体结合；新侵入皮肤的血吸虫童虫可被体内免疫抗体通过补体介导而发生细胞溶解，但当血吸虫童虫体表吸附宿主抗原的密度很高时，这种反应就无法进行，形成对该虫的伴随免疫现象。

蠕虫刺激 CD4$^+$ Th2 细胞使分泌 IL-4 和 IL-5，前者诱发产生 IgE 抗体，后者促进嗜酸粒细胞的发育和活化。IgE 抗体先结合至蠕虫表面，嗜酸粒细胞经 Fcε 受体与 IgE 抗体再结合从而被激活，脱颗粒放出主要碱性蛋白（MBP）杀死寄生虫，针对在宿主体内发育中的幼虫阶段，例如血吸虫童虫、丝虫微丝蚴、旋毛虫早期幼虫等。嗜酸粒细胞和 IgE 抗体组合的 ADCC 杀虫效应比其他组合要大，主要是嗜酸粒细胞活化后产生 MBP 比中性粒细胞、巨噬细胞的蛋白分解酶、反应性氧中间产物（ROI）毒性更强。

免疫应答亦可造成宿主损伤。例如日本血吸虫的虫卵沉积于宿主肝脏，刺激 CD4$^+$ T 细胞继而活化巨噬细胞、引起迟发型超敏反应，使虫卵部位有肉芽肿形成，产生严重纤维化，导致肝脏静脉回流障碍、门静脉高压和肝硬化；丝虫寄生在淋巴管内，引起慢性细胞免疫应答形成纤维化，淋巴管栓塞，造成腿部橡皮肿等；慢性和持续性寄生虫感染常伴有特异性抗原-抗体复合物形成，这种免疫复合物能沉积于血管或肾小球基底膜，发展成血管炎或肾小球肾炎等Ⅲ型超敏反应疾病，血吸虫病和疟疾属于这一类。疟疾和非洲锥虫病还能产生与宿主多种组织反应的自身抗体。

四、免疫逃逸机制

寄生虫能在有免疫力的宿主体内繁殖和长期存活，与多种免疫逃避机制有关，主要有以下几方面。

（一）寄生部位与免疫效应物质隔离

疟原虫、弓形虫等在靶细胞内生存和繁殖（图 17-5）；阿米巴形成抗免疫物质的包囊；某些蠕虫寄居在免疫机制难以影响的肠腔等。

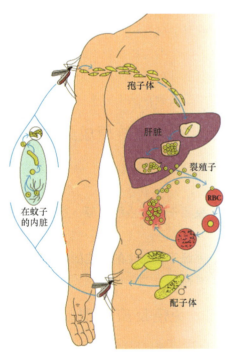

图 17-5 疟原虫先后寄生于
肝细胞内和红细胞内

（二）以宿主物质伪装

曼氏肺吸虫经皮肤进入肺时，将宿主的 ABO 血型糖脂组分和 MHC 分子等包装在其外层，使宿主免疫细胞误认为自身组织，幼虫得以生存。

（三）抵御免疫效应机制的杀伤

血吸虫幼虫在肺内期，其表面结构发生改变，能抵抗补体、抗体或 CTL 的作用；枯氏锥虫合成类似 DAF 的膜糖蛋白，抑制补体的活化；利氏曼原虫前鞭毛体破坏补体 MAC，减弱补体介导的溶解作用；刚地弓形虫抑制吞噬体与溶酶体的融合，枯氏锥虫溶解吞噬体膜逸入胞质等均可逃避巨噬细胞的杀灭作用。还有，某些蠕虫分泌胞外酶降解结合在虫体膜表面的抗体，使原对抗体依赖的效应机制从敏感变为抵抗。

（四）表面抗原性改变

一是生活史的不同时期虫体表面抗原各异。例如疟原虫子孢子期的抗原性与裂殖子期不同。二是程序性抗原突变，主要见于布氏锥虫和东非锥虫。编码这种主要抗原的是可变表面糖蛋白（VSG）基因，其数量多达 1000 种以上，该基因转换与特异性抗体的存在无关。寄生虫表面抗原性的改变，使疫苗研制难度增加。

（五）虫体表面抗原的脱落

溶组织阿米巴、血吸虫幼虫、锥虫等能不断更换表膜失去其原有表面抗原，有时连同已结合的特异性抗体一并脱落，从而使寄生虫免受免疫效应机制的攻击。

目标检测

答案解析

1. 关于抗感染免疫的叙述，下列错误的是（　）

 A. 完整的皮肤与黏膜屏障是抗感染的第一道防线

 B. 体液中的杀菌物质和吞噬细胞是抗感染的第二道防线

 C. 体液免疫主要针对胞外寄生菌的感染

 D. 细胞免疫主要针对胞内寄生菌的感染

 E. 抗体与细菌结合可直接杀死细菌

2. 胞内菌能直接活化 NK 细胞或通过刺激巨噬细胞产生的下列哪种细胞因子活化 NK 细胞，NK 细胞又反过来作用于这些细菌本身的是（　）

 A. IL－12   B. IL－1   C. IL－2

 D. IL－6   E. TNF－α

3. 在病毒感染早期，树突细胞产生的能提高 NK 细胞溶细胞活性的细胞因子是（　）

 A. IL－12   B. IL－1   C. IL－6

 D. IL－8   E. IL－2

4. 在细菌感染过程中宿主怎样进行免疫防御？

5. 胞外菌和胞内菌感染引起的免疫反应有何区别？

6. 肺结核干酪样结节是怎样形成的？

7. 病毒感染的固有免疫机制有哪些?

8. 病原体通过哪些方式逃逸宿主的免疫防御?

9. 简述抗体在抗病毒中的作用。

10. 简述抗真菌感染的适应性免疫反应。

（任碧琼）

书网融合……

本章小结　　　微课1　　　微课2　　　微课3　　　微课4　　　题库

第十八章 免疫缺陷病

PPT

📖 **学习目标**

1. 掌握 免疫缺陷病的概念、分类原则及临床特点；获得性免疫缺陷综合征（AIDS）的免疫学发病机制。

2. 熟悉 原发性免疫缺陷病的类型；继发性免疫缺陷病的临床分期及其免疫学特点。

3. 了解 HIV 感染现状、基本预治措施与法律管理规则；HIV 感染的诊断方法。

4. 学会运用免疫学基本知识分析理解免疫缺陷病的免疫学发病机制与临床特点、诊断方法、防治原则，具备开展基本的免疫缺陷病诊治、科研相关免疫学基础知识和能力。

⇨ **案例引导**

临床案例 患者，男，20 岁，既往健康，无家族病史。近期一个月因反复出现不明原因的腹泻、感冒症状而就医。临床表现体温37.8℃，轻微咳嗽，偶有头晕，其他无异常。实验室检查患者血液 CD4$^+$T 细胞计数为 500 个/μl，痰液标本抗酸染色阳性。经耐心询问，患者告知 2 年前曾与陌生女子有过无保护性行为。

讨论 1. 分析该病可能的临床诊断？

2. 对该病应进行怎样的个人防护？

第一节 概 述 🄴微课

免疫缺陷病（immunodeficiency disease，IDD）是指由于遗传或者其他因素造成免疫系统先天发育不全或者后天损伤，导致免疫成分缺失或免疫功能障碍而表现出的临床综合征。

一、分类

按病因不同，可将 IDD 可分为原发性（先天性）免疫缺陷病（primary immunodeficiency disease，PIDD）和继发性（获得性）免疫缺陷病（secondary immunodeficiency disease，SIDD）。根据主要累及的免疫系统成分不同，可将其分为体液免疫缺陷（B 细胞缺陷）、细胞免疫缺陷（T 细胞缺陷）、联合免疫缺陷、补体缺陷和吞噬细胞缺陷等五大类。

二、临床特点

IDD 是一种以反复感染、迁延不愈为特点的临床综合征。其共同特征如下。

（一）易发感染

IDD 患者对各种病原体的易感性均增加，通常可表现为反复发作、难以治愈的慢性感染状态，是患者死亡的主要原因。感染的病原体种类与免疫缺陷的类型有关，如体液免疫、吞噬细胞和补体缺陷时，主要出现葡萄球菌、链球菌等化脓性细菌感染，临床可伴发气管炎、肺炎、中耳炎等疾病；细胞免疫缺陷时，主要出现病毒、真菌、胞内寄生菌和原虫等感染，临床可伴发病毒性感冒、鹅口疮、肺结核等疾病。

（二）易患恶性肿瘤或自身免疫病

免疫缺陷引起免疫功能低下，易发生肿瘤，如 T 细胞免疫缺陷者恶性肿瘤发病率比普通人群高 100~300 倍，以白血病和淋巴系统恶性肿瘤多见。而免疫缺陷引起的免疫应答过高或免疫调节异常，则易引起自身免疫病，如在普通人群中自身免疫病的发病率为 0.001%~0.01%，而在免疫缺陷病患者中自身免疫病的发生率可高达 14%，尤以 SLE、类风湿关节炎和恶性贫血多见，主要原因与免疫调节功能基因缺陷有关。

（三）临床表现复杂多样

不同免疫成分的缺陷可引起不同疾病，累及多种组织器官，出现复杂多样的症状和功能障碍；同一疾病的不同患者亦可出现不同临床表现。

（四）有遗传倾向、婴幼儿发病率高

原发性免疫缺陷病多有遗传倾向，约 1/3 为常染色体遗传，1/5 为 X 性染色体遗传，故以男性患儿多见（15 岁以下患儿 80% 以上为男性）。约 50% 以上原发性免疫缺陷病从婴幼儿开始发病，且发病年龄越小，通常病情越严重，死亡率也越高。

三、诊断和治疗原则

（一）实验室诊断

免疫缺陷病的实验室诊断主要采取多方面、综合性检测的诊断原则。常用的检测方法如下。

1. 常规血液学检测　包括各类白细胞分类和计数。

2. 免疫学检测　包括体液免疫和细胞免疫成分与功能等方面的检测，如血清免疫球蛋白浓度及功能检测、外周血 T/B 淋巴细胞分类与计数、吞噬细胞功能测定、补体检测等。

3. 活体组织检查　包括骨髓检查、淋巴结与直肠黏膜活检等，前者主要用于判断各类免疫细胞分化、发育、增殖状态。

4. 基因检测　如染色体 DNA 序列分析、PCR 和基因测序检测免疫相关基因及染色体异常等。

（二）治疗原则

1. 控制感染　持续和严重的感染是免疫缺陷病患者的主要致死原因。临床主要根据病原学检测结果有针对性地采用抗细菌、病毒、真菌等病原体的药物进行治疗。

2. 免疫重建　主要采用造血干细胞移植术在患者体内实现免疫重建。目前主要用于重症联合免疫缺陷、伴湿疹血小板减少的免疫缺陷病、慢性肉芽肿病等疾病的治疗。

3. 应用免疫增强或免疫抑制剂　即通过针对性补充或者减少各种免疫分子，从而增强或减弱机体免疫功能。如对于罹患肿瘤或慢性感染性疾病者，可采取静脉注射丙种球蛋白或者基因工程抗体进行治疗；应用重组 IL-2 增强 AIDS 患者免疫功能；应用环孢素 A 等免疫抑制剂，可治疗部分自身免疫性疾病。

4. 基因治疗　1990 年科学家曾运用基因疗法成功治疗因腺苷脱氨酶缺乏而引起的重症联合免疫缺陷病（ADA-SCID），这也开创了免疫缺陷病基因治疗的历史先河。目前，尽管免疫缺陷病的基因治疗还处于临床试验阶段，但近年来不断出现和日渐成熟的新型基因编辑技术、外源基因表达递送系统和人工智能技术，都强烈预示着这一领域将有极大发展前景。

第二节 原发性免疫缺陷病

原发性免疫缺陷病（PIDD）是由于免疫系统遗传基因异常或先天性免疫系统发育障碍而导致免疫功能不全所引起的疾病。主要包括原发性 T 细胞缺陷、原发性 B 细胞缺陷、原发性 T/B 细胞联合免疫缺陷、原发性吞噬细胞缺陷、原发性补体缺陷、免疫调节失衡性疾病等六大类。其中以抗体缺陷为主的免疫缺陷病发病率最高，约占 50%。常见的重要原发性免疫缺陷病见表 18 - 1。

表 18 - 1 常见重要原发性免疫缺陷病

疾病名称	发病机制
原发性 B 细胞缺陷	
X 性连锁无丙种球蛋白血症（XLA）/Bruton 病	B 细胞酪氨酸激酶（Btk）基因缺陷
选择性 IgA 缺陷	目前尚不清楚
X 性连锁高 IgM 综合征（XLHIM）	CD40L 基因突变
原发性 T 细胞缺陷	
先天性胸腺发育不全（DiGeorge 综合征）	22 号染色体某基因区域缺失，导致胸腺发育障碍
T 细胞活化和功能缺陷	TCR、CD3ε、CD3γ、ZIP - 70 等 T 细胞活化信号形成或传递相关基因缺陷
原发性联合免疫缺陷	
X 性连锁重症联合免疫缺陷（XSCID）	IL - 2 受体 γ 链基因突变
湿疹血小板减少伴免疫缺陷综合征/Wiskott - Aldrich 综合征（WAS）	WAS 基因突变，属于 X 连锁隐性遗传病
毛细血管扩张性共济失调综合征（ATS）	淋巴细胞内 TCR、Ig 重链基因断裂受损和磷脂酰肌醇 3 - 激酶基因突变，是一种常染色体隐性遗传病。
腺苷脱氨酶（adenosine deaminase，ADA）或嘌呤核苷酸磷酸化酶缺陷（purinenucleosidephosphorylase，PNP）引起的 SCID	ADA 或者 PNP 基因缺陷
原发性吞噬细胞缺陷	
X 性联慢性肉芽肿病（XCGD）	细胞色素 b - β 亚单位基因突变
原发性中性粒细胞减少症	
原发性补体缺陷	
遗传性血管神经性水肿	C1 抑制物（C1INH）基因缺陷
阵发性夜间血红蛋白尿（PNH）	
免疫调节失衡性疾病	
自身免疫性多内分泌腺病伴念珠菌病和外胚层发育不良	自身免疫调控因子（AIRE）基因突变

一、原发性 B 细胞缺陷

原发性 B 细胞缺陷是由于 B 细胞先天发育不全或者 B 细胞不能从 T 细胞获得活化信号而导致抗体生成减少的现象，以外周血 B 细胞数目减少或缺失，免疫球蛋白总体水平降低或者缺失为主要特征，T 细胞数目正常。

（一）X 性连锁无丙种球蛋白血症

X 性连锁无丙种球蛋白血症（X - Linked agammaglobulinaemia，XLA）又称 Bruton 病，是最常见的原发性 B 细胞免疫缺陷病，为 X 性连锁隐性遗传。发病机制为 X 染色体上编码 Bruton 酪氨酸激酶

（Bruton's tyrosine kinase，Btk）的基因缺陷，致 B 细胞分化发育障碍而致。由于 Btk 是 B 细胞早期分化和成熟、活化的关键分子，因此，Btk 基因缺陷，导致 B 细胞不能合成 Btk 蛋白，使 B 细胞停滞在前 B 细胞阶段，最终导致外周血成熟 B 细胞数目减少或缺失。XLA 以血清所有类别 Ig 均严重降低，并伴 B 细胞显著降低或缺如为免疫学特征。一般婴幼儿出生后 6 ～ 9 个月内发病，临床常表现为反复化脓性细菌如肺炎链球菌和嗜血杆菌等感染，有些患者还伴发类风湿性关节炎等自身免疫性疾病。

（二）X 性连锁高 IgM 综合征

X 性连锁高 IgM 综合征（X - linked hyperimmunoglobulin M syndrome，XLHIM）为 X - 性连锁隐性遗传。该病发病机制是 X 染色体上 CD40L 基因突变，使活化的 Th 细胞不能正常表达 CD40L，丧失辅助 B 细胞活化的能力，导致 B 细胞不能增殖，不能在抗原刺激下进行 Ig 类别转换。免疫学特点是患者血清 IgM 增高，有时高达 10mg/ml（正常为 1.5mg/ml），但 IgG、IgA、IgE 缺乏；外周血和淋巴组织中有大量分泌 IgM 的浆细胞。患儿易反复感染，尤其是呼吸道感染，且自身免疫性疾病和恶性肿瘤发病率高，使其预后比 XLA 更差。

（三）选择性 IgA 缺陷

选择性 IgA 缺陷是常见的选择性 Ig 缺陷病，为常染色体显性或隐性遗传。该病的确切发病机制尚不清楚。临床检测可见血清 IgA <50mg/L，分泌型 IgA 含量极低，而 IgM、IgG 正常或略高；细胞免疫功能正常。多数患者可无临床症状，或表现为间歇发作的呼吸道、消化道或泌尿道感染。因缺乏分泌型 IgA，患者易出现食物性过敏现象。常伴发类风湿关节炎、SLE 等自身免疫性疾病。

（四）普通变异型免疫缺陷病

普通变异型免疫缺陷病（common variable immunodeficiency disease，CVID）其遗传方式和发病机制尚不明确。患者体内 IgG 和 IgA 显著降低，IgM 正常或降低，B 细胞数目正常或降低，但较 XLA 轻。临床表现多样，发病年龄不定，多在 20 ～ 30 岁之间，且男女均可发生；表现为反复细菌感染，部分可伴发自身免疫病、淋巴组织增生、肉芽肿病等。

二、原发性 T 细胞缺陷

原发性 T 细胞缺陷是 T 细胞在分化、发育或者行使功能过程中出现的先天性免疫缺陷，免疫学特点上不仅缺乏效应性 T 细胞，也可间接导致单核 - 吞噬细胞、B 细胞功能障碍。主要包括 Digeorge 综合征、T 细胞活化和功能缺陷等类别。

（一）Digeorge 综合征

Digeorge 综合征即先天性无胸腺或胸腺发育不全。发生机制为 22 号染色体上某些基因缺失，使胚胎期第三、四咽囊发育障碍，继而产生胸腺和甲状旁腺等器官缺如或发育不全。患者具有鱼状唇、眼间距增宽和耳朵位置偏低等外在面部特征（图 18 - 1）。免疫学特点为外周血 T 细胞数量减少或缺乏，但抗体水平基本正常或略低。临床易发生胞内菌、病毒、真菌等感染。接种 BCG、麻疹减毒活疫苗，可发生严重不良反应，甚至死亡。胚胎胸腺移植治疗有一定效果。

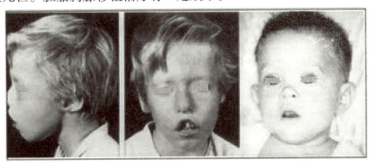

图 18 - 1　DiGeorge 综合征患者面部特征

（二）T 细胞活化和功能缺陷

T 细胞从激活到分化为效应性 T 淋巴细胞，以及发挥免疫功能的过程中，需要 TCR - CD3 复合物的成功表达和下游信号转导的顺利进行。因此，当 TCR、CD3ε、CD3γ、ZIP - 70 等 T 细胞活化信号形成或传递相关基因缺陷时，T 细胞不能正常增殖、分化发育和行使免疫学效应功能，呈现免疫缺陷状态。

三、原发性联合免疫缺陷

多见于新生儿，是由于 T 细胞和 B 细胞均发育障碍或者缺乏相互作用而引起的一类疾病。其中，因定向分化为 T、B 淋巴细胞的骨髓淋巴样干细胞发育异常所致的原发性联合免疫缺陷，可导致严重的免疫缺陷症状，常称为重症联合免疫缺陷病（severe combined immunodeficiency disease，SCID），主要包括 X 性联锁遗传、常染色体隐性遗传和散发型等类型。

（一）X 性连锁重症联合免疫缺陷病

X 性连锁重症联合免疫缺陷病（X - Linked SCID，XSCID）是最常见的 SCID。为 X 性连锁隐性遗传，发病多见于男性婴幼儿。发病机制为 IL - 2、IL - 4、IL - 7、IL - 9、IL - 15、IL - 21 等细胞因子受体所共用的 γ 链编码基因突变，导致这些细胞因子均失去正常功能，使 T 细胞发育成熟缺陷，B 细胞和 NK 细胞发育受阻。免疫学特征为患者血液中淋巴细胞总数减少，T 细胞和 NK 细胞数目和功能缺失，B 细胞数目正常，但血清 Ig 水平很低。患儿出生后 3 个月开始，可反复发生中耳炎、肺炎、败血症、腹泻和皮肤感染，长期口腔念珠菌感染，易并发卡氏肺孢子菌等真菌机会性感染；接种卡介苗等减毒活疫苗可导致致死性感染。

（二）腺苷脱氨酶缺陷

发病机制为 20 号染色体上腺苷脱氨酶（adenosine deaminase，ADA）编码基因缺陷，使细胞内有毒性作用的核苷酸代谢产物 dATP 大量堆积，抑制 DNA 合成，从而影响 T、B 细胞生长发育，为常染色体隐性遗传。免疫学特征为患者体内 T、B 细胞数目减少、功能缺陷，血清 Ig 水平低下；临床上多伴有耳聋、行为异常、肋软骨异常和肝毒性等症状。

（三）Wiskott - Aldrich 综合征

Wiskott - Aldrich 综合征（Wiskott - Aldrich syndrome，WAS）即伴湿疹血小板减少的免疫缺陷病，为 X 性连锁隐性遗传。发病机制为 X 染色体短臂上 WAS 蛋白编码基因缺陷，使胸腺、脾淋巴细胞和血小板不能表达 WAS 蛋白，引起细胞骨架缺陷，影响 T、B 细胞相互作用，导致患者细胞免疫和体液免疫功能缺陷。实验室检查可出现血小板数量减少、体积偏小。免疫学特征为 T 细胞数目减少、功能受损，对多糖类抗原的体液免疫应答能力降低，血清 IgM 水平下降。临床表现以反复细菌感染、血小板减少和皮肤湿疹为特征，可伴发肾小球肾炎等自身免疫性疾病和恶性肿瘤。

（四）毛细血管扩张性共济失调综合征

毛细血管扩张性共济失调综合征（ataxia telangiectasia syndrome，ATS）为常染色体隐性遗传。发病机制为淋巴细胞内 TCR、Ig 重链基因断裂和磷脂酰肌醇 3 - 激酶（PI3K）基因突变。免疫学特征为血清 Ig 水平减少；T 细胞数目和功能下降，缺乏皮肤迟发型超敏反应。临床表现为进行性小脑共济失调、眼结膜和面部皮肤毛细血管扩张；反复发生呼吸道感染；恶性肿瘤发生率高。小儿会走路后不久即出现共济失调，至 12 岁左右不能正常行走。

四、原发性吞噬细胞缺陷

（一）慢性肉芽肿病

慢性肉芽肿病（chronic granulomatous disease，CGD）约 2/3 为 X 染色体上的细胞色素 b-β 亚单位基因突变所致，为 X 连锁隐性遗传；约 1/3 为常染色体上细胞色素 b-α 亚单位等基因突变所致，为常染色体隐性遗传。

细胞色素 b-β/α 亚单位基因突变，使吞噬细胞缺少 NADPH-氧化酶亚单位，导致氧依赖性杀菌功能减弱，使吞噬细胞吞噬病原菌后不但不能杀灭细菌，反而保护病原菌不被杀灭并播散到其他组织器官，形成慢性感染。持续慢性感染又会使吞噬细胞聚集，并刺激 CD4⁺ T 细胞增殖形成肉芽肿。患者多在婴幼儿期发病，表现为反复、严重的化脓性感染，在淋巴结、肝、脾、肺、骨髓等重要器官形成化脓性肉芽肿，并伴有反应性高丙种球蛋白血症。四唑氮蓝试验（NBT）可用于 CGD 的实验室筛查。测定中性粒细胞对金黄色葡萄球菌或大肠埃希杆菌等过氧化氢酶阳性细菌杀菌能力的中性粒细胞杀菌功能试验可作为诊断 CGD 的初筛试验。髓细胞 cDNA 或基因组 DNA 分子遗传学分析可协助诊断及分型，并确定基因突变部位；也可从胎儿绒毛膜或羊水细胞中提取 DNA 做产前诊断。

（二）白细胞黏附缺陷

白细胞黏附缺陷（leukocyte adhesion deficiency，LAD）为常染色体隐性遗传。包括 LAD-1 型和 LAD-2 型两种类型。LAD-1 型是由于 21 号染色体上的 CD18 基因突变，导致 CD18 不能正常合成。CD18 为整合素分子 β2 组的 β 链，可表达于所有白细胞，正常情况下可与 4 种 α 链结合，形成 4 种整合素分子。因此，β2 链缺陷可导致 LFA-1（CD11a/CD18）、Mac-1（也称为 CR3，由 CD11b/CD18 组成）、gp150/95（也称为 CR4，由 CD11c/CD18 组成）和 αDβ2（CD11d/CD18）等黏附分子表达缺陷，使白细胞不能与 ICAM-1、iC3b、C3b 和 ICAM-3 等结合，致白细胞黏附、聚集、趋化和吞噬功能缺陷。LAD-2 型是由于岩藻糖转移酶基因突变，使岩藻糖代谢缺陷，白细胞和内皮细胞表面不能表达配体分子唾液酸化的路易丝寡糖（slex/CD15s），因而不能与血管内皮细胞表面 E- 和 P- 选择素家族结合，无法介导中性粒细胞穿出血管壁到达炎症部位。运用 CD15s 单抗采用流式细胞仪测定患者外周血白细胞 SLeX 表达水平，是较为快速且灵敏的诊断方法。通过 SLC35C1 基因分析，也有助于明确诊断或发现疾病易感基因携带者。

五、原发性补体缺陷

补体缺陷多为常染色体隐性遗传。补体固有成分缺陷患者主要表现为系统性红斑狼疮样综合征、抗感染能力低下，易发化脓性细菌感染等。补体调节蛋白或补体受体缺陷患者表现为抗感染能力降低以及一些特有的症状和体征。

（一）遗传性血管神经性水肿

发病机制为 11 号染色体上的 C1 抑制物（C1INH）基因缺陷。C1INH 缺乏，不能有效地抑制补体活化经典途径和 MBL 途径中的 C1r/C1s 和 MASP 的活性，使 C4 和 C2 大量裂解，C2a 产生过多，血管通透性增强，导致炎性水肿。患者可表现为反复发作的局限性皮肤和黏膜水肿，严重者可波及胃肠道和咽喉而引起死亡。

（二）阵发性夜间血红蛋白尿

发病机制是编码糖基磷脂酰肌醇（GPI）的 pig-α 基因翻译后修饰缺陷，不能合成 GPI，导致 GPI 连接蛋白如补体调节蛋白衰变加速因子（DAF/CD55）和膜反应性溶解抑制物（MIRL/CD59）不能锚定在血细胞膜上，使其不能抑制补体活化途径中末端通路的激活，导致患者红细胞易发生补体介导的溶血反应。临床表现为慢性溶血性贫血、全细胞减少、静脉血栓形成、晨尿中出现血红蛋白等。

第三节　获得性免疫缺陷病

获得性免疫缺陷病（AIDD）又称继发性免疫缺陷病，是指继发于某种疾病或使用化学药物后产生的免疫缺陷性疾病。

一、诱发获得性免疫缺陷病的因素

（一）非感染性因素

1. 营养不良　是引起 AIDD 最常见的因素，其原因是代谢紊乱导致机体淋巴细胞成熟及功能障碍。

2. 恶性肿瘤　患有恶性肿瘤特别是白血病、淋巴瘤、骨髓瘤等免疫系统肿瘤，可进行性损害患者免疫功能，引起免疫功能缺陷。

3. 医源性免疫缺陷　长期使用免疫抑制剂、细胞毒药物、某些抗生素或受到放射性损伤等均可引起免疫缺陷。

（二）感染性因素

某些病毒、细菌、真菌及寄生虫感染可影响机体免疫系统，导致机体免疫缺陷。如人类免疫缺陷病毒、麻疹病毒、风疹病毒、巨细胞病毒、EB 病毒、结核杆菌、麻风杆菌、疟原虫等，其中，人类免疫缺陷病毒感染引起的艾滋病最为严重。

二、获得性免疫缺陷综合征

获得性免疫缺陷综合征（acquired immune deficiency syndrome，AIDS）是由人类免疫缺陷病毒（human immunodeficiency virus，HIV）感染并损伤免疫细胞（主要为 $CD4^+$ T 细胞）导致细胞免疫缺陷，而引起的以机会性感染、恶性肿瘤和中枢神经系统病变为主要特征的免疫缺陷病。

（一）HIV 的主要特点

HIV 为逆转录病毒，有 HIV - 1 和 HIV - 2 两种类型。大部分国家和地区流行的均为 HIV - 1 型，HIV - 2 主要局限在西非和西欧流行。HIV 基因组中包括 gag、pol 和 env 三个结构基因。其中，env 基因编码包膜糖蛋白 gp120 和 gp41，与 HIV 侵入免疫细胞有关。gp120 某些片段的氨基酸序列具有高度变异性，使 HIV 易逃避机体免疫系统的杀灭作用。AIDS 的传染源主要是 HIV 携带者和 AIDS 患者，传播途径主要有性接触传播、血液和血制品传播、母婴垂直传播。①性传播：在未采取保护措施的情况下，艾滋病病毒可通过性交（包括阴道交、肛交、口交）方式在男女、男男之间传播，且性伴侣越多，感染危险越大。性传播是目前全球 HIV 感染的最主要传播途径。近年来，我国经性接触感染 HIV 的比例也呈逐年上升趋势，至 2019 年已超过 95%。其中，经异性性接触传播的 HIV 感染比例由 2008 年的 8.7%，上升到了 2019 年的 73.7%。②血液传播：共用注射器静脉吸毒；输入被艾滋病病毒污染的血液及血制品；使用被艾滋病病毒污染且未经严格消毒的注射器、针头；移植被艾滋病病毒污染的组织、器官以及与感染者或患者共用剃须刀、牙刷等都可能感染艾滋病病毒。③母婴传播：感染了艾滋病病毒的妇女，在怀孕、分娩时可通过血液、阴道分泌物或产后经母乳喂养将艾滋病病毒传播给胎儿或婴儿。在没有采取母婴药物阻断等医学措施的情况下，已感染艾滋病病毒的母亲将病毒传染给胎儿或婴儿的概率为 25% ~ 35%。

（二）HIV 的感染与致病机制

HIV 攻击的靶细胞主要是 CD4$^+$ T 细胞和表达 CD4 分子的单核 – 巨噬细胞、树突状细胞、NK 细胞及神经小胶质细胞。HIV 通过表面的 gp120 与靶细胞膜表面的 CD4 分子结合，使得 gp120 构象改变，暴露出 gp41；同时，gp120 – CD4 进一步与靶细胞表面的共受体即趋化因子受体 CXCR4 或 CCR5 结合，并在 gp41 的介导下，促使 HIV 外膜与靶细胞膜融合，使病毒核心进入 CD4$^+$ 的靶细胞，完成感染过程（图 18 – 2）。

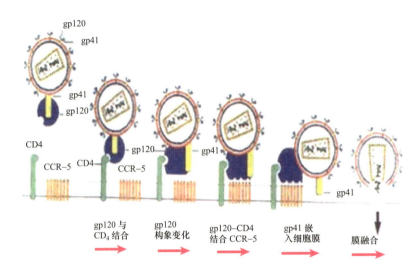

gp120 与 CD$_4$ 结合 → gp120 构象变化 → gp120–CD4 结合 CCR–5 → gp41 嵌入细胞膜 → 膜融合

图 18 – 2　HIV 侵入靶细胞机制示意图

1. CD4$^+$ T 细胞数量减少、细胞免疫功能严重障碍　损伤机制主要为：病毒包膜糖蛋白插入细胞膜或病毒颗粒以出芽方式释放，直接损伤细胞膜；HIV 抑制细胞膜磷脂合成，影响细胞膜功能；病毒感染的 CD4$^+$ T 细胞表达 gp120，与周围表达 CD4 分子的正常免疫细胞结合，导致细胞融合或形成多核巨细胞，促进细胞凋亡；病毒增殖时产生大量未整合的病毒 DNA 和核心蛋白，在胞质内聚集，干扰细胞代谢，影响细胞功能；HIV 损伤骨髓 CD34$^+$ 前体细胞，影响 CD4$^+$ T 细胞的形成；HIV 诱导感染细胞产生细胞毒性细胞因子，并抑制正常细胞因子的作用；HIV 诱导特异性 CTL 和抗体生成，通过特异性细胞毒作用或 ADCC 效应杀伤病毒感染的 CD4$^+$ T 细胞；可溶性 gp120 或 gp120 抗原 – 抗体复合物结合 CD4 分子，导致 CD4$^+$ T 细胞交联，诱导细胞凋亡；HIV 的某些编码产物可作为超抗原，引起 CD4$^+$ T 细胞过度活化而死亡；HIV 通过 gp120 和 tat 蛋白等增强 Ca^{2+} 内流、激活 Fas/FasL 途径，诱导细胞凋亡。

2. 损伤 B 细胞　HIV 的 gp41 可作为超抗原，诱导 B 细胞异常活化，致 Ig 增高，但同时产生多种自身抗体。此外，由于 B 细胞功能紊乱和缺乏 CD4$^+$ Th 细胞辅助，B 细胞产生 Ig 类别转换能力下降，特异性 IgG 抗体分泌减少，体液免疫应答能力下降。

3. 损伤单核 – 巨噬细胞和树突状细胞　感染 HIV 的单核 – 巨噬细胞和树突状细胞提呈抗原能力减弱，同时杀灭病毒的功能也下降，使之反而成为 HIV 的庇护所，并将病毒播散到全身各组织和器官。

4. 降低 NK 细胞的细胞毒活性　HIV 感染 NK 细胞，使其分泌 IFN – γ 和 TNF – α 等细胞因子的能力下降，机体的抗感染能力减弱。

5. HIV 的免疫逃逸　HIV 感染后，可通过不同机制逃逸机体免疫系统的识别和攻击。主要机制有：①表位序列变异，HIV 表位可频繁发生变异，从而影响 CTL 识别和抗体结合，产生免疫逃逸的病毒株；②感染树突状细胞，DC 细胞表面的 DC – SIGN 为 HIV 受体，能与 gp120 呈特异性、高亲和力结合，并包裹病毒颗粒，使之免于被吞噬和清除。同时，DC 还可将病毒颗粒传递给正常 CD4$^+$ T 细胞，提高其感染效率和传染性；③潜伏感染，潜伏感染的细胞表面不表达 HIV gp120 蛋白。同时，在 HIV Nef 蛋白作用下使细胞表面 CD4 和 MHC 分子表达降低，有利于病毒逃避机体的免疫攻击。

（三）HIV 诱导的机体免疫应答

HIV 感染机体后，可进行性破坏机体免疫系统。同时，机体的免疫系统也可通过不同免疫应答机制阻止和清除病毒。

1. 体液免疫应答　HIV 感染后，可刺激机体产生不同的抗病毒抗体。

（1）中和抗体　抗体可与病毒的包膜蛋白特异性结合，阻断病毒扩散，对 HIV 产生抑制作用。但是中和抗体的作用较局限，原因是：①诱导中和抗体的抗原表位较隐蔽，故体内中和抗体的效价较低；②低效价的抗体可促使 HIV 抗原表位发生缓慢变异；③中和抗体具有毒株特异性，一旦抗原表位发生突变，中和抗体便丧失中和作用。

（2）抗 P24 衣壳蛋白抗体　该抗体的消失与 CD4$^+$ T 细胞下降和出现艾滋病症状相关联。

（3）抗 gp120 和 gp41 抗体　此类抗体主要为 IgG，可通过 ADCC 损伤靶细胞。

2. 细胞免疫　机体主要通过细胞免疫应答阻遏 HIV 感染。

（1）CD8$^+$ T 细胞免疫应答　HIV 感染后，可特异性激活 CD8$^+$ T 细胞，产生 CTL 细胞，杀伤 HIV 感染的靶细胞。

（2）CD4$^+$ T 细胞免疫应答　HIV 可刺激 CD4$^+$ T 细胞活化，产生多种细胞因子，辅助细胞免疫和体液免疫应答。

（四）AIDS 的临床表现和免疫学特征

HIV 的感染过程可分为急性感染期、潜伏期、症状期和 AIDS 发病期。

1. 急性感染期　多数患者无症状或仅表现为流感样症状。但此时 HIV 可在体内大量复制，并释放至体液中，有传染性。患者体内有抗 gp120、gp41、p24 的特异性抗体和 p24 特异性的 CTL 细胞，可以阻断病毒的扩散，但是中和抗体的效价低，不具有交叉反应性。因此，在 HIV 变异后，对 HIV 感染的抑制作用有限。

2. 潜伏期　患者不表现任何明显症状，持续 6 个月至 10 年。但此时机体免疫系统逐渐衰竭，表现为：①CD4$^+$ T 细胞数量不断减少，而 CD8$^+$ T 细胞相对不变，可出现 CD4/CD8 比值降低或倒置（<1）；②淋巴结和脾等外周免疫组织成为 HIV 持续大量复制的场所，促进病情的不断进展；③CD4$^+$ T 细胞减少、淋巴组织结构破坏，导致严重的体液和细胞免疫缺陷。

3. 症状期　出现 AIDS 相关综合征，表现为发热、盗汗、消瘦、腹泻、全身淋巴结肿大等。此时，CD4$^+$ T 细胞持续下降，免疫功能极度衰退。

4. AIDS 发病期　主要表现为机会性感染、恶性肿瘤、中枢神经系统异常。此时，CD4$^+$ T 细胞、巨噬细胞、树突状细胞消耗殆尽，发生严重免疫缺陷。

（五）HIV 的免疫学诊断

1. HIV 抗原检测　常用双抗体夹心 ELISA 法检测核心抗原 p24，作为早期诊断和药物疗效监测的指标。

2. HIV 抗体检测　采用 ELISA 法检测血清抗 HIV 抗体水平，可用于 HIV 感染初筛试验；采用免疫印迹法检测针对不同结构蛋白的抗体表达情况，可作为 HIV 感染确诊试验。

3. CD4$^+$ 和 CD8$^+$ T 淋巴细胞检测　流式细胞仪检测外周血 CD4$^+$ T 和 CD8$^+$ T 细胞数量，以及 CD4/CD8 比值，可评价 HIV 感染者的免疫状况，并辅助临床进行疗效评价。

4. HIV 核酸检测　RT – PCR 检测机体 HIV RNA 水平，可用于疾病的早期诊断和疗效评价等。

（六）HIV 的防治原则

1. 预防措施　采取综合措施预防 HIV 感染：①广泛宣传教育，并建立 HIV 感染监测网；②切断传播途径，控制性接触传播、严禁吸毒、严格血液和血制品的检测管理、杜绝医源性传播；③研制 HIV 疫苗。接种疫苗是控制 AIDS 的有效措施，但是由于 HIV 的多样性和高度变异性，HIV 疫苗的研制比较困难。

2. 治疗　目前主要采用两种逆转录酶抑制剂、一种蛋白酶抑制剂联合的"鸡尾酒"疗法。

3. 个人防护　注重提高自我道德修养，树立正确的人生观、道德观和价值观。坚持洁身自爱，不卖淫、嫖娼，避免高危性行为。严禁吸毒，不与他人共用注射器、不借用或共用牙刷、剃须刀、刮脸刀等个人用品。避免直接与艾滋病患者的血液、精液、乳汁接触。此外，正确使用质量合格的避孕套和采取暴露前预防（PrEP）可一定程度降低 HIV 感染危险。

⊕ **知识链接**

何大一的"鸡尾酒"疗法

根据联合国艾滋病规划署（www.unaids.org）公布的数据，自人类 1981 年发现艾滋病以来，截至 2020 年 12 月全球已有约 7930 万人感染 HIV。其中，已有 3630 万死于艾滋病，给人类生命健康造成了重大威胁。因此，艾滋病的预防和治疗一直是全球科学家重点攻克的难题。美籍华人科学家黄以静于 1985 年首次实现艾滋病病毒克隆，随后于 1989 年率先破解 HIV 病毒 RNA 结构，为艾滋病相关研究做出了重要贡献，同时被作为共同发现和首次克隆 HIV 的科学家而闻名于世。美籍华人科学家、中国工程院外籍院士何大一先生 1996 年发明"高效抗逆转录病毒治疗（HAART）"，即"鸡尾酒"疗法，大大延长了艾滋病患者的生存寿命。同时，他把自己的艾滋病研究相关成果和专利以每年 1 美元的象征性收费转让给祖国，展示了崇高的爱国主义精神。

目标检测

答案解析

1. 免疫缺陷的基本概念是什么？有哪些主要特征？

2. HIV 损伤 $CD4^+T$ 细胞的主要机制有哪些？

3. 最常见的原发性 B 细胞缺陷病是（　　）

    A. DiGeorge 综合征　　　B. X 性联高 IgM 血症　　　C. Bruton 病

    D. 选择性 IgA 缺陷　　　E. 裸淋巴细胞综合征

4. AIDS 属于哪种免疫缺陷病（　　）

    A. 原发性吞噬细胞缺陷病　　　　　　　　　B. 体液免疫缺陷病

    C. 重症联合免疫缺陷病　　　　　　　　　　D. 获得性免疫缺陷病

    E. 原发性补体缺陷病

5. HIV 侵犯的主要靶细胞是（　　）

    A. $CD4^+T$ 细胞　　　B. $CD8^+T$ 细胞　　　C. 红细胞

    D. B 细胞　　　E、浆细胞

6. 属于 AIDS 特征性免疫异常改变的是（　　）

A. 补体活性降低

B. 迟发性皮肤超敏反应减弱或缺乏

C. 血清 IgG、IgA 升高

D. $CD4^+T$ 细胞缺乏，$CD4^+/CD8^+T$ 细胞比值下降

E. 体液免疫功能正常

7. 原发性 B 细胞免疫缺陷最常见的感染是 （　　）

  A. 化脓菌感染　　　　B. 病毒感染　　　　　C. 寄生虫感染

  D. 真菌感染　　　　　E. 原虫感染

8. 原发性 T 细胞免疫缺陷最常见的感染是 （　　）

  A. 化脓菌感染　　　　B. 细菌感染　　　　　C. 病毒、真菌感染

  D. 葡萄球菌感染　　　E. 化脓性链球菌感染

9. 您是否了解近年来全球 HIV 感染流行状况？我国 HIV 主要的传播途径有哪些？各传播途径在 HIV 感染传播中的作用地位？

（施桥发）

书网融合……

本章小结　　　　　　微课　　　　　　题库

第十九章　肿瘤免疫

PPT

📋 **学习目标**

1. **掌握** 机体抗肿瘤免疫效应和肿瘤的免疫学检测内容及其意义。
2. **熟悉** 肿瘤抗原的种类、肿瘤的免疫逃逸机制和肿瘤的常用免疫疗法。
3. **了解** 肿瘤的基因疗法。
4. 学会根据常见肿瘤标记物推断分析相关肿瘤的能力。

　　肿瘤免疫学（tumor immunology）是研究肿瘤相关分子的抗原性、机体免疫功能与肿瘤发生、发展的相互关系以及肿瘤的免疫学诊断、防治的科学。20 世纪 50 年代初期，在近交系小鼠移植瘤实验中证实，甲基胆蒽（methylchoanthrene，MCA）诱发的小鼠肉瘤表达肿瘤特异性移植排斥抗原，其后用多种化学致癌剂或致癌病毒诱发的动物肿瘤以及动物自发性肿瘤均表达肿瘤相关抗原，此类抗原可诱导荷瘤小鼠产生适应性免疫应答。1957 年，Burnet 提出"免疫监视"（immunosurveillance）学说，认为正常机体的免疫"监视"功能可有效识别清除肿瘤细胞，若肿瘤逃逸机体的免疫监视，则会在临床上引起肿瘤的发生。随着单克隆抗体技术问世以及基因敲除小鼠模型的建立，"免疫监视"学说在实验中得到进一步证实。近年来，随着肿瘤相关研究的不断深入，在肿瘤相关基因、肿瘤抗原、机体抗肿瘤免疫效应、肿瘤逃避机体免疫监视的机制、肿瘤相关物质的检测以及肿瘤的免疫学防治等方面取得了快速进展，促进了免疫学理论与技术在肿瘤发生机制、诊断和防治研究中的应用。

第一节　肿瘤抗原 ⓔ微课

　　肿瘤抗原（tumor antigen）是指细胞在癌变过程中所出现的与肿瘤关联的抗原物质的总称。肿瘤抗原与肿瘤发生、发展密切相关，是诱导机体免疫系统抗肿瘤免疫效应的重要分子，也是肿瘤免疫诊断和免疫治疗的靶分子。

一、肿瘤抗原产生的分子机制

　　肿瘤抗原产生的分子机制极其复杂，概括起来主要有以下六个方面：①细胞在癌变过程中形成的癌基因相关蛋白质分子，如癌基因异常表达或致癌性病毒感染并转化细胞过程中产生的某些物质；②由于理化因素或生物因素（如病毒等）导致的基因突变或重排使正常蛋白质分子的结构发生改变；③由于糖基化等原因导致异常的细胞蛋白及其产物；④正常情况下处于隐蔽状态的与肿瘤关联的抗原表位暴露出来；⑤多种膜蛋白分子的异常聚集；⑥胚胎抗原或分化抗原的异常表达。

二、肿瘤抗原的分类及特点

（一）根据肿瘤抗原的特异性分类

1. 肿瘤特异性抗原（tumor specific antigen. TSA）　　只在肿瘤组织中表达而不存在于正常组织的抗原。TSA 可表达于不同个体的同一组织学类型的肿瘤中，如黑色素瘤相关排斥抗原（melanoma - associated rejection antigen. MARA）可见于不同个体的黑色素瘤细胞上，但正常黑色素细胞不表达此类抗原。TSA 也可同时表达在不同组织学类型的肿瘤组织，如突变的 *ras* 癌基因产物可表达在消化道癌、肺癌等组织，其氨基酸顺序与正常原癌基因 *ras* 表达产物不同，并能被机体免疫系统识别。

2. 肿瘤相关抗原（tumor associated antigen，TAA）　在正常机体中有表达，但在肿瘤发生时其表达部位改变或表达量异常升高，如胚胎性抗原、某些糖蛋白等，其中胚胎抗原最常见的有甲胎蛋白（alpha - fetoprotein，AFP）、癌胚抗原（carcino - embryonic antigen，CEA）。

（二）根据肿瘤抗原分布及表达特点分类

1. 突变基因编码抗原　由基因突变导致 1 个或数个氨基酸残基表达异常，由此形成新的抗原表位，从而成为新抗原，如 β - catenin、p53。

2. 病毒基因编码抗原　如肾癌中所发现逆转录病毒 H 编码的 env 蛋白和 HOM - RCC - 1、14 等。

3. 肿瘤共享抗原　可同时表达在多种肿瘤组织中，但在正常组织（除睾丸外）无表达，如 MAGE 家族等。

4. 过量表达的抗原　在肿瘤组织表达量远远高于正常组织，如 galectin - 9 和 HER2/neu 等。过量表达抗原可打破机体自身耐受而诱发免疫应答。

5. 不同剪切所致变异体或融合蛋白抗原　肿瘤细胞的正常基因常出现不同 mRNA 剪切体，成为新的变异体或融合蛋白，可诱导机体产生应答，如 Hodgkin 病中的 restin 和 LDLR/FUT。

6. 肿瘤相关的自身抗原　如 HOM - MEL - 2 等。此类抗原在正常组织和肿瘤组织中表达量相当，但只诱导肿瘤患者产生抗体应答。

7. 组织特异性分化抗原　在特定组织肿瘤中高表达，但在相应的正常组织中仅低表达，在其他正常组织或其他肿瘤中不表达，如表达于黑色素瘤的 tyrosinase 和 MART - 1/MelanA 等抗原。

三、常见的人类肿瘤抗原

（一）癌基因和抗癌基因突变所编码的蛋白质

当原癌基因活化为癌基因时，其基因突变产物表达于胞核或胞膜，成为肿瘤相关抗原，例如表达在许多肿瘤细胞表面、具有共同点突变的基因产物，以及染色体易位或内部缺失所形成的融合蛋白等。导致恶性肿瘤的最常见的基因突变有 *ras* 原癌基因和 *p53* 抑癌基因点突变。突变癌基因编码的肿瘤抗原可表达于多种类型肿瘤细胞，一般存在于细胞内。诸如 *EGFR* 突变融合蛋白等表达于肿瘤细胞表面的癌基因突变蛋白可激发机体产生有效的抗瘤免疫应答，但游离于胞外的突变蛋白仅能激发机体产生有限的抗体效应。

（二）转化病毒癌基因编码的蛋白质

已知 EB 病毒、人乳头状瘤病毒（human papilloma virus，HPV）、单纯疱疹病毒和乙肝病毒等分别与人类 Burkitt 淋巴瘤、鼻咽癌、宫颈癌、皮肤癌和肝细胞性肝癌相关。在这些肿瘤细胞的胞核、胞质内和胞膜表面不仅检出由病毒基因编码的肿瘤标志物和病毒癌基因所编码、可影响宿主基因组转录的新蛋白，还检出病毒启动子如乙型肝炎病毒 C 启动子、LTR 启动子、CMV 启动子、SV40 启动子等。此类抗原具有病毒特异性，但无种属或器官特异性，可介导 MHC I 类分子限制性的特异性 CTL 效应。

（三）异常表达的自身成分

1. 组织特异性抗原　组织特异性抗原或分化抗原（tissue - specific antigen 或 differentiation antigen）是特定组织细胞在正常分化、成熟某一阶段的特征性标志。来源于特定组织的肿瘤可表达该组织的分化抗原。由于这些抗原是正常细胞组分，故不能刺激机体产生免疫应答，但可作为免疫治疗的靶分子和肿瘤组织来源的诊断标志。典型例子是，各种类型细胞分化抗原均可作为白血病分型标志。

2. 胚胎抗原（fetal antigen）　正常情况下，胚胎抗原仅表达于发育中的胚胎组织，出生后在成熟组织中几乎不表达。某些癌变细胞可重新产生此类抗原，并表达于瘤细胞表面或出现于血清中，故可用于某些肿瘤的辅助诊断。目前研究最为深入的胚胎抗原有甲胎蛋白、癌胚抗原等。一般情况下，宿主已耐受胚胎抗原，故不对其产生免疫应答。胚胎性抗原对异种动物具有强免疫原性，可借此制备抗体，用于临床诊断和疗效检测。

（四）共同肿瘤抗原

在不同个体中，由相同或具有相同组织起源的瘤细胞所表达的肿瘤抗原，这些抗原在所诱导产生的CTL效应具有交叉反应性。体外实验显示，黑色素瘤、结肠癌、膀胱癌、神经母细胞瘤、乳腺癌等多种肿瘤均表达此类抗原。

（五）体细胞突变产生的独特型决定簇

体细胞突变产生的独特型决定簇是指正常情况下表达在 TCR 和 BCR 可变区的独特型决定簇抗原异常表达在某些瘤源细胞表面。如 T 细胞白血病和慢性 B 细胞白血病的恶变细胞分别表达相同的 TCR 和 BCR 独特型决定簇，临床可作为诊断标志和治疗的靶分子。

第二节　机体抗肿瘤的免疫学效应机制

机体抗肿瘤的免疫效应机制十分复杂，包括固有免疫效应和适应性免疫效应。在肿瘤抗原性较强时，适应性免疫效应起主要作用；在肿瘤抗原性较弱时，固有免疫效应具有更重要的意义。正常情况下，机体免疫系统能及时识别和清除突变的细胞，发挥免疫监视作用。由于肿瘤的产生原因和肿瘤抗原物质极其复杂，不同类型肿瘤诱导机体产生的抗肿瘤免疫效应种类及其强弱程度差异很大，这取决于肿瘤的免疫原性、宿主免疫功能状态和其他多种因素。

⇒ 案例引导

临床案例　患者，男，47 岁，11 年前慢性肾功能衰竭，靠透析维持生命。4 年前接受肾脏移植成功，一直按医生制定的方案服用免疫抑制剂至今，移植肾脏功能基本正常。1 年前出现胃部时时隐疼，1 月前加重并出现刺疼，体重减轻，精神、饮食差。1 天前体检发现，胃底部有占位病变，CA 125 标记物升高至正常值 127 倍。

讨论　1. 推测患者新增了什么疾病？
　　　　2. 探讨患者可能的患病原因。

一、机体固有免疫的抗肿瘤作用

（一）补体的溶细胞作用

通过巨噬细胞途径产生或肿瘤细胞自身分泌 IL-6、C 反应蛋白（C-reaction protein，CRP）等炎症介质，经 MBL 途径激活补体而发挥溶解肿瘤细胞。

（二）NK 细胞的杀瘤效应

NK 发挥杀瘤效应时无需抗原致敏，且不受 MHC 限制，故被视为机体抗肿瘤的第一道防线。NK 细胞的杀瘤效应机制：①通过黏附分子介导与瘤细胞直接接触而发挥杀伤效应；②由于某些肿瘤细胞表面

MHC - I 类分子表达降低或缺失，细胞表面自身抗原肽发生改变，不能与 NK 细胞表面杀伤抑制受体（KIR）结合，同时肿瘤细胞表面某些糖类配体可与 NK 细胞表面杀伤活化受体（KAR）结合，最终使 NK 细胞活化并发挥杀细胞效应；③通过类似于 CTL 的效应机制杀伤肿瘤细胞。

（三）MΦ 的杀瘤效应

MΦ 是机体发挥杀瘤效应的重要免疫细胞，其杀瘤机制包括：①MΦ 活化并分泌 TNF、蛋白水解酶、IFN 和氧自由基等细胞毒性分子，直接发挥杀瘤作用；②MΦ 活化并分泌 IL - 1 等细胞因子，直接或间接杀伤肿瘤细胞；③通过非特异性吞噬作用杀伤肿瘤细胞；④借助其非特异性膜受体直接与瘤细胞结合，发挥杀瘤效应。

（四）γδT 细胞的杀瘤作用

γδT 细胞可不受 MHC 限制而直接杀伤肿瘤细胞，还可通过分泌多种细胞因子发挥抗肿瘤作用。此外，中性粒细胞和多种细胞因子也可通过其固有免疫效应而发挥抗肿瘤作用。

二、机体适应性免疫的抗肿瘤作用

特异性抗肿瘤免疫机制在免疫监视和抗肿瘤效应中占主导地位，尤其对抗原性较强的肿瘤，如病毒诱导的肿瘤。

（一）抗肿瘤的细胞免疫机制

T 细胞介导的细胞免疫在机体抗肿瘤效应中起到重要作用。荷瘤动物和肿瘤患者体内存在肿瘤特异性 T 效应细胞，参与抗肿瘤免疫效应。

1. CD4$^+$T 细胞 被 APC 摄取、加工的从瘤细胞表面脱落的肿瘤抗原，以肿瘤抗原肽 - MHC - II 类分子复合物的形式表达在 APC 表面，被肿瘤抗原特异性 CD4$^+$T 细胞识别，后者活化并分泌多种细胞因子，参与 B 细胞、巨噬细胞、NK 细胞和 CTL 的活化和抗瘤效应。另外，IL - 2、IFN - γ、TNF 等细胞因子具有直接或间接的杀瘤活性。近年发现，体内存在一类 CD4$^+$CTL，能直接杀伤肿瘤细胞，其杀伤效应受 MHC - II 分子限制。

2. CD8$^+$T 细胞 CD8$^+$T 细胞是机体抗肿瘤效应的关键细胞。CD8$^+$T 细胞的 TCR 特异性识别肿瘤细胞表面的肿瘤抗原肽 - MHC - I 类分子复合物，进而被激活并增殖分化为具有特异性杀伤活性的 CTL，介导肿瘤细胞坏死或凋亡。从肿瘤组织中分离出肿瘤浸润淋巴细胞（tumor infiltrating Lymphocytes，TIL）经体外培养扩增，可用于实体瘤的肿瘤免疫治疗。

此外，MΦ、DC 等 APC 可摄取、加工处理和递呈肿瘤抗原，通过激发特异性 T 细胞免疫而发挥抗肿瘤效应。

（二）抗肿瘤的体液免疫机制

免疫系统产生的抗肿瘤抗原的特异性抗体通过不同机制发挥体液免疫效应，但不是机体抗肿瘤的主要机制。

1. 补体溶细胞效应 特异性抗体与肿瘤细胞表面抗原结合，通过经典途径激活补体而形成膜攻击复合物（MAC），发挥溶解肿瘤细胞的作用，即补体依赖的细胞毒作用（complement dependent cytotoxicity，CDC）。

2. 抗体依赖的细胞介导的细胞毒作用（ADCC） NK 细胞、MΦ 和中性粒细胞表面具有 γR，可与抗肿瘤抗体（IgG）Fc 段结合，进而发挥针对肿瘤细胞的 ADCC 效应。

3. 抗体的免疫调理作用 抗肿瘤抗体与吞噬细胞表面 FcγR 结合，进而促进吞噬细胞对肿瘤细胞的吞噬作用；抗肿瘤抗体与肿瘤抗原结合，活化补体，进而借助所产生的 C3b 与吞噬细胞表面 CR1 结合，发挥促吞噬作用。

4. 抗体的封闭作用　抗肿瘤抗体可通过封闭肿瘤细胞表面某些抗原性受体而干扰肿瘤细胞的生物学行为。例如，抗肿瘤抗原P185的抗体能与瘤细胞表面P185结合，可抑制肿瘤细胞增殖；又如，某些瘤细胞表面的转铁蛋白可促进其生长，抗转铁蛋白及其受体的抗体可阻断转铁蛋白与瘤细胞表面转铁蛋白受体结合，进而抑制肿瘤生长。

5. 抗体干扰黏附作用　某些肿瘤抗体可阻断肿瘤细胞与血管内皮细胞（或其他细胞）表面黏附分子间的相互作用，从而阻止肿瘤细胞的生长、黏附和转移。

第三节　肿瘤的免疫逃逸机制

一、肿瘤抗原的免疫刺激效应异常

（一）肿瘤抗原的免疫原性弱

主要机制包括：①肿瘤特异性抗原与正常细胞表面物质之间差异很小，有的甚至只有个别氨基酸不同，且表达量较低；②肿瘤细胞所表达的肿瘤相关抗原（TAA），因在正常组织中也存在，机体已形成免疫耐受；③在某些情况下，肿瘤抗原可发生表位减少或丢失，从而逃逸免疫系统的识别和杀伤，此现象被称为"抗原调变（antigen modulation）"。

（二）MHC分子表达异常

某些肿瘤细胞表面MHC-I类分子表达减少甚至缺失，导致其内源性抗原递呈功能障碍，影响肿瘤特异性CTL的活化及其杀瘤效应；某些肿瘤细胞可异常高表达非经典MHC-I类分子（如HLA-G、HLA-E等），作用于NK细胞表面的抑制性受体（KIR），抑制NK细胞的杀瘤作用。

（三）肿瘤细胞表面抗原被"覆盖"或被"封闭"

肿瘤细胞表面抗原可被某些非特异成分覆盖。例如，癌细胞可高表达唾液黏蛋白物质或肿瘤激活的凝聚系统，从而覆盖肿瘤抗原，从而减弱机体免疫细胞对肿瘤细胞的识别和杀伤。

血清中存在某些"封闭因子"（blocking factor），可封闭瘤细胞表面的抗原表位或效应细胞的抗原识别受体，从而阻碍机体免疫系统对瘤细胞的识别和杀伤。这些封闭因子可能是封闭抗体，其可与肿瘤细胞膜抗原结合；也可能可溶性肿瘤抗原，可与TCR特异性结合；还可能是抗原-抗体复合物，其中抗体可与肿瘤抗原结合，而抗原可封闭淋巴细胞表面抗原识别受体。

（四）肿瘤抗原加工、处理和递呈障碍

某些肿瘤细胞表面不能表达抗原肽-MHC-I类分子复合物，某些肿瘤细胞内LMP-1、LMP-2和TAP表达低下，这些情况均可导致肿瘤抗原加工、处理和递呈发生障碍，不能有效启动免疫效应。

（五）肿瘤细胞共刺激分子表达下调

某些肿瘤细胞表面的B7等共刺激分子表达低下或缺乏，不能为CTL的活化提供共刺激信号，影响T细胞活化的第二信使的活化，引起CTL失能或凋亡，降低CTL的杀瘤能力。

二、肿瘤细胞的"漏逸"

肿瘤生长早期，体内仅出现少量肿瘤细胞，机体免疫系统未能对其识别并产生应答。一旦肿瘤迅速生长并形成瘤细胞集团后，肿瘤抗原的编码基因可能发生突变，从而干扰或逃避机体的免疫识别，此现象称为肿瘤细胞"漏逸"（sneaking through）。

三、肿瘤抗原诱导免疫耐受

肿瘤抗原作用于 T 细胞表面抑制性受体（CTLA – 4 或 PD – 1），过度抑制 T 细胞免疫应答。另外，肿瘤细胞在宿主体内长期存在和不断生长的过程中，其肿瘤抗原可作用于处在不同分化阶段的特异性淋巴细胞，其中处于幼稚阶段的淋巴细胞接触肿瘤抗体后可产生免疫耐受。

四、肿瘤细胞诱导免疫细胞凋亡或自身抗凋亡

已知活化的 T 细胞可高表达 Fas，而某些肿瘤细胞可表达 FasL，二者结合可介导肿瘤抗原特异性 T 细胞凋亡。肿瘤细胞常常高表达 Bcl – 2 等多种癌基因产物，这些分子能抵抗由活化 CTL 介导的瘤细胞凋亡，从而有利于瘤细胞的异常增生；瘤细胞内某些 Fas 信号传导分子缺陷或功能障碍，可抑制 FasL – Fas 结合介导的细胞凋亡，从而发挥抗凋亡作用。

五、肿瘤特异性 T 细胞信号转导分子异常

肿瘤特异性 T 细胞因免疫相关分子（如 CD3 分子 ξ 链、IL – 2 和 IL – 2R 等）和胞内信号转导分子表达减少甚至缺失，从而阻碍其活化并发挥杀瘤效应。

六、肿瘤细胞分泌免疫抑制性因子

近年发现，肿瘤细胞可分泌 IL – 10、TGF – β、VEGF 和 PGE$_2$ 等免疫抑制性细胞因子，可抑制机体的抗肿瘤免疫应答。

第四节 肿瘤的免疫学诊断与免疫学治疗

通过生化和免疫学技术检测肿瘤抗原、抗肿瘤抗体、或其他肿瘤标记物，将有助于肿瘤患者的诊断及其免疫功能状态的评估。免疫治疗是肿瘤生物疗法的重要内容，是将免疫学原理和方法，应用于肿瘤的预防和治疗。肿瘤的免疫治疗分为主动免疫疗法（active immunotherapy）和被动免疫疗法（passive immunotherapy）两大类，旨在提高肿瘤患者抗瘤免疫功能、改变机体免疫功能状态或打破机体针对肿瘤的免疫耐受。前者着重激发机体抗肿瘤免疫应答能力；后者向宿主转移有抗肿瘤活性的治疗性细胞或因子，抑制肿瘤生长。

一、肿瘤的免疫学诊断

肿瘤的免疫学诊断主要包括肿瘤标志物的免疫学检测和肿瘤患者免疫功能的评价两个方面。

1. 肿瘤标志物 肿瘤标志物是肿瘤细胞产生或与肿瘤的存在密切关联的物质，某些肿瘤标志物还可反映肿瘤发生、发展状况，对肿瘤的早期诊断、示踪肿瘤发生的部位和组织来源以及鉴别肿瘤恶性程度、监测病情及临床疗效等方面都具有重要应用意义。临床上常见的肿瘤标记物检测指标有 AFP、CEA、CSA、PAP、CA19 – 9、CA125、TPA 和 PSA 等。

2. 肿瘤患者的免疫功能状况 肿瘤患者的细胞免疫水平对评价手术、化疗和放疗效果和预测肿瘤预后具有重要意义。肿瘤患者免疫功能状况的评估既可作为肿瘤辅助诊断依据，也可用于了解临床疗效和疾病转归。常用于评价肿瘤患者免疫功能的指标有 T 细胞及其亚群的数量和功能、巨噬细胞和 NK 细胞的功能状况、某些细胞因子（如 TNF – α、IL – 2、IFN – γ 等）的水平；对于病毒诱发的肿瘤，还可检测病毒抗体。

二、肿瘤的免疫学治疗

肿瘤免疫疗法包括主动免疫疗法和被动免疫疗法，通过使用主动或被动免疫制剂，提高患者免疫功能、改变机体免疫功能状态或打破机体针对肿瘤的免疫耐受，达到抗肿瘤目的。

（一）肿瘤主动免疫疗法

1. 非特异性主动免疫疗法　一些非特异性的免疫刺激剂可有效提高机体抗肿瘤免疫效应。目前常用的非特异性刺激因子有卡介苗（BCG）、短小棒状杆菌（PV）和左旋咪唑（Levami－sole，LMS）等。

2. 特异性主动免疫疗法

（1）肿瘤疫苗　目前常见的肿瘤疫苗包括灭活的自体肿瘤细胞、提取的肿瘤抗原和人工合成的肿瘤抗原肽，通过给患者免疫接种，激发患者自身抗肿瘤细胞的特异性免疫应答，清除肿瘤而不损伤周围正常细胞。肿瘤疫苗还可诱发免疫记忆细胞，产生长期的免疫效应，防止肿瘤的转移和复发，是一种理想的特异性主动免疫治疗手段。目前使用的肿瘤疫苗包括灭活瘤细胞疫苗、肿瘤抗原（肽）、人工合成抗原肽疫苗、癌基因产物疫苗。

（2）抗独特型抗体疫苗　根据独特型抗独特型网络原理，以人抗肿瘤抗原抗体（Ab1）免疫动物，抗体的独特型决定簇可作为抗原表位刺激动物机体产生抗独特型抗体（Ab2），Ab2结构与肿瘤抗原相似，可作为肿瘤抗原的内影像进行免疫接种，由此产生抗Ab2的抗体（Ab3），具有特异性识别肿瘤抗原的能力，或介导体内的效应细胞杀伤靶细胞。目前，抗独特型抗体要真正成为临床治疗手段，还需进一步探索。

（二）肿瘤的被动免疫治疗

1. 过继免疫疗法　过继免疫疗法（adoptive immunotherapy）是把具有抗肿瘤活性的免疫血清或免疫细胞转输到免疫功能低下的肿瘤患者，直接发挥抗肿瘤作用，达到治疗肿瘤的目的。

（1）淋巴因子活化的杀伤细胞　人外周血淋巴细胞在体外经高浓度的细胞因子（主要为IL－2）诱导后发生扩增，产生一类能非特异性杀伤肿瘤细胞的效应细胞，称为淋巴因子激活的杀伤细胞（LAK）。临床实验证明，LAK与大剂量1L－2联合应用，可有效地维持LAK活性，增强机体的免疫功能，对黑色素瘤、肾癌、结肠癌和淋巴瘤等具有一定疗效。

（2）肿瘤浸润性淋巴细胞　在实体瘤内或周围淋巴结中，分离到由肿瘤抗原致敏而具有特异性抗肿瘤作用的一类细胞，被称为肿瘤浸润淋巴细胞（TIL）。TIL比LAK具有更佳的增殖活性，对肿瘤细胞的杀伤特异性强、效率高。目前的研究发现，TIL对肿瘤细胞的杀伤机制，既有特异性的裂解作用，也可依赖其释放的效应分子如IL－2、穿孔素、TNF等，并通过这些效应分子进一步激活机体免疫功能发挥抗肿瘤作用。

（3）细胞因子诱导的杀伤细胞（cytokine induced Killer Cells，CIK）　CIK细胞是指将人的外周血单个核细胞在体外用多种细胞因子（如干扰素－γ、抗CD3抗体、白细胞介素－1和白细胞介素－2等）诱导激活后获得的一群T细胞－自然杀伤细胞样表型的适应性免疫细胞。其中发挥主要作用的细胞为CD3$^+$/CD56$^+$细胞，此类细胞既具有T淋巴细胞强大的特异性抗肿瘤活性，同时也具有NK细胞非MHC限制性杀伤肿瘤细胞的特性。目前研究发现，CIK细胞具有增殖能力强、杀伤活性强、广谱抗肿瘤以及副作用小等优点，因此CIK细胞疗法在抗肿瘤过继免疫疗法研究领域具有广阔的应用前景。

（4）嵌合抗原受体T细胞免疫疗法（CAR－T）　CAR－T这一概念最初由以色列免疫学家Zelig Eshhar首先提出，是指将可识别肿瘤抗原的抗体片段基因与T细胞活化所需的信号分子胞内片段基因相结合，构建嵌合抗原受体（CAR）并转导进入T细胞基因组，构建成为CAR－T细胞，使其具有快速识别肿瘤抗原并迅速活化将其杀伤的能力。目前CAR－T主要应用于非实体肿瘤（如白血病）的治疗，随着科学研究的不断发展，CAR－T技术已发展至第五代，并且对某些实体肿瘤（如消化道肿瘤）的治疗研究也显示出良好的治疗效果，是一种非常有前景的新型肿瘤免疫治疗方法。

2. 细胞因子治疗　目前在抗肿瘤免疫治疗中常用的细胞因子有 IL – 2、IL – 12、IFN – α 和 TNF 等。细胞因子发挥杀瘤效应的机制主要包括：促进免疫细胞的表面分子和受体的表达和分泌；增强机体的免疫监视功能，促进 T、B、MΦ 细胞的抗肿瘤免疫应答；促进免疫效应细胞释放淋巴毒素和效应分子杀伤肿瘤；促进肿瘤细胞表达 MHC 分子，增强肿瘤细胞的免疫原性和对效应细胞的敏感性；直接破坏肿瘤细胞和促使其发生凋亡的作用，如 TNF。

3. 抗体导向疗法　肿瘤的抗体导向疗法是指利用抗体与肿瘤抗原的特异性结合效应，将抗体偶联的治疗剂引导向肿瘤组织细胞的一种生物治疗方法。根据抗体特异性识别肿瘤抗原的特点，制备多种免疫偶联物（immunoconjugates），即以抗体为载体，与具有杀瘤作用的效应分子进行偶联，依赖抗体的特异性将效应分子送达肿瘤部位选择性杀伤肿瘤。为了避免鼠源单抗诱发的免疫效应破坏导向性偶联物的稳定性，目前正探索采用基因工程技术制备了人源单抗、嵌合抗体（鼠源性 Fab 段和人源性 Fc 段）和双特异性抗体，旨在克服鼠源抗体的异源性，增强机体与免疫活性细胞结合能力，达到有效杀伤肿瘤的目的（图 19 – 1）。

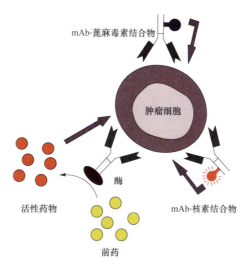

制备抗肿瘤的抗体与效应分子(毒蛋白，化疗药物或放射性核素)偶联物。利用抗体特异性识别肿瘤抗原作用，使效应分子有效地到达肿瘤部位，选择性杀伤肿瘤细胞。

图 19 – 1　抗体耦联物的抗肿瘤机制

（1）抗体偶联物　通过化学修饰技术将抗肿瘤抗体与效应分子偶联，这些偶联物既具有特异性识别肿瘤抗原的能力，又具有效应分子杀伤肿瘤细胞的毒性，注射到肿瘤患者体内，可定向地浓聚到肿瘤部位，选择性杀伤肿瘤细胞。目前常用的抗体仍以鼠源单抗为多，效应分子主要选用毒蛋白单链、放射性核素和抗癌药物等。在人类肿瘤治疗中，对白血病和淋巴瘤有一定疗效，但因涉及人抗鼠抗体（Human anti – mouse antibodies，HAMA）反应，影响多种肿瘤治疗效果。

（2）双特异性抗体　双特异性抗体（bispecific antibody，heteroconjugate antibody）是一类具有双特异性结合功能的抗体杂交分子，两价抗体中的 Fab 段具有不同特异性，能与两个不同的配体结合。同时抗肿瘤和抗免疫活性细胞 CD16 或 CD3 的双特异性抗体，一方面能够激活 NK 细胞或 T 细胞作用，另一方面可以通过抗肿瘤的 Fab 段特异性结合肿瘤细胞发挥作用，提高局部 NK 细胞或 T 细胞浓度，增强效应分子杀伤肿瘤能力（图 19 – 2）。

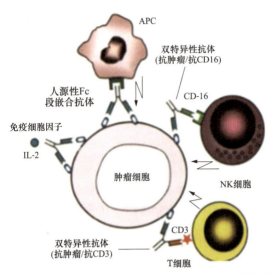

双特异性抗体中包含着两种识别不同特异性抗原的Fab段,通过特异结合肿瘤抗原同时结合不同效应细胞和分子,达到有效杀伤肿瘤的作用。

图 19 - 2　双特异性抗体的抗肿瘤机制

⊕ **知识链接**

肿瘤常见免疫学标记物及其临床意义

肿瘤标志物	性质	密切相关的肿瘤
AFP	70kD 糖蛋白	肝细胞癌、畸胎瘤
CEA	200kD 糖蛋白	胃肠肿瘤、胰腺癌、肺癌、乳腺癌等
CSA	33kD 糖蛋白	前列腺癌
PAP	酸性磷酸酶	前列腺癌
CA 19 - 9	唾液 Lewisx - a 物质	胃肠肿瘤、胰腺癌、卵巢癌（黏液型）
CA 125	糖蛋白	卵巢癌、乳腺癌、胃肠肿瘤
CA 15 - 3	糖蛋白	乳腺癌、肺癌、卵巢癌
CA 50	糖蛋白	胃肠肿瘤、胰腺癌
CA 72 - 4	糖蛋白	乳腺癌、卵巢癌（黏液型）
β - 4HCG	小分子糖蛋白	葡萄胎、绒毛膜上皮癌
Fer	分子量450kD	肝癌、肺癌、乳腺癌、白血病
SCC	48kD 糖蛋白	肺及头颈部鳞癌
NSE	烯醇化酶	小细胞肺癌、神经母细胞瘤
CYFRA21 - 1	细胞角蛋白 CKI9	非小细胞肺癌、鳞状上皮细胞肺癌
TPA	多细胞角蛋白 8、18、19	膀胱癌、胆管癌、乳腺癌

4. 肿瘤免疫检查点治疗　免疫检查点（checkpoint）是指在免疫细胞上表达、能调节免疫激活程度以防止免疫系统过度活化的一系列分子。在生理情况下,共刺激分子与免疫检查点分子保持平衡,从而使自身免疫系统维持对自身组织的耐受、避免过度的免疫反应。肿瘤细胞免疫逃逸机制之一便是通过异常上调免疫检查点分子及其相关配体,抑制 T 细胞激活,从而逃避免疫杀伤。常见的免疫检查点有细胞

毒性 T 淋巴细胞相关蛋白 4（cytotoxic T lymphocyte – associated antigen – 4，CTLA – 4）、程序性细胞死亡蛋白 1（processed death – 1，PD – 1）等。

科学研究发现，阻断免疫检查点分子及其配体可明显增强 T 细胞的特异性杀伤肿瘤细胞能力从而增强肿瘤免疫治疗的效果。目前，免疫检查点抑制剂包括第一代的抗 CTLA – 4 抗体，第二代的抗 PD – 1 抗体和抗 PD – L1 抗体等（图 19 – 3）。目前已经证明免疫检查点抑制剂对皮肤癌、胃癌、膀胱癌等十几种晚期癌症具有治疗作用。同时，更多的免疫检查点抑制剂，如 LAG – 3 抑制剂、TIGIT 抑制剂、TIM – 3 抑制剂等，已经应用于临床或处于研究中，免疫检查点治疗在肿瘤免疫治疗领域拥有着巨大的潜力和光明的应用前景。

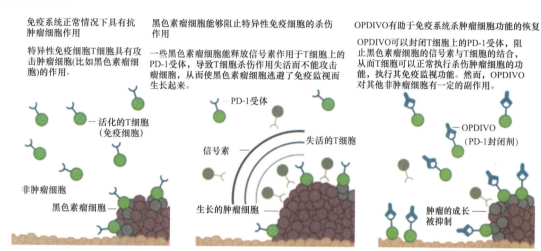

图 19 – 3　PD – 1 抑制剂的抗肿瘤机制

目标检测

答案解析

1. 下列与人乳头状瘤病毒（human papilloma virus，HPV）癌症密切相关的是（　　）

A. 胃癌　　　　　B. 宫颈癌　　　　　C. 肝癌

D. 乳腺癌　　　　E. 淋巴瘤

2. 对肿瘤细胞具有特异性杀伤作用的细胞是（　　）

A. 巨噬细胞　　　B. NK 细胞　　　　C. B 细胞

D. CTL 细胞　　　E. 中性粒细胞

3. 关于肿瘤免疫的叙述，下列哪项是错误的是（　　）

A. 细胞免疫是抗肿瘤的重要因素

B. NK 细胞是机体抗肿瘤的第一道防线

C. 抗体并不是抗肿瘤的重要因素

D. CD4$^+$T 细胞参与抗肿瘤作用

E. 巨噬细胞具有杀瘤效应

4. 肿瘤患者体内的肿瘤细胞作为一种异物，为什么没有被彻底清除？

5. 肿瘤的免疫导向疗法还存在哪些问题及其解决思路？

（田维毅）

书网融合……

本章小结　　　　　微课　　　　　题库

第二十章　移植免疫

PPT

学习目标

1. **掌握** 移植抗原的种类和引起移植排斥反应的免疫学机制及移植排斥的防治原则。
2. **熟悉** 临床移植配型试验的意义。
3. **了解** 移植免疫与相关疾病的关系。
4. 学会运用移植免疫的知识解释相关移植排斥反应的机制，具备分析和解决临床常见移植排斥反应问题的能力。

　　移植（transplantation）指将机体正常的细胞、组织或器官用手术或其他方法，导入自体或另一个体，以替代病变或者丧失功能的细胞、组织或器官，维持和重建机体正常生理功能的外科治疗方法。输血指将供体的血液细胞或血浆成分输注到受者的血液循环中，是临床最常见的移植。如前面几个章节所叙，人类免疫系统经过进化，已经能够识别自身抗原和非己抗原，且对与自身有微小差异的外来或变异的抗原也能区别出来。这种识别能力是机体发挥免疫防御和免疫监视功能的体现。然而，免疫系统这种有效的自我防卫机制，机体在接受同种异体组织、器官、细胞移植时，表现为对移植物（异物）的免疫应答反应，即移植排斥。移植后出现的排斥反应其实是一种特殊的免疫反应，称为移植免疫（transplantation immunology）。随着组织配型技术、器官保存技术和外科手术方法的不断改进，尤其使用高效的免疫抑制剂，移植已成为临床上治疗多种终末期疾病有效的手段。本章从免疫学角度介绍移植排斥发生的免疫学机制和防治对策。

案例引导

　　临床案例 一名 56 岁严重心脏病的男性患者准备接受心脏移植手术。一脑死亡供者捐献心脏。由于目前尚无有效的在离体状况保存心脏活性的方法，要等待移植前进行的组织配型结果会误了移植时机，一般临床上不做移植前的组织配型试验，直接进行心脏移植手术。本例患者除使用常规的免疫抑制剂进行治疗外，还试用了一种防治移植排斥反应发生的新的治疗方案，即在移植术当天和术后数月内，给患者静脉注射一种抗 CD28 抗体的 Fab 片段。

　　讨论 请分析这种治疗方案的免疫学原理是什么？

第一节　移植分类 ⓔ 微课1

　　根据移植的组织、细胞或器官的类型将临床移植分为①实体器官移植（solid organ transplantation）；②骨髓/造血干细胞移植（bone marrow/hematopoietic stem cell transplant，BM/HSCT）；③组织/细胞移植。其中，根据实体器官供体的状态分为活体器官移植和尸体器官移植；根据造血干细胞捐献供体与受者的血缘关系将骨髓移植分为亲属相关和无血源相关的骨髓/造血干细胞移植两类。

　　移植不同组织器官和细胞，所产生的移植免疫反应是不同的。根据移植物的来源及其遗传背景不同，又将移植分为 4 类（图 20-1）：①自体移植（autologous transplantation），指移植物取自受者自身，不发生排斥反应；②同系移植（syngeneic transplantation），指遗传基因完全相同（isogeneic）或基本近似（syngeneic）个体间的移植，如单卵双生子间的移植，或近交系动物（inbred animal）间的移植，一般不发生排斥反应；③同种异体移植或同种异基因移植（allogeneic transplantation），指同种内遗传基因不同的个体间移植，临床移植多属此类型，一般均会发生免疫排斥反应；④异种移植（xenogeneic transplantation 或 xeno－transplantation），指不同种属个体间的移植，由于异种动物间遗传背景差异甚大，移植后发生严重的排斥反应的可能性非常大。本章主要介绍同种异体移植的免疫学问题。

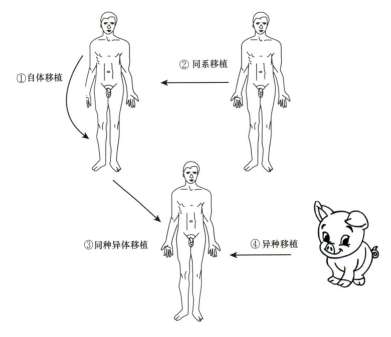

图 20－1　移植的 4 种基本类型
①自体移植；②同系移植，移植物来源于遗传基因与宿主完全相同的供者；③同种异基因或同种异体移植，移植物来自同种、但遗传基因型有差异的另一个体；④异种移植，移植物来源于异种动物

第二节　移植免疫学基础

抗原是机体免疫系统识别并引起免疫应答的物质。机体免疫系统识别外来抗原，并排除异己是免疫防御功能的重要表现。由于个体间基因的多态性，导致其编码产物的不同，移植物中的某些抗原成分被受者免疫系统视为异物，产生排斥反应。这种抗原是引起移植排斥反应的抗原，称为组织相容性抗原，又称为移植抗原。移植抗原（transplantation antigen）是供体器官组织和细胞存在的，且与受者不一样的基因表达产物。移植抗原主要包括红细胞血型抗原、主要组织相容性抗原、次要组织相容性抗原和组织特异性抗原等。

一、同种异体移植排斥反应的移植抗原

（一）人类 ABO 血型抗原

人类 ABO 血型抗原主要分布于红细胞表面，也表达于肝、肾等组织细胞和血管内皮细胞表面。若供、受者间 ABO 血型不合，受者血清中天然血型抗体可与供者移植物血管内皮细胞表面表达的 ABO 抗原结合，激活补体，引起血管内皮细胞损伤和血管内凝血，导致超急性排斥反应。临床器官移植，ABO 血型相容性是选择供受者第一重要的配型因素。

（二）主要组织相容性抗原

主要组织相容性抗原即人类白细胞抗原（HLA），分为 HLA－Ⅰ类和 HLA－Ⅱ类分子。经典的 HLA－Ⅰ类分子（HLA－A、－B、－C）表达在所有的有核细胞表面；经典的 HLA－Ⅱ类分子（HLA－DR、HLA－DQ、HLA－DP）表达在免疫活性细胞，包括抗原提呈细胞（树突状细胞，巨噬细胞和 B 细胞）表面。HLA 抗原在人群中具有高度多态性，是临床移植配型需要关注的人类白细胞抗原（HLA）的配型。

（三）次要组织相容性抗原

次要组织相容性抗原（minor histocompatibility antigen，mH 抗原）某些具有多态性基因编码的抗原，表达于机体组织细胞表面。由于人群中的个体差异，可引起移植排斥反应。主要包括两类：①性别相关的 mH 抗原，如 Y 染色体基因编码的 H－Y 抗原，其主要表达于精子、表皮细胞及脑细胞表面；②常染色体编码的 mH 抗原，在人类包括 HA－1～HA－5 等，某些表达于机体所有组织细胞，某些仅表达于造血细胞和白血病细胞。

（四）组织特异性抗原

组织特异性抗原指特异性表达于某一器官、组织或细胞表面的抗原，如血管内皮细胞抗原和皮肤的 SK 抗原等。这些抗原可能在器官移植排斥反应起一定的作用。主要组织相容性Ⅰ类相关分子（MHC－class I related chain A，MICA）是表达在血管内皮细胞、成纤维细胞和上皮细胞表面的抗原分子，其编码基因在人群中存在多态性。近年来发现 MICA 可作为移植抗原引起器官移植免疫排斥反应。

二、同种异体反应性 T 细胞

同种异体反应性 T 细胞（alloreactive T cell）是受者识别移植抗原和介导移植排斥的关键细胞。外周血中 T 细胞库中具有识别一般性抗原的 TCR 的 T 细胞占外周 T 细胞总数的 $1/(10^5 \sim 10^4)$。但具有能够识别非己的 MHC 分子的 T 细胞高达 1%～10%，大量同种异体反应 T 细胞的活化，诱导细胞免疫应答反应。受者 T 细胞受体识别移植物 MHC 分子的方式有直接识别和间接识别两种方式（图 20－2）。

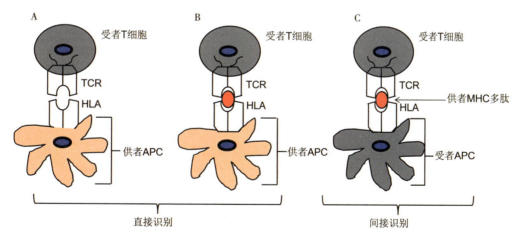

图 20－2　同种异型抗原的直接识别和间接识别

A. 直接识别，受者 T 细胞的 TCR 识别供者 APC 的 MHC；B. 直接识别，受者 T 细胞的 TCR 识别由供者 APC 提呈的抗原肽－供者 MHC 分子复合物；C. 间接识别，供者 MHC 分子等同种异体抗原被受者 APC 摄取、加工、处理受者 T 细胞的 TCR 识别受者 APC 表面的供者 MHC 分子等同种异体抗原来源的抗原肽－受者 MHC 分子复合物

（一）直接识别

直接识别（direct recognition）指受者的同种反应性 T 细胞直接识别供者 APC 表面的 MHC 分子或是

由供体 APC 提呈的抗原肽 – MHC 分子复合物（pMHC），并产生免疫应答。直接识别的过程是：移植物中残留有白细胞即"过客"白细胞（passenger leukocyte），主要是在移植手术开放血管后，遇到进入移植物内的受者 T 细胞的识别，或移植物内的"过客"白细胞进入受者血液循环或局部引流淋巴组织，被受者 T 细胞识别；供者 APC 可与受者 T 细胞接触，并将 APC 表面的抗原肽 – MHC 分子复合物直接提呈给受体 T 细胞识别，引发移植排斥反应。在直接识别过程中，受者同种反应性 T 细胞的 TCR 所识别的 pMHC，主要是供者 APC 表面的外来抗原肽 – 供者 MHC 分子或供者自身肽 – 供者 MHC 分子。直接识别导致的移植排斥反应速度快、强度大，主要在急性移植排斥反应的早期起重要作用。

⊕ 知识链接

直接识别的特性

尽管直接识别机制与经典的 T 细胞发育过程中阳性选择、获得 MHC 限制理论相悖，但现代免疫学提出解释有：①TCR 识别具有简并性，可识别结构相似或相同的 pMHC，供者 MHC 与不同的抗原肽（供者自身肽或外源肽）组合，可模拟多种被不同受者 TCR 识别的表位；②TCR 的 CDR 具有包容性，可通过构象改变而识别不同 pMHC。因此，供者 APC 表面所表达的含供者 MHC 分子的多种复合结构的抗原表位，均可直接被受者同种异体反应性 T 细胞交叉识别。

（二）间接识别

间接识别（indirect recognition）指供者移植物的脱落细胞经受者 APC 摄取、加工，以供者来源的同种异体抗原（主要是 MHC 抗原）的抗原肽 – 受者 MHC 分子复合物的形式提呈给受者 T 细胞，使其识别并活化。间接识别依赖受者 APC 对同种异型抗原的摄取、加工处理，其所引起的排斥反应强度较弱，出现较晚，主要在急性排斥反应中晚期和慢性排斥反应中起重要作用。

三、同种异体反应性抗体

同种异体反应性抗体（Alloantibody，Allo 抗体）主要是指受者体内免疫系统针对进入机体的其他个体细胞的多肽性蛋白分子（移植抗原），如 HLA – Ⅰ类和 – Ⅱ类分子，产生特异性的抗体。这种抗体产生的途径主要有：①接受输血治疗；②怀孕；③器官移植。如果受者体内中 Allo 抗体是抗供者特异性的，称该抗体为抗供者特异性抗体（doner specific antibody，DSA）。DSA 可直接结合移植物的主要组织相容性抗原（HLA – Ⅰ、Ⅱ类分子），次要组织相容抗原，或血管内皮细胞抗原（如 MICA 和 MICB），从而对移植物产生特异性的抗体介导的免疫排斥反应。

第三节　移植排斥反应的机制 ⓔ微课2

同种异体组织或器官移植时，受者免疫系统将外来的组织或器官等移植物作为一种"外来抗原"，发动对移植物的特异性免疫攻击、破坏和清除，导致移植物的损伤及其功能丢失。称为移植排斥反应（transplant rejection）。

（一）T 细胞在移植排斥反应中的作用

T 细胞介导的细胞免疫应答在同种移植排斥反应中发挥关键作用。早在 1950 年，Mitchison 等揭示了致敏受者的淋巴细胞可以转移，给未致敏小鼠引起快速皮肤移植排斥反应。进一步的研究表明 CD4$^+$ 和 CD8$^+$ 的 T 细胞均参与了对移植物的免疫排斥反应，其损伤机制：①Th1（CD4$^+$）T 细胞识别移植物的移植抗原而活化为多克隆 Th1 细胞，通过分泌 IL – 2、IFN – γ 和 TNF – β 等炎性细胞因子，聚集单核-巨噬细胞等炎性细胞，至移植物导致炎症损伤，Th2细胞可辅助B细胞产生抗体；②抗供者抗原特异性CTL CD8⁺）T细胞可直接杀伤移植物的血管内皮细胞和实质细胞，导致移植物组织损伤与坏死；③Th17细胞可释放IL-17，招募中性粒细胞，对移植物局部组织产生炎症因子和趋化因子（IL-6、IL-8、MCP-1等），并表达基质金属蛋白酶，介导炎性细胞的浸润和组织损伤（图20-3）。

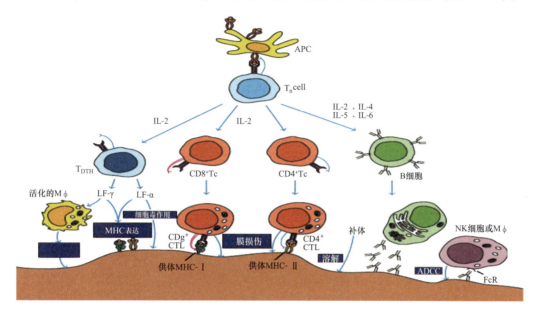

图20-3 移植抗原启动的细胞免疫应答

（二）体液免疫排斥反应

移植抗原也可激发B细胞产生抗同种异体抗原的抗体（Allo抗体），主要包括ABO血型抗体，HLA抗体和抗血管内皮细胞特异性抗体。Allo抗体通过激活补体经典途径、ADCC、免疫调理和免疫黏附等作用，导致移植物血管内皮细胞损伤，毛细血管内凝血、血小板聚集、细胞溶解和促炎介质的释放等，引起对移植物的免疫排斥反应。Allo抗体介导的排斥反应不仅参与超急性排斥反应，也在急性和慢性移植排斥反应中发挥一定作用。

（三）固有免疫排斥反应

在同种异体器官移植术中，器官组织处于离体的状态，有许多因素引起移植物组织的损伤，如：①机械损伤，移植外科手术对移植物引起的机械性损伤；②缺血损伤，移植物被摘取并植入受者体内的过程中经历缺血和缺氧，可致组织损伤；③缺血-再灌注损伤，移植物植入受者体内并恢复血供后可因大量氧自由基的产生出现缺血-再灌注损伤，如临床上肾移植术后出现肾功能延迟恢复（DGF）属常见的并发症。上述损伤可能触发"危险信号"机制，诱导细胞应激和表达损伤相关的分子模式（DAMP），趋化固有免疫细胞，包括NK；吞噬细胞和中性粒细胞进入损伤部位，继发炎性"瀑布式"反应，导致移植物组织细胞发生炎症、损伤和死亡（图20-4）。

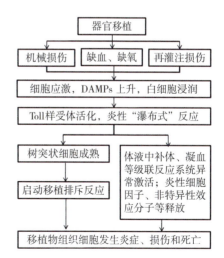

图20-4 固有免疫直接、间接参与移植物损伤机制

第四节　移植排斥反应的类型

根据移植物种类，同种异体移植的排斥反应包括两种基本类型：宿主抗移植物反应（HVGR）和移植物抗宿主反应（GVHR）。

一、宿主抗移植物反应

宿主抗移植物反应（host versus graft reaction，HVGR）是宿主免疫系统对移植物发动攻击，导致移植物被排斥的免疫应答反应。根据排斥反应发生的时间、强度、机制和病理表现，移植排斥分为超急性排斥、急性排斥和慢性排斥反应三类。本节以肾移植为例进行介绍。

（一）超急性排斥反应

超急性排斥反应（hyperacute rejection）指移植器官与受者血管接通后数分钟至24小时内发生的排斥反应，见于反复输血、多次妊娠、或再次移植的个体。该反应是由于受者体内预先存在抗供者移植抗原的抗体（IgM或IgG），包括抗供者ABO血型抗原、血小板抗原、HLA抗原及血管内皮细胞抗原的抗体。预存的抗体与移植器官或组织上表达的移植抗原相结合，激活补体直接破坏靶细胞，同时激活补体所产生的活性片段沉积在血管壁上，引起中性粒细胞浸润，释放多种生物活性物质，引起血管壁通透性的增加。大量的炎性因子导致毛细血管和小血管内皮细胞损伤、纤维蛋白沉积和大量血小板聚集，并形成血栓，阻断了移植物的血液供应。从而使移植器官发生不可逆性缺血、变性和坏死，移植器官的功能丧失。免疫抑制药物对治疗此类排斥反应效果不佳，当前临床肾移植前进行的供者淋巴细胞和受者血清（抗体）之间的交叉反应，基本上避免了超急性排斥反应的发生（图20-5）。

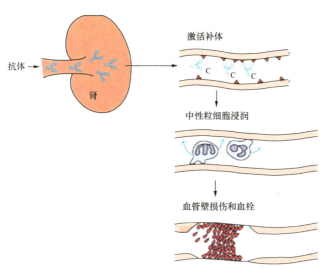

图20-5　抗供者特异性抗体介导的超急性体液排斥反应

（二）急性排斥反应

急性排斥反应（acute rejection）是同种异体器官移植中最常见的一类排斥反应，一般在移植术后几天至2周左右出现，80%~90%病例发生于术后一个月内。早期以细胞免疫反应为主，又称细胞排斥反应，体液免疫反应也起一定的作用。急性排斥反应的晚期则以体液排斥反应为主。病理学检查可见移植物组织出现大量巨噬细胞和淋巴细胞浸润。CD4$^+$T细胞侵入移植物局部，释放炎性细胞因子，引起局部炎症；CD8$^+$T细胞对移植物进行靶向细胞毒作用，导致移植物组织的损伤。抗体介导的体液排斥反应在急性排斥反应中也发挥重要作用。对移植物组织穿刺活检的毛细胞血管周围发现 C4d（补体活化的中间产物之一）的沉积。临床表现为移植区胀痛、肾功能损害（可出现血尿、少尿或无尿、血清尿素氮、肌酐等升高）、外周血补体水平下降、血小板减少等。针对此类反应，临床上及早给予适当的免疫抑制剂治疗可有较好的疗效（图 20-6）。

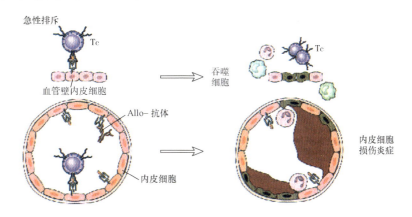

图 20-6　Allo-反应性 T 细胞介导的细胞免疫排斥反应

（三）慢性排斥反应

慢性排斥反应（chronic rejection）发生于移植后数个星期、数月、甚至数年，其病理改变类似于慢性肾炎，肾脏正常器官组织结构逐渐消失，肾功能进行性减退，血清肌酐浓度逐渐增高，直至肾功能完全丧失。发生机制主要包括受者免疫系统发起的抗体介导的体液免疫排斥反应和细胞免疫排斥反应，包括：①急性排斥反应反复发作造成的移植物组织病理损伤；②CD4$^+$T 间断性活化引起的炎症和血管内皮的纤维化；③抗 HLA 或 Non-HLA 特异性抗体介导的体液排斥反应。肾移植患者终身服用免疫抑制剂治疗，提高了移植器官 1 年存活率（＞95%），但肾移植物 10 年存活率不到 60%。免疫抑制剂的使用不能完全阻止慢性排斥的发生。大部分病人体内可检测到新生的抗供者 HLA 特异性抗体（DSA）。说明除细胞免疫排斥外，抗体介导免疫排斥反应参与了对移植物的慢性排斥进程（图 20-7）。

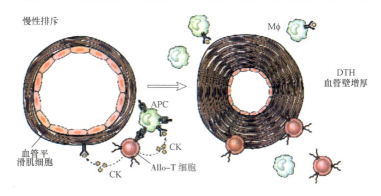

图 20-7　慢性排斥反应

二、移植物抗宿主反应

移植物抗宿主反应（graft versus host reaction，GVHR）是由移植物中的供者来源的特异性免疫细胞或造血干细胞植入后的免疫细胞所发动的对宿主组织抗原的免疫应答反应。GVHR 发生与下列因素有关：①受者与供者间 HLA 基因座位的等位基因错配；②移植物中含有足够数量残留的供体来源的免疫细胞，尤其是供体成熟的 T 细胞；③宿主（移植受者）处于免疫无能或免疫功能极度低下的状态，如接受免疫抑制治疗或存在一定程度的免疫缺陷。

移植物抗宿主反应（GVHR）发生最常见于异基因骨髓（造血干细胞）移植之后。由于成功植入供者的造血干细胞，经分化发育成为受者外周血的淋巴细胞，这些供体免疫细胞反过来视受者组织器官为异物，引起急性或慢性移植物抗宿主病（GVHD）。此外，临床肝脏，小肠移植以及新生儿接受大量输血时也可能发生 GVHD。急性 GVHD 发生于供 – 受者 HLA 不相配或未对移植物中的 T 细胞进行清除处理，一般发生在移植后数天，最迟在术后 2 个月内即可发生，导致皮肤、肝脏、肠道等多个靶器官上皮细胞的免疫损伤。临床表现为皮肤瘙痒性斑丘疹、厌食、恶心、腹泻、血清胆红素增高等。除由移植物中成熟 T 细胞介导的细胞免疫反应外，NK 细胞的自然杀伤作用也可能参与其中。慢性 GVHD 表现为一个或多个器官的纤维化和萎缩，最终导致所累及的器官功能丧失。因此，临床上骨髓移植为预防 GVHD 的发生，尽可能为患者选择 HLA – A、B、C 以及 DRB1 和 DQB1 五个基因座位 10 个等位基因全相合的供者。

第五节　临床移植排斥的防治原则

临床移植分为实体器官移植和骨髓/造血干细胞移植两大类。实体器官移植主要的防治原则是使用免疫抑制，最理想的策略是建立受者对移植器官的特异性免疫耐受。骨髓/造血干细胞移植主要的治疗原则是降低 GVHD 的发生的程度。由于主要组织相容性抗原（HLA 抗原）的个体差异性，临床移植之前尽可能选择 HLA 配型符合要求的供体，应用免疫抑制剂和加强移植后的免疫学监测等是防治移植排斥的主要原则。

一、临床 HLA 配型原则

移植成败主要取决于供、受者间的组织是否相容或相容的程度。因此，临床在进行器官移植和骨髓/造血干细胞移植之前，都要对受者 – 供者进行 HLA 配型，须进行一系列检测。

（一）ABO 血型抗原的检测

临床器官移植首先要考虑供 – 受者的 ABO 血型是否相符，至少要符合输血原则。但骨髓/造血干细胞移植对供 – 受者的 ABO 血型的相容性并不严格要求。

（二）HLA 分型检测

供 – 受者的 HLA 抗原在移植前都要进行分型测定。不同 HLA 基因座位编码的移植抗原对移植排斥的影响不尽相同，一般而言，在器官移植中，HLA – DR 错配对器官移植排斥影响最重要。由于 HLA – DR 和 DQ 基因有很强的连锁不平衡，DR 抗原错配时，DQ 抗原也可能错配。其次为 HLA – B 和 HLA – A 抗原。由于供体的短缺和当前使用高效的免疫抑制剂，临床在选择器官移植的供体时，已不再严格考虑 HLA – A，B 和 DR 抗原的匹配。但在骨髓移植选择供者时，尽可能要求 HLA – A，B，C，DRB1 和 DQB1 的等位基因全相合，以防止 GVHD 的发生。

（三）受者血清中预存 HLA 抗体的检测

接受输血，怀孕或进行过器官移植的病人有可能受到异己的 HLA 抗原刺激而产生抗 HLA 抗体，因此，临床移植前需对患者的血液中的 Allo – 抗体进行检测。主要检测指标有群体反应性抗体（PRA）和抗 HLA 单抗原的抗体及其抗体滴度（图 20 – 8）。

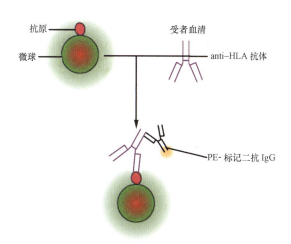

图 20 - 8　单个 HLA 抗原检测 HLA 抗体的悬液芯片检测技术

（四）交叉配型

目前对器官移植的交叉配型的方法有两种，其一，微量淋巴细胞毒试验，又称补体依赖性细胞毒试验（CDC）；另一种为 T 和 B 淋巴细胞流式交叉配型试验（flow - crossmatching）。两种方法都是用供者的 T 和 B 淋巴细胞与受者的血清进行抗原 - 抗体反应来测试受者血液中是否预存有抗供者移植抗原特异性的抗体，以排除超急性或急性排斥反应的风险。随着 HLA 抗体检测技术发展，目前可以对 HLA 抗体的特异性及抗体的滴度进行测定，经过结合供受体 HLA 抗原的分型和抗原错配的分析，可以预测上述交叉配型的结果，称为虚拟交叉配型（vitual cross match），已在临床移植广泛应用。

（五）Non - HLA 抗体的检测

最近研究表明，除 HLA 抗体外，非 HLA 抗体，如抗 MICA 抗体，抗波形蛋白抗体和抗血管紧张素Ⅱ型受体的抗体等，对器官移植免疫排斥起一定的作用。因此，在条件允许的情况下，检测这些抗体对预防器官排斥反应，选择不同的治疗方案具有重要的意义。

二、移植物和受者的预处理

（一）移植物预处理

实体器官移植时，尽可能清除移植物中过路白细胞有助于减轻或防止移植物抗宿主疾病（GVHD）发生。在异基因骨髓移植中，为预防 GVHD，一般预先对骨髓移植物中的 T 细胞进行清除处理。

（二）受者预处理

在实体器官移植中，对移植抗原致敏的受者，在术前要用进行血浆置换，免疫吸附和静脉输入人免疫球蛋白（IVIG）治疗，以降低抗体的浓度。

三、免疫抑制疗法

同种异体移植术后一般均发生不同程度排斥反应，应用适度的免疫抑制剂是防治排斥反应的常规疗法，且当前器官移植受者需要终身服用免疫抑制剂治疗。当前防治移植排斥反应最有效的措施是给予免疫抑制剂。大部分的免疫抑制疗法是非特异性的，导致宿主免疫系统对所有的抗原的免疫应答能力降低，增加了受者发生感染和肿瘤的风险。

（一）一般性的免疫抑制疗法

1. 抗细胞增殖类药　硫唑嘌呤（azathioprine，Aza）是一种抑制细胞核酸生物合成，阻止淋巴细胞增殖的化学类免疫抑制药物。服用 Aza 后的代谢产物整合掺入细胞内的 DNA 分子中，竞争性抑制核酸的合成，对移植前诱导受者免疫抑制有一定的作用。临床多应用于器官移植前的预防性用药，目前与 Aza 类似的新药咪唑立宾（MZR）效果更好，临床已开始取代 Aza。吗替麦考酚酯（mycophenolate mofetil，MMF）是霉酚酸（MPA）的前体，口服后经酯酶水解转换为活性药原 MPA，对淋巴细胞具有高特异性的抗增殖作用，是临床常用的免疫抑制剂。

2. 阻断 IL – 2 类药物　环孢素 A（cyclosporin A，CsA）和他克莫司（FK506）是一类从真菌中分离出来的产物，属非化学合成药物。其作用机制是抑制多种细胞因子如白细胞介素 – 2、γ 干扰素的产生，阻断 T 细胞活化，抑制细胞毒性 T 细胞的增殖和白细胞介素 – 2 受体的表达。该类药物对静息状态的 T 细胞的活化增殖具有高选择性的抑制作用，是临床上广泛应用于心、肝、肺、肾和骨髓移植的免疫抑制剂。

3. 糖皮质激素类药物　临床中最为常用的糖皮质激素药物为甲泼尼龙，氢化可的松和泼尼松三种。用于器官移植中的免疫抑制的诱导，维持和抗排斥反应治疗。作用机制与抑制淋巴细胞的活性有关。临床上多与 CsA 或 FK506 联合应用。

（二）特异性免疫抑制疗法

特异性免疫抑制剂多为生物制剂，已有多种单抗应用于抗器官移植排斥反应。主要有：①用特异抗体清除特定的细胞群体；②用单抗或可溶性的重组蛋白制剂阻断免疫信号通路中的关键分子。

抗胸腺细胞球蛋白（ATG）和抗 CD3 单抗（OKT3）可迅速清除外周成熟的 T 细胞。抗 CD20 人源化的单克隆抗体（ritumimab）和抗 CD25 单抗（basiliximab），前者可以清除 B 细胞降低抗体的产生，后者可阻断 IL – 2 受体的活化效应。另外，抗 TNF – α、IFN – r 和 IL – 2 的单抗可以拮抗细胞因子的作用，抑制免疫应答。

CTLA – 4Ig 是通过基因工程制备的 CTLA – 4 与人 IgG1 Fc 重组的可溶性融合蛋白分子，可直接与 T 细胞辅助受体 CD28 分子竞争性阻断抗原提呈细胞的共刺激分子 CD80/86 的结合，从而阻断 T 细胞活化的第二信号（图 20 – 9），使 T 细胞处于无能状态，达到免疫抑制的目的。

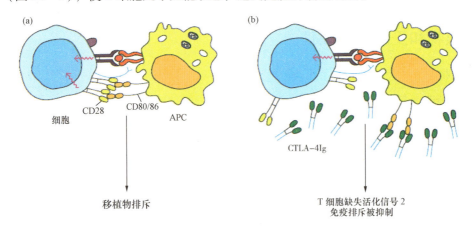

图 20 – 9　CTLA – 4Ig 阻断 T 细胞活化第二信（CD28）作用原理

四、移植后的免疫监测

移植后的监测有助于及时采取防治措施。临床上常用的免疫学检测指标包括：①抗供者特异性抗体（DSA）②移植物穿刺组织活检，包括免疫组织浸润和 C4d 免疫组化的检测；③淋巴细胞亚群百分比和功能测定；④免疫分子水平测定，如血清中补体，细胞因子和细胞因子受体等。但是，上述检测指标均是非特异性的。监测移植器官功能和骨髓移植造血干细胞植入比例的是判定移植物是否发生排斥反应及强度的关键指标。

目标检测

答案解析

1. 下列哪种抗原属于内皮细胞组织移植抗原（　　）

    A. 性别相关的抗原　　　　B. ABO 血型抗原　　　　C. 自身抗原

    D. MICA　　　　　　　　E. 血小板抗原

2. 受者体内产生的抗 HLA 抗体的类别主要属于（　　）

    A. IgM　　　　　　　　　B. IgG　　　　　　　　C. IgA

    D. IgE　　　　　　　　　E. IgD

3. 肾移植超急性排斥反应常见于下列受者，不正确的是（　　）

    A. 再次移植的个体　　　　　　　　　　B. 反复输血的个体

    C. 多次妊娠的个体　　　　　　　　　　D. ABO 血型不相容的个体

    E. 年龄偏大的个体

4. 临床器官移植组织配型第一要考虑的配型因素是（　　）

    A. 供 – 受者 HLA 抗原配型

    B. 受体抗 HLA 抗体是否为 DSA

    C. 移植前的交叉配型

    D. 次要组织抗原配型

    E. 供 – 受者 ABO 血型相容性配型

5. 由受者体内预存的抗供者特异性抗体（DSA）引发的早期器官移植排斥反应是（　　）

    A. 超急性排斥反应　　　　　　　　　　B. 急性排斥反应

    C. 亚急性排斥反应　　　　　　　　　　D. 慢性排斥反应

    E. 急性移植物抗宿主反应

6. 简述根据移植物来源及遗传背景将移植分类的种类。

7. 简述同种移植排斥反应中的抗原种类。

8. 简述同种移植中直接识别和间接识别的区别。

9. 简述超急性排斥反应的发病机制。

10. 简述临床器官移植 HLA 配型原则。

（邹义洲）

书网融合······

本章小结

微课1

微课2

题库

第二十一章 免疫学防治

PPT

📖 学习目标

1. 掌握 人工主动免疫、人工被动免疫、计划免疫、免疫治疗的概念与应用。

2. 熟悉 人工主动免疫与人工被动免疫常用的生物制品，我国实施的扩大免疫规划与儿童免疫程序，预防接种注意事项；常用的免疫治疗方法与制剂。

3. 了解 新型疫苗的发展、免疫治疗新进展。

4. 学会免疫防治原理和方法，具备初步预防接种的能力。

免疫预防和治疗是以免疫学基本原理为指导，应用各种生物性来源的制剂或非生物制剂来激发、增强或抑制机体的免疫应答，调节免疫功能，从而达到预防或治疗疾病的目的。随着免疫学理论和技术的不断发展，免疫学防治已从控制传染性疾病的传播，扩展到免疫缺陷病、肿瘤、自身免疫性疾病、超敏反应性疾病、器官移植排斥等多种疾病的防治。

➡ 案例引导

临床案例 健康女性，36岁，因3天后要被委派出国办事，通过查询知晓目的地当前正值甲型肝炎流行疫区，由于工作安排不能推迟出国访问的时间，一定得按原计划前往。

讨论 请问出国前是否有既不影响出差计划，又能预防感染甲型肝炎的紧急预防措施？

第一节 免疫预防

免疫预防（immunoprophylaxis）是根据适应性免疫应答机制，用抗原物质制备的生物制剂接种人体刺激机体免疫系统或直接输入免疫效应分子和抗体制剂，使机体获得对特定的病原体产生特异性免疫力的预防措施。人体获得特异性免疫力的方式有自然免疫和人工免疫两种，自然免疫是机体感染病原体（包括隐性感染）后产生适应性免疫应答而建立或通过自然方式如胎儿或新生儿经胎盘或乳汁从母体获得特异性抗体的方式获得的免疫。人工免疫是人为地给机体注射抗原性物质或直接注射免疫效应分子使之获得特异性免疫力，这是免疫预防采用的最主要的方法，根据使用的生物制剂作用于免疫应答过程中的节点不同，人工免疫可分为人工主动免疫（artificial active immunization）和人工被动免疫（artificial passive immunization）（图21-1），两者的主要区别见表21-1。

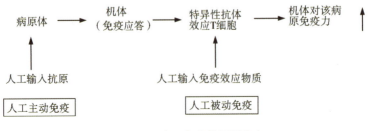

图21-1 人工免疫的干预节点

表 21 – 1　人工主动免疫与人工被动免疫的主要区别

区别点	人工主动免疫	人工被动免疫
接种或输注物质	抗原：疫苗、类毒素	免疫应答产物：抗体（如人免疫球蛋白制剂）、活化的 T 细胞和 NK 细胞
免疫力产生时间	慢，接种后 1～4 周产生	快，输注后立即发挥效应
免疫力维持时间	长，数月～数年	短，2～3 周
临床应用	预防	治疗或紧急预防

一、疫苗及其要求　📱微课

（一）疫苗的概念及其扩展

　　传统的疫苗（vaccine）是指用细菌、病毒、螺旋体、立克次体和类毒素等，经过人工减毒、灭活或利用基因工程等方法制成抗原性物质，用于预防传染性疾病的生物制品。随着免疫预防的实践和发展，疫苗已从传统的预防性疫苗发展到治疗性疫苗，疫苗类别也从病毒和细菌性疫苗发展到寄生虫疫苗、肿瘤疫苗、避孕疫苗等，使疫苗的内涵不断扩展。WHO 对疫苗定义为："含有免疫原性物质，能够诱导机体产生特异性、主动性和保护性宿主免疫，能够预防感染性疾病的一类异源性药品，它包括以感染性疾病为适应证的预防和治疗性疫苗"。简括而言，疫苗接种（vaccination）就是给机体输注特定的抗原来刺激免疫系统产生特异性的适应性免疫应答，让易感人群获得对特定疾病的保护性免疫能力的过程，是一种人工主动免疫的方法。

🌐 **知识链接**

生物制品

　　生物制品是指应用普通的或以基因工程、细胞工程、蛋白质工程、发酵工程等生物技术制备的生物材料与制剂，用于人类疾病预防、治疗和诊断的各种制剂。生物制品不同于一般医用药品，是通过刺激机体免疫系统，产生免疫效应物质（如抗体）或直接使用免疫效应物质在人体内发挥体液免疫和细胞免疫应答效应。

（二）疫苗的要求

　　1. 安全　疫苗主要用于健康人群尤其是儿童免疫程序的预防接种，属于特殊的生物源性制剂，其对人体的安全性至关重要。用于制备灭活疫苗的菌种或病毒株一般是毒力强的病原微生物，在生产过程必须彻底灭活，并防止无关抗原及致热原的污染。活疫苗是用病原微生物的减毒株制备，其菌种或病毒株必须保持低毒力遗传性状的稳定，不发生回复突变，无致癌性。

　　2. 有效　制备疫苗的抗原应具有强免疫原性，接种后能有效激活细胞免疫和体液免疫应答，并能诱导形成免疫记忆，才能维持长期的保护性免疫力。多糖类和核酸类抗原的免疫原性较弱，制备的疫苗接种后往往不能获得良好的免疫效果，可与佐剂共同使用，或将其与强免疫原性的抗原连接成结合疫苗，可显著增强免疫效果。

　　3. 实用　疫苗的应用是按免疫程序对特定群体（如儿童）接种，以提高整个群体的免疫保护力而防控某种特定的传染病。疫苗的接种途径、接种次数和间隔等应适合于群体中广泛实施，从而提高整个群体的接种率。此外，疫苗的应用人群分布广泛，疫苗应便于保存和运输，活疫苗如果保存不当或运输途中失活，接种后难以获得预期的免疫效果。

二、人工主动免疫

正常健康人都具有正常的免疫系统，任何外源性抗原物质进入机体均能激活机体的免疫系统产生特异性的免疫应答并维持一段时间。人工主动免疫是用病原微生物或其抗原成分制备的疫苗接种机体，使之产生适应性免疫应答，从而获得抵抗相应病原体感染的保护性免疫力的方法。人工主动免疫接种的疫苗可以是抗原蛋白质成分，也可以是能表达和合成抗原蛋白的核酸序列。

（一）常用疫苗

1. 灭活疫苗（inactivated vaccine） 又称死疫苗，是用免疫原性强的病原微生物标准菌种或病毒株经人工大量培养后，采用物理或化学方法灭活而制备的含有病原体多种蛋白质成分的疫苗。死疫苗稳定，易保存，无毒力回复突变的危险，接种后主要诱导机体产生体液免疫应答，产生特异性抗体和 B 细胞的免疫记忆。死疫苗不存在体内生长繁殖，主要是通过外源性抗原提呈途径激活 CD4$^+$ T 细胞的免疫应答，诱导的细胞免疫反应较弱。疫苗中有效的抗原成分含量偏低，需要多次接种和定期加强接种，才能获得强而持久的保护性免疫力。免疫缺陷者可按健康人的免疫程序接种，但应答反应更弱，需加大接种剂量或多次加强接种。目前使用的灭活疫苗有流感疫苗、乙脑疫苗、甲肝疫苗、霍乱疫苗、伤寒疫苗、钩端螺旋体疫苗、人用狂犬病疫苗等。

2. 减毒活疫苗（live - attenuated vaccine） 是用无毒力的或经人工诱变使毒力大幅度减弱后的活病原微生物制成的疫苗。传统的诱变方法是将病原微生物在培养基或动物细胞内反复传代培养，慢慢改变培养条件，使其在适应培养条件的过程中逐渐降低或失去毒力。活疫苗可在体内生长繁殖，接种较小剂量就可产生较强的免疫反应，一般接种 1 次即可维持长久且良好的免疫效果，接种后引起的免疫反应与自然感染相似，可诱导机体产生体液和细胞免疫应答。有些活疫苗经自然途径接种后，还可诱导产生sIgA，发挥黏膜免疫保护作用。活疫苗稳定性较差，不易保存，存在回复突变的危险，不宜接种于免疫缺陷者和孕妇。如细胞免疫缺陷者接种卡介苗后，可导致严重的播散性卡介苗病。目前应用的减毒活疫苗主要有卡介苗、脊髓灰质炎疫苗、麻疹疫苗等。灭活疫苗与减毒活疫苗的主要区别如表21 - 2。

表 21 - 2　灭活疫苗与减毒活疫苗的主要区别

区别点	灭活疫苗	减毒活疫苗
制剂特点	毒力强，经理化方法灭活的死病原微生物制备而成	无毒或毒力弱，活病原微生物制备而成
接种量及次数	量较大，2~3 次	量较小，1 次
免疫效果	较差，免疫力维持 0.5~1 年	较好，免疫力维持 3~5 年甚至更长
不良反应	较重（发热、局部或全身反应）	较轻
回复突变	不回复突变	可回复突变而恢复毒力
储存稳定性	易保存和运输，4℃下有效期 1 年	不易保存和运输，室温下易失活，4℃下可保存数周，冷冻干燥可保存较长时间

3. 类毒素（toxoid） 是将细菌的外毒素（蛋白质抗原性物质）经 0.3%~0.4%甲醛处理脱毒后制备成的生物制剂。接种后可诱导机体产生抗毒素抗体，目前常用的类毒素有白喉类毒素和破伤风类毒素。在类毒素中加入适量氢氧化铝或明矾等吸附剂制成的为精制吸附类毒素，其在体内吸收较慢，能增强免疫效果。类毒素可与死疫苗混合制成联合疫苗，例如将白喉类毒素、破伤风类毒素与百日咳杆菌混合制备的"百白破疫苗"。

4. 亚单位疫苗（subunit vaccine） 亚单位疫苗是从病原体结构中提取含有保护性免疫原成分制备的疫苗。其特点是只含几种主要的保护性成分，去除了病原体许多与激发保护性免疫无关的成分，从而减少疫苗的不良反应和提高疫苗效果。不足的是免疫原性低，需要与佐剂合用。

5. 结合疫苗（conjugate vaccine）　结合疫苗是将细菌荚膜多糖与类毒素或其他蛋白类抗原连接而制备的疫苗。荚膜多糖属于 TI 抗原，刺激机体主要诱导产生 IgM 类抗体应答，无免疫记忆，因此多糖疫苗对婴幼儿尤其 2 岁以下幼儿的免疫效果不好。将荚膜多糖连接于蛋白质类抗原后形成的结合疫苗为 TD 抗原，可诱导机体产生 IgG 类抗体，从而提高免疫效果。目前我国使用的有脑膜炎球菌多糖结合疫苗、肺炎球菌多糖结合疫苗和 b 型流感杆菌结合疫苗。

6. 合成肽疫苗（synthetic peptide vaccine）　合成肽疫苗是根据有效免疫原或优势保护性表位的氨基酸序列设计和人工合成的多肽疫苗。合成肽段可含 B 细胞表位和 T 细胞表位，能同时诱导体液免疫和细胞免疫应答，并可设计制备成多价疫苗。合成肽分子比天然蛋白质更小，加入佐剂可提高免疫效果。目前研究成熟的有乙肝病毒的前 S 区（Pre S）肽段和口蹄疫病毒 p1 区第 141～160 位氨基酸肽段。

（二）基因工程新型疫苗

1. 重组抗原疫苗（recombinant antigen vaccine）　将病原体编码保护性抗原的基因片段插入原核或真核表达质粒构建重组表达质粒，将重组质粒导入细菌（如大肠埃希菌）、酵母或可传代培养的哺乳动物细胞内，经大量培养和诱导表达出目的基因产物，最后从培养物中提取、纯化得到重组抗原成分制备成疫苗。目前已获批使用的有重组乙型肝炎病毒表面抗原疫苗、重组口蹄疫疫苗和重组莱姆病疫苗。

2. 重组载体疫苗（recombinant vector vaccine）　是以减毒的病毒或细菌为载体，将编码病原体有效免疫原的基因插入载体病毒或载体菌的基因组中构建成的疫苗。接种人体后，随着疫苗株在体内的增殖而表达大量的疫苗抗原，诱导机体产生适应性免疫应答。目前常用的载体有痘苗病毒，已用于甲型和乙型肝炎、单纯疱疹、肿瘤等疫苗的研制。

3. 核酸疫苗（nucleic acid vaccine）　包括 DNA 疫苗和 RNA 疫苗，将编码病原体有效免疫原的基因插入细菌质粒，构建成重组质粒。重组质粒注入机体后可转染宿主细胞并表达保护性抗原，诱导机体产生适应性免疫应答。或者通过由载体包装一段特殊设计 RNA 序列，接种给机体，表达蛋白质抗原，诱导机体产生适应性免疫应答，达到预防病原体感染的目的。

4. 食用疫苗（oral vaccine in transgenic plants）　将编码病原体有效免疫原的基因导入食用植物细胞的基因组中，形成转基因植物。转入的免疫原基因可在植物的食用部分稳定表达和积累，人类或动物通过摄食转基因植物而达到免疫接种目的。转基因植物疫苗进入机体的方式类似自然感染，能有效地激发黏膜免疫应答和体液免疫。

（三）疫苗接种与免疫规划

传统的疫苗接种主要用于传染病的预防。我国的疫苗接种可大致分为 3 个发展阶段：计划免疫前期（1950—1977 年）、计划免疫时期（1978—2000 年）和免疫规划时期（2001 年至今）。

计划免疫是根据某些特定传染病的疫情监测和人群免疫水平，按照国家规定的免疫程序有计划地对人群进行疫苗接种，以提高人群免疫水平，达到控制以至最终消灭相应传染病的目的。

免疫规划是指按照国家或省级卫生行政部门确定的疫苗品种、免疫程序或接种方案，在人群中有计划地进行预防接种，以预防和控制特定传染病的发生和流行。

1. 疫苗免疫程序　免疫程序（immunization schedule）是指对某一特定人群预防某些传染病所需接种疫苗的种类、次序、年（月）龄、剂量、部位及有关要求而制定的具体规定。免疫程序可分为儿童常规免疫程序、成人免疫程序、特殊地区成人免疫程序和特殊职业成人免疫程序等。

2. 我国目前实施的免疫规划　在计划免疫时期，我国对儿童实施计划免疫，接种的疫苗有：卡介苗、乙型肝炎疫苗、脊髓灰质炎疫苗、百白破疫苗、麻腮风疫苗、乙脑疫苗、流脑多糖疫苗、甲肝疫苗。我国目前实施的免疫程序如表 21－3 所示。

表 21 - 3　我国目前实施的免疫程序

疫苗名称	第一次接种	第二次接种	第三次接种	加强接种	预防传染病
儿童免疫规划接种疫苗					
乙肝疫苗	出生时	1 月龄	6 月龄		乙型病毒性肝炎
卡介苗	出生时				结核病
脊灰灭活疫苗	2 月龄	3 月龄			脊髓灰质炎
脊灰减毒活疫苗			4 月龄	4 周岁	
百白破疫苗	3 月龄	4 月龄	5 月龄	18 月龄	百白破、白喉、
白破疫苗				6 周岁	破伤风
麻腮风疫苗	8 月龄	18 月龄			麻疹、风疹、流行性腮腺炎
乙脑减毒活疫苗	8 月龄	2 周岁			流行性乙型脑炎
或乙脑灭活疫苗	8 月龄	8 月龄	2 周岁	6 周岁	
A 群流脑多糖疫苗	6 月龄	9 月龄			流行性脑脊髓膜炎
A 群 C 群流脑多糖疫苗			3 周岁	6 周岁	
甲肝减毒活疫苗	18 月龄				甲型病毒性肝炎
或甲肝灭活疫苗	18 月龄	2 周岁			
特殊职业或地区成人接种疫苗					
出血热双价纯化疫苗					出血热
炭疽减毒活疫苗					炭疽
钩体灭活疫苗					钩体病

(四) 疫苗的应用

随着现代医学的深入发展，疫苗的应用已从传统的预防传染病扩展到临床医疗以及非传染病领域，疫苗制剂也从传统的预防制剂向治疗性制剂发展。

1. 防控传染病　疫苗对传染病的防控发挥了重要的作用，随着疫苗的应用与计划免疫的实施，已在全球彻底消灭了天花，脊髓灰质炎的发病也达到基本消除；白喉、麻疹和百日咳等的发病率已显著下降，但疟疾和丙型肝炎等传染病仍缺乏有效的疫苗。此外，新发现的传染病如艾滋病、埃博拉出血热、严重急性呼吸综合征（severe acute respiratory syndrome，SARS）和禽流感等，都缺乏有效的预防疫苗。因此，用疫苗防控传染病仍然是主要的应用方向之一，抗感染、预防与控制传染病依然任重而道远。

2. 抗肿瘤　某些病原微生物感染可导致肿瘤的发生，这些微生物的疫苗可作为肿瘤疫苗预防肿瘤，如 EB 病毒疫苗可预防鼻咽癌、人乳头瘤状病毒疫苗可预防宫颈癌，以及根据肿瘤免疫机制设计的治疗性肿瘤疫苗，如肿瘤抗原疫苗和肿瘤抗原激活的树突状细胞疫苗等，接种后可打破肿瘤的免疫逃逸、增强机体的抗肿瘤免疫应答或直接杀伤肿瘤细胞。

3. 避孕　接种人绒毛膜促性腺激素（HCG）亚单位与破伤风类毒素连接成的结合疫苗后产生的抗HCG 抗体可阻断黄体营养而终止妊娠，精子疫苗、卵子透明带疫苗均可达到避孕目的。

(五) 人工主动免疫的注意事项

1. 接种对象　列入国家免疫规划的疫苗品种，应按照计划免疫程序对规定的人群进行接种；未列入国家免疫规划的疫苗品种，应根据传染病的流行情况和人群免疫水平的监测结果等确定接种对象；防止盲目接种。

2. 接种剂量、次数和间隔时间　死疫苗接种量较大，需接种 2~3 次，每次间隔 7~8 天。类毒素接种 2 次，因其吸收缓慢，每次间隔 4~6 周。活疫苗能在体内生长繁殖，接种量较少，一般只需接种一次。

3. 接种途径 死疫苗采用皮下注射或肌内注射接种；活疫苗可经皮内注射、皮上划痕和 自然感染途径接种，例如卡介苗采用皮下注射，脊髓灰质炎疫苗以口服接种，麻疹疫苗、流感疫苗和腮腺炎疫苗以雾化吸入途径更好。

4. 接种后反应 一般表现为注射部位红肿、疼痛、淋巴结肿大的局部反应，有些人可出现发热、头痛、恶心等，数天后可恢复正常，一般无需处理。少数人接种后可引起严重的超敏反应，发生过敏性休克和接种后脑炎等。

5. 疫苗接种禁忌证 个体处于某种病理或生理状态下接种疫苗后，可能会极大地增加异常反应的发生概率，因此有禁忌证时不宜接种或应暂缓接种。常用疫苗的禁忌证包括：①对疫苗或其成分过敏者；②高热、活动性结核、急性传染病患者；③严重心、肝、肾病患者；④严重甲亢、糖尿病患者；⑤湿疹及其他严重皮肤病患者；⑥免疫缺陷、恶性肿瘤患者、正在使用免疫抑制剂的患者和妊娠早期妇女，不宜接种减毒活疫苗；⑦女性妊娠期和月经期应暂缓接种。

三、人工被动免疫

人工被动免疫是给机体注射含特异性抗体的生物制剂，使之立即获得保护性免疫力，以治疗或紧急预防疾病的免疫方法。

（一）常用制剂

1. 抗毒素（antitoxin） 是用类毒素免疫动物，采集动物血清从中分离纯化出免疫球蛋白而制备的多克隆抗体生物制剂。抗毒素含有针对相应外毒素的特异性抗体，主要用于治疗和紧急预防外毒素所致疾病。常用的有破伤风抗毒素、蛇毒抗毒素、白喉抗毒素、肉毒抗毒素、气性坏疽抗毒素等。抗毒素一般是由免疫动物产生的抗体，对人体属于异种蛋白，可引起超敏反应，注射前应做皮肤试验。当前应用胃蛋白酶处理提取具有 F（ab'）$_2$ 活性片段作为生物制剂，可降低副反应的发生。

2. 正常人免疫球蛋白 是从一组健康正常人血浆提取获得的多克隆抗体，主要包括 IgG 和 IgM，又称为丙种球蛋白。人免疫球蛋白制剂可用于体液免疫缺陷患者的治疗，也可用于某些病毒感染性疾病如麻疹、脊髓灰质炎、甲型肝炎等的紧急预防。临床应用丙种球蛋白输注提高患者的抗感染能力。

3. 人特异性免疫球蛋白 是用类毒素或疫苗免疫健康志愿者，采集志愿者血浆分离提取制备的免疫球蛋白制剂，含有针对相应外毒素或病原体的高效价特异性抗体。常用于针对某种疾病的特异性治疗或紧急预防，例如被狂犬咬伤后，在注射狂犬病疫苗的同时，可在伤口局部浸润注射狂犬病抗体以紧急预防。常用的有狂犬病人免疫球蛋白、破伤风人免疫球蛋白、乙型肝炎人免疫球蛋白等。

（二）人工被动免疫的注意事项

1. 防止超敏反应 动物来源的抗毒素使用前应询问病史并做皮试，以防止发生超敏反应，如皮试阳性可使用脱敏疗法。

2. 早期和足量 对外毒素所致的疾病应尽早和足量使用相应抗毒素，如果毒素与组织细胞结合后，抗毒素就不能有效发挥作用。

第二节 免疫治疗

免疫治疗（immunotherapy）是根据免疫学原理，针对疾病的发生机制某些环节，应用免疫分子制剂、免疫细胞或其他免疫制剂干预或调整机体的免疫功能，从而达到治疗疾病的目的。根据对患者免疫应答能力的状态和免疫功能干预方式，免疫治疗方法可分为免疫增强疗法、免疫抑制疗法和免疫重建疗法。近年来随着生物制药技术的迅速发展，已有多种细胞因子类药物和治疗性抗体制剂进入临床应用，有些免疫细胞也已用于临床治疗，进一步拓展了免疫治疗的发展方向。

一、免疫增强疗法

免疫增强疗法是给机体输入具有促进或增强免疫功能的生物应答调节剂（biological response modifier，BRM）或免疫细胞制剂，使患者处于免疫低下的免疫功能得到上调。主要用于治疗免疫缺陷疾病、慢性感染和肿瘤免疫治疗。BRM 是具有促进或调节免疫功能的制剂，通常对免疫功能正常者无影响，主要用于对免疫功能低下引起的疾病患者提升免疫功能的治疗，而对因免疫应答过高的患者需慎用。BRM 制剂包括免疫分子如抗体和细胞因子、治疗性疫苗、微生物及其产物制剂、化学合成药物和多糖类制剂等。

（一）免疫分子制剂

1. 多克隆抗体　包括用传统方法制备的各种抗毒素制剂，正常人免疫球蛋白制剂和人特异性免疫球蛋白制剂。

2. 治疗性单克隆抗体（单抗）　近年来应用分子生物学技术对单抗进行分子改造，如嵌合抗体、人源化及完全人源化抗体等，使治疗性单抗进入了快速发展的阶段。

（1）靶向治疗单抗　是将放射性核素、化疗药物或毒素等细胞毒物质与肿瘤特异性单抗相连接，由单抗将细胞毒物质靶向带至肿瘤病灶局部，特异性地杀伤肿瘤细胞，而对正常细胞的损伤较轻。用毒素与肿瘤特异性单抗相连的靶向单抗又称为免疫毒素，常用的毒素有蓖麻毒素、苦瓜毒素和白喉毒素等。

（2）抗细胞膜分子的单抗　如抗 CTLA-4 和抗程序性死亡受体-1（programmed death-1，PD-1）单抗。CTLA-4 是活化 T 细胞表达的负性调节膜分子，抗 CTLA-4 单抗可结合 CTLA-4 并阻断其与 B7-1 或 B7-2 的相互作用，阻断 CTLA-4 的负向调控信号，从而增强 T 细胞的活化和免疫应答。PD-1 也是活化 T 细胞表达的负性调节膜分子，其与 APC 表面的程序性死亡配体-1（programmed death ligand-1，PD-L1）结合后产生负性调控信号，抑制 T 细胞增殖和诱导凋亡。恶性肿瘤病人的 T 细胞 PD-1 被活化，使得其免疫功能受到抑制，不能充分发挥免疫监视功能。抗 PD-1 单抗或抗 PD-L1 单抗与 PD-1 结合可阻断 PD-1/PD-L1 的负向调控信号通路，使 T 细胞恢复活性，从而增强免疫应答。目前 FDA 已批准临床应用的抗 CTLA-4 单抗和抗 PD-1 单抗药物有 Ipilimumab 和 pembrolizumab（商品名 Keytruda），两者均为人源化单抗，主要用于晚期恶性黑色素瘤的免疫治疗。

3. 细胞因子　已有多种重组细胞因子制剂用于病毒性感染、肿瘤、造血障碍等疾病的治疗。例如，IL-2 用于肿瘤和免疫缺陷的治疗，IFN-α 用于治疗白血病、病毒性肝炎和带状疱疹等。

4. 胸腺五肽　胸腺五肽是人工合成的胸腺生成素 II 的有效部分，具有调节和增强细胞免疫的效应，可诱导 T 细胞分化、促进 T 细胞亚群发育成熟和活化、调节 T 细胞亚群比例使 CD4/CD8 趋于正常。

5. 治疗性疫苗　治疗性疫苗包括肿瘤抗原疫苗和病原微生物疫苗，其类型有重组载体疫苗、DNA 疫苗和合成肽疫苗等。人工合成的含肿瘤相关抗原表位的合成肽疫苗或基因重组疫苗作为肿瘤抗原，能激活抗肿瘤的特异性 T 细胞，诱导机体产生特异性 CTL 的抗肿瘤免疫效应。

（二）微生物及其产物制剂

卡介苗（BCG）、短小棒状杆菌、丙酸杆菌、链球菌低毒菌株、金黄色葡萄球菌肠毒素超抗原、伤寒杆菌脂多糖等，这些制剂具有非特异性免疫刺激和增强作用，可作为佐剂用于传染病、肿瘤的辅助治疗。例如，BCG 作为佐剂应用，能增强巨噬细胞的吞噬作用和溶菌酶活力，刺激巨噬细胞释放 IL-1、

IL-2、IL-4 和 TNF 等细胞因子，增强 NK 细胞的杀伤活性。

（三）化学合成药物

化学合成药物包括左旋咪唑、西咪替丁、胞壁酰二肽、异丙肌苷等。这些药物可非特异性激活和增强免疫功能，常用于慢性感染及肿瘤的辅助治疗。

（四）多糖类制剂

从某些细菌、真菌和中药提取的多糖成分，具有免疫刺激作用，可促进淋巴细胞转化，促进巨噬细胞和淋巴细胞产生多种细胞因子，增强细胞免疫功能。包括细菌脂多糖、酵母多糖、云芝多糖、灵芝多糖、枸杞多糖、人参多糖、黄芪多糖、猪苓多糖和茯苓多糖等。常用于肿瘤和慢性感染性疾病的辅助治疗。

（五）免疫细胞制剂

1. 细胞疫苗

（1）肿瘤细胞疫苗　有灭活瘤苗和异构瘤苗等。灭活瘤苗是用自体或同种肿瘤细胞经射线照射或抗代谢药物处理，使其失去生长能力但保留免疫原性而制成。异构瘤苗是将肿瘤细胞用过碘乙酸盐或神经氨酸酶处理，以增强其免疫原性。

（2）基因修饰的瘤苗　是将编码 HLA 分子、共刺激分子（如 B7、ICOS 配体）、细胞因子（IL-2、IFN-γ、GM-CSF）的基因转染肿瘤细胞而制成的肿瘤疫苗。通过基因修饰导入免疫分子基因的瘤苗，注入体内后可表达转染基因编码的免疫分子，增强肿瘤抗原的免疫原性，从而激发并增强机体的抗肿瘤免疫。

（3）树突状细胞（DC）疫苗　是将取自肿瘤患者的 DC 加入肿瘤抗原提取物或肿瘤抗原多肽于体外刺激培养，或用携带肿瘤相关抗原基因的病毒载体转染 DC，然后回输给患者。经肿瘤抗原激活的 DC 可有效地提呈肿瘤抗原，激活特异性的抗肿瘤免疫应答。

2. 过继免疫细胞治疗　取自体淋巴细胞经体外培养激活和增殖后回输患者，可直接杀伤肿瘤细胞或激发机体抗肿瘤的免疫效应，称为过继免疫细胞治疗。

（1）TIL 细胞　是从患者手术切除的肿瘤组织中分离的肿瘤浸润性淋巴细胞（tumor infiltrated lymphocyte，TIL），于体外经 IL-2 刺激培养和增殖后，再回输患者。TIL 具有特异性杀瘤活性。

（2）CIK 细胞　即细胞因子诱导的杀伤细胞（cytokine induced killer cell，CIK），是从肿瘤患者外周血分离单个核细胞，在体外经混合细胞因子（IL-2、IFN-γ、TNF-α、抗 CD3 单抗等）诱导刺激培养和增殖后形成的杀伤细胞。

（3）CAR-T 细胞　即嵌合抗原受体 T 细胞（chimeric antigen receptor T cell，CAR-T），是将患者体内分离出的 T 细胞经转基因技术改造后表达某种抗原受体，体外大量扩增培养后回输给患者，对肿瘤细胞进行特异性杀伤。

二、免疫抑制疗法

免疫抑制疗法是应用具有免疫抑制效应的制剂抑制机体的免疫功能，常用于防止和减轻移植排斥反应、治疗自身免疫性疾病和超敏反应等。免疫抑制剂可分为免疫分子制剂、化学合成药物、微生物制剂和中药制剂等。

（一）免疫分子制剂

1. 抗人淋巴细胞抗体　是用人 T 细胞免疫动物，从其血清中分离纯化出免疫球蛋白制备的抗体制剂。抗人淋巴细胞抗体注入人体内可与 T 细胞结合，激活补体而裂解破坏 T 细胞。用于防止或减轻移植

排斥反应和某些严重的自身免疫病的治疗。

2. 治疗性单抗 ①抗 CD3 单抗（Orthoclone，OKT3），注入体内可与 T 细胞表面的 CD3 分子结合，激活补体而裂解破坏 CD3$^+$T 细胞，用于防止肾移植后的急性排斥反应。②抗细胞因子单抗，抗 TNF - α 单抗，可与 TNF - α 结合而阻断其与受体结合，从而减轻炎症反应，用于治疗类风湿关节炎、克罗恩病等。抗 IL - 6 受体的单抗，可与细胞膜表面的 IL - 6 受体结合，阻断 IL - 6 与受体的结合而抑制其致炎作用，从而减轻炎症反应，其制剂已用于治疗类风湿关节炎。

3. 细胞因子受体拮抗剂 通过阻止细胞因子与其受体结合或阻断结合后的信号传导，从而抑制细胞因子发挥生物学效应，达到治疗目的。例如，抗 CD25 单克隆抗体，可结合 IL - 2 受体的 α 亚单位，抑制 IL - 2 的作用，用于抑制 T 细胞介导的细胞免疫，降低器官移植排斥反应。重组 I 型可溶性 TNF 受体可与 TNF 结合而抑制其作用，从而减轻类风湿关节炎的炎症以及缓解感染性休克；可溶性 IL - 1 受体和可溶性 IL - 4 受体用于治疗哮喘。

（二）化学合成药物

1. 糖皮质激素 糖皮质激素对单核 - 巨噬细胞、中性粒细胞、T 细胞、B 细胞均有较强的抑制作用；能稳定肥大细胞膜和嗜碱性粒细胞膜，阻止血管活性物质释放，减轻炎症反应和某些超敏反应发生。临床上广泛用于炎症、超敏反应性疾病、自身免疫病和移植排斥反应的治疗。

2. 环磷酰胺（cyclophosphamide，CY） 是烷化剂类抗肿瘤药物，主要作用是破坏 DNA 的结构与功能，抑制 DNA 复制和蛋白质合成，阻止细胞分裂。主要用于治疗自身免疫病、肿瘤和移植排斥反应。

3. 硫唑嘌呤 是嘌呤类抗代谢药物，其主要作用是干扰 DNA 复制和抑制蛋白质合成，阻止细胞分裂。对细胞免疫和体液免疫均有抑制作用，主要用于防治移植排斥反应。

（三）微生物制剂

1. 环孢素 A（cyclosporinA，CsA） 是从真菌代谢产物中提取的由 11 个氨基酸组成的环形多肽，目前已能人工合成。其主要作用是阻断 T 细胞内 IL - 2 基因的转录，抑制 IL - 2 依赖的 T 细胞活化。CsA 对骨髓造血干细胞的毒性作用比其他免疫抑制剂低，对 NK 细胞无抑制作用，是防治移植排斥反应的首选药物。

2. FK - 506（商品名他克莫司） 是真菌代谢产物，属大环内酯类抗生素。其作用机制与 CsA 相近，可明显抑制 IL - 2、IFN - γ 等细胞因子的产生，抑制 IL - 2 受体的表达，阻断 T 细胞活化，抑制细胞毒性 T 细胞的增殖。用于防治肝、肾移植术后的排斥反应。

3. 其他 包括吗替麦考酚酯（mycophenolate mofetil，MMF）和雷帕霉素（rapamycin），均用于抑制移植排斥反应和治疗自身免疫病。

（四）中药制剂

我国一些传统中草药的成分具有一定程度的免疫抑制作用。例如雷公藤多苷是效果较为肯定的免疫抑制剂，其制剂雷公藤多苷片已用于治疗肾炎、红斑狼疮、类风湿关节炎等自身免疫病；近年来有报道称落新妇苷具备较好的免疫抑制作用，可以作为一种新的免疫抑制剂用于免疫相关疾病的治疗。

三、免疫重建疗法

造血干细胞移植是目前常用免疫重建疗法之一。干细胞是 CD34$^+$、具有多向分化潜能和自我更新能力很强的细胞，植入后在适当条件下可被诱导分化为多种血液细胞。从自体或异体骨髓分离造血干细胞，回输给患者，使其恢复造血功能而达到免疫重建。健康人异基因骨髓造血干细胞移植的疗效较好，但需要进行严格的 HLA 配型选择合适的供者提高造血干细胞的植入成功率，和减少移植物抗宿主反应

（graft versus host reaction，GVHR）的发生。如在白血病患者的骨髓造血干细胞移植前，需进行清除自身免疫细胞处理以提高植入率，同时也要清除供体捐献的造血干细胞中的成熟的 T 细胞，防止出现移植物抗宿主病（graft versus host disease，GVHD）。

答案解析

目标检测

1. 不被用于人工主动免疫的是（　　）
    A. 白喉类毒素　　　　　B. 破伤风抗毒素　　　　C. 卡介苗
    D. 百日咳疫苗　　　　　E. 脊髓灰质炎疫苗
2. 不被用于人工被动免疫的是（　　）
    A. 破伤风抗毒素　　　　　　　　　B. 静脉注射用免疫球蛋白
    C. 胎盘免疫球蛋白　　　　　　　　D. 白喉类毒素
    E. 血浆免疫球蛋白
3. 甲与乙发生口角后，甲用酒瓶砸破乙的头部，自己手指也被酒瓶划伤，且伤口接触到乙的血液，后来得知乙是 HBV（乙型肝炎病毒）携带者，为了预防 HBV 感染，甲应该（　　）
    A. 注射抗毒素　　　　　　　　　　B. 注射丙种球蛋白
    C. 注射乙肝免疫球蛋白　　　　　　D. 接种乙肝疫苗
    E. 注射 α - 干扰素
4. 简述人工主动免疫与人工被动免疫的区别。
5. 简述计划免疫的概念和意义。
6. 简述免疫治疗的概念与应用。
7. 预防接种有哪些注意事项？

（郭旭丽）

书网融合……

本章小结

微课

题库

第二十二章　免疫学检测技术的基本原理及应用

PPT

📋 **学习目标**

1. **掌握**　抗原－抗体结合反应特点、影响因素，常见的抗原、抗体体外检测方法。
2. **熟悉**　常见免疫学检测技术的基本原理及临床应用、常见免疫细胞检测方法。
3. **了解**　免疫学新技术及其应用。
4. 学会在生命科学（特别是临床医学）中常见免疫学检测技术，具备对检测结果进行合理的解释和分析的能力。

　　免疫学检测技术是应用免疫学基本原理，结合细胞与分子生物学、物理、化学及电子信息理论或技术，对免疫细胞、免疫分子及其相关基因等进行定性或定量检测的技术，可应用于生命科学的多个领域，特别是在临床医学中用于疾病的诊断、治疗效果、病情监测等。

⇒ **案例引导**

　　临床案例　患者，男，20岁，大学生。一周来自觉明显乏力，食欲下降，恶心呕吐两次，呕吐物为胃内容物。尿黄如浓茶色，大便少。两周前患者因发热，荨麻疹、关节痛和关节炎就诊，未发现任何病因，症状自动消退。

　　体格检查：肝脏肋下可及2cm，肝区叩痛（＋），脾肋下未及，移动性浊音（－）。

　　实验室检查：ALT 1230U/L，AST 430U/L，Tbil 101μmol/L，Dbil 61μmol/L，HBsAg、HBeAg、抗－HBc及抗－HBc－IgM（＋），HBVDNA（2.6×10^5/ml），抗－HBs和抗－HBe及抗－HAV（－）。

　　讨论　请你和你的学习团队，查阅资料，思考：

　　1. 该患者最有可能患什么病？诊断依据是什么？

　　2. 该患者一年后，血清检查结果为：HBsAg和抗－HBc（＋），抗－HBs（－），极可能发展成什么疾病？如果安排你到学校进行健康宣讲，请问对该病原体感染如何进行预防教育？

　　3. 你和你的学习团队能否解释为什么可以根据实验室抗原与抗体检查结果进行临床辅助诊断？抗原与抗体反应的特点是什么？有哪些基本类型？常见的免疫标记技术有哪些？其基本原理及方法有哪些？

第一节　免疫学检测的基本原理

一、抗原－抗体反应的原理

　　抗原－抗体反应是指抗原与相应抗体之间所发生的特异性结合反应，它取决于两种分子间的结构互补性和亲和性。应用抗原与抗体特异性反应作为免疫学检测技术的基本原理，临床免疫学常用已知抗原检测相应未知的抗体，已知抗体检测相应未知的抗原。

抗体及大多数抗原为水溶性蛋白类胶体物质，含有大量带有电荷氨基和羧基残基。由于静电作用，其周围出现极化的水分子和阳离子，加上电荷的相斥，蛋白质不会自行聚合。当抗原抗体结合时，电荷减少或消失、电子云消失，蛋白质由亲水胶体转化为疏水胶体，在电解质的作用下，形成可见的抗原抗体复合物。

二、抗原－抗体反应的特点

1. 特异性和交叉反应 抗原与抗体反应通常具有高度特异性，这种特异性取决于抗原决定簇与抗体超变区互补结合。若两种不同抗原有相同或相似表位，则针对一种抗原的抗体可与另一种抗原发生反应，此即交叉反应（cross reaction）。

2. 可逆性 抗原与抗体的结合是分子表面的结合，是通过非共价键如电荷引力、范登华引力、氢键、疏水键结合，彼此不改变对方的理化特性和生物学活性。在一定条件下（如低 pH、高浓度盐、冻融等），抗原－抗体复合物可被解离。

3. 比例性 抗原抗体两者分子比例合适即处于等价状态时，相互交叉连接成网格状复合体，形成肉眼可见的沉淀或凝集现象。如果抗原或抗体过剩，过剩一方的结合价不能被完全占据，多呈游离的小分子复合物形式，或所形成的复合物易解离，不能被肉眼察见。抗体过剩和抗原过剩亦称为前带（prezone）或后带（postzone）（图 22－1）。

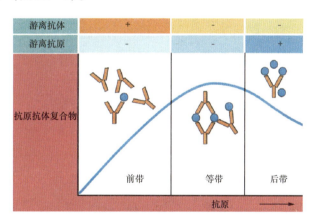

图 22－1 抗原与抗体反应的带现象

4. 反应的阶段性 抗原－抗体反应分为两个阶段：第一阶段是抗原抗体特异性结合，其特点为反应快，可几秒钟至数分钟内完成，但无可见反应出现；第二阶段是可见阶段，可出现凝集、沉淀现象，其特点为反应较慢，历时数分钟、数小时乃至数天，且受环境中电解质、温度、pH 等因素影响。

第二节 抗原抗体体外检测的主要方法

一、沉淀反应

比例适合的可溶性抗原与相应的抗体在电解质存在时，两者结合出现肉眼可见的沉淀物，称为沉淀反应（precipitation）。沉淀反应的种类有单向免疫扩散试验、双向免疫扩散试验、免疫比浊法及免疫电泳等。

1. 单向免疫扩散试验　将一定量已知抗体混于琼脂凝胶中制成琼脂板，在适当位置打孔并加入抗原（图22－2）。抗原从小孔向四周扩散，与琼脂中的抗体相遇形成免疫复合物。当复合物体积增加到一定程度时停止扩散，形成以抗原孔为中心的沉淀环，环的直径与抗原含量成正比。同时用已知量抗原绘制标准曲线，可根据所形成沉淀环的直径，从标准曲线中查出待检标本的抗原含量。

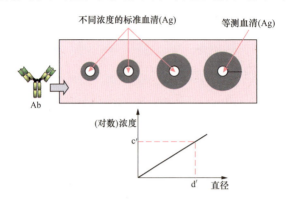

图22－2　单向免疫扩散试验示意图

2. 双向免疫扩散试验　在琼脂凝胶板上相隔一定距离打数个孔，相邻两孔分别加抗原、加抗体，保持适宜的湿度和温度，使抗原与抗体自由扩散，在相遇处形成肉眼可见沉淀线。若反应体系中含两种以上抗原－抗体系统，则小孔间可出现两条以上沉淀线（图22－3）。

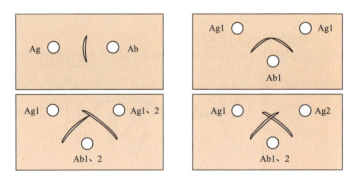

图22－3　双向免疫扩散试验示意图

3. 免疫电泳技术（immune － electrophoresis technique）　是将电泳分析和琼脂扩散相结合的一种免疫化学技术，即在直流电场作用下的凝胶扩散试验，具有抗原－抗体反应的高度特异性与电泳技术的高分辨率及快速、微量等特性。免疫电泳技术可分为对流免疫电泳、火箭免疫电泳、免疫电泳、免疫固定电泳多项实验技术。目前临床应用较多的是免疫固定电泳（immunofixation electrophoresis；IFE），即将蛋白质混合在固相载体上进行区带电泳，再与特异性抗体反应，从而检出与抗体结合的相应抗原，常用于 M 蛋白的鉴定。

4. 免疫比浊测定（immune － nephelometry）　在一定量抗体中加入不同浓度抗原，所形成免疫复合物致液体混浊，浊度与免疫复合物的量呈正相关。通过标准曲线可推算样品中抗原含量，临床上主要用于血液中免疫球蛋白、补体、α2 巨球蛋白转铁蛋白及尿、脑脊液微量蛋白等测定。该法快速简便，近年来发展很快，已建立数种不同类型的测定方法，如透射比浊法、散射比浊法、免疫胶乳比浊法以及速率抑制免疫比浊法等。

二、凝集反应

颗粒性抗原（完整的病原微生物或红细胞等）与相应抗体结合，在有电解质存在的条件下，出现肉眼可见的凝集现象，称为凝集反应（agglutination）。根据参与颗粒不同，可分为直接凝集反应和间接凝集反应两类。

1. 直接凝集反应（direct agglutination reaction）　细菌或红细胞等颗粒性抗原与相应抗体直接反应，可出现细菌或红细胞凝集现象，具有快速、简捷特点，如临床 ABO 血型鉴定和传染病诊断如肥达氏反应（widal reaction）。

2. 间接凝集反应（indirect agglutination reaction）　将可溶性抗原包被在与免疫无关的载体颗粒表面，再与相应抗体反应，出现颗粒物凝集现象，称为间接凝集；如果将抗体包被在载体颗粒上去检测相应抗原，称为反向间接凝集。常用载体为醛化血红细胞、聚苯乙烯乳胶颗粒等，临床上可用甲状腺球蛋白包被乳胶颗粒用于检测甲状腺球蛋白抗体。用于诊断新生儿溶血病的抗球蛋白试验（antiglobulin test，coombs test）利用 Rh⁺红细胞、抗 Rh 抗体与抗 IgG 抗体也是一种特殊类型间接凝集试验。

目前将凝集反应与标记技术结合形成微粒捕获酶免疫分析技术（microparticle enzyme immunoassay，MEIA），即将已知特异性抗体致敏的免疫微粒与生物素–亲和素–酶放大系统相结合，酶作用于荧光底物，使之发荧光，通过检测荧光强度判断未知抗原的含量，可用于肿瘤标志物、激素等微量可溶性抗原检测。

三、补体参与抗原–抗体反应

补体被抗原–抗体复合物通过经典途径激活后，可引起靶细胞溶解。主要包括补体 50% 溶血反应（hemolytic assay）、补体依赖的细胞毒试验（complement depentent cytotoxicity test）等。

四、免疫标记技术 微课

免疫标记技术（immunolabelling technique）是将荧光素、酶、放射性核素、胶体金、化学发光剂等示踪剂或可测物质预先标记已知抗体，再进行抗原–抗体反应的检测方法，具有灵敏度高、快速、可定性、定量、定位等优点。

1. 免疫荧光技术（immunofluorescence technique）　基本原理是将荧光素标记的已知抗体作为标准试剂，用于检测和鉴定未知的抗原。它不仅可以检测自身免疫病、感染性疾病状态的抗体如查出 IgM 抗体作为近期接触抗原的标志，用于细菌、病毒、螺旋体感染性疾病的辅助诊断，而且还可以鉴定淋巴细胞亚类、细胞或组织内抗原或半抗原。该技术可分为以下两类。①直接荧光法：将特异性荧光抗体作为分子探针加到待检的细胞悬液、细胞涂片或组织切片上进行染色，利用荧光显微镜观察标本，有荧光的部位即有相应抗原存在。该法优点是特异性高，缺点是检查多种抗原，需分别制备相应的多种荧光标记抗体。②间接荧光法：将组织或细胞上的抗原直接与已知特异性抗体（第一抗体）结合，再把能与第一抗体血清同种型特异结合的荧光标记的第二抗体加入，如荧光标记的羊抗鼠 IgG 多克隆抗体，然后用荧光显微镜观察（图 22 –4）。该方法敏感性高，可克服直接法需制备多种荧光抗体的复杂操作，只需要选择针对待测抗体种属特异性的第二抗体即可。

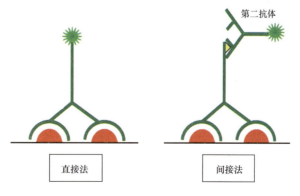

图 22 –4　免疫荧光技术示意图

目前，利用荧光抗体、共聚焦荧光显微镜可对细胞和组织进行超薄断层荧光显微分析，并提供亚微米级的成像分辨率；同时通过编码不同天然荧光融合蛋白的基因转染细胞，可以对 T 细胞与其靶细胞接触时的 TCR、共受体、黏附分子和其他信号分子如 CD45 进行可视化分析。新发明的双光子扫描荧光显微镜可进一步完善共聚焦荧光显微镜的功能。随着物理、化学及电子信息理论或技术的发展，以荧光偏振免疫测定、时间分辨免疫测定、酶联荧光免疫测定等为代表的新型荧光免疫测定技术，广泛应用于生命科学研究的多个领域。

2. 免疫酶测定（enzyme immunoassay，EIA）　此法将特定酶标记于已知抗体，抗原 – 抗体反应的特异性与酶催化作用的高效性相结合，借助显色反应 – 光密度（OD）判定结果，灵敏度达 ng/ml 甚至 pg/ml 水平。目前应用较多的有辣根过氧化物酶（horseradish peroxidase，HRP）、碱性磷酸酶等，抗体与预先标记酶的结合不影响抗体活性，其中以 HRP 应用最广。EIA 分为酶免疫测定技术和酶免疫组化技术（enzyme immunohistochemistry technique，EIH），前者常见为酶联免疫吸附试验（enzyme linked immunosorbent assay，ELISA），用于测定可溶性抗原或抗体；后者用于测定组织或细胞表面的抗原。

（1）酶联免疫吸附试验　将已知抗原或抗体吸附在固相载体表面，加入待检抗体或抗原，使抗酶作用底物，产生显色反应。常用的 ELISA 法有双抗体夹心法、间接法等（图 22 – 5），前者用于检测大分子抗原，后者用于测定特异抗体。近年来对酶免疫分析法的改进是应用生物 – 酶标亲合素系统作为指示剂，组成高敏感度的生物放大系统 BAS – ELISA（biotinavidin system – ELISA）。用于检测多种抗原抗体系统，大大提高检测的敏感度。同时也建立了检测效应细胞分泌功能的（见淋巴细胞功能测定）酶联免疫斑点试验（enzyme – linked immonospot assay，ELISPOT）。

（2）酶免疫组织化学技术　是通过酶标抗体示踪组织细胞中原位抗原。它把免疫反应的特异性、组织化学的可见性结合起来，通过显微镜的显像和放大作用，在细胞、亚细胞水平检测各种抗原物质。

3. 放射免疫分析法（radioimmunoassay，RIA）　用放射性核素标记抗原或抗体进行免疫学检测。该法兼有放射性核素的高灵敏度和抗原 – 抗体反应的特异性，可进行超微量分析，检测灵敏度达 pg 水平，常用的放射性核素有 ^{125}I 和 ^{131}I，分为液相法和固相法两种方法。常用于 IgE、激素、维生素、药物等，但存在着放射性防护和放射性核素污染等问题。

4. 免疫金标技术（immuno – gold labeling technique，ICT）　是以胶体金作为示踪标记物应用于抗原抗体检测的一种免疫标记技术。具有操作简便快捷等特点，广泛应用于免疫学、组织学、病理学和细胞生物学等领域。目前临床最常用免疫层析法、斑点免疫金渗透法检测 HIV 抗体、梅毒螺旋体抗体、尿液人绒毛膜促性腺激素、新冠病毒抗原等。

5. 发光免疫技术（luminescence immunoassay，LIA）

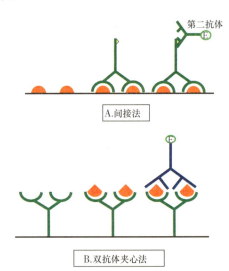

图 22 – 5　ELISA 技术示意图

A. 间接法：已知抗原包被固相→加入待检标本→加入酶标记二抗→加底物显色

B. 双抗体夹心法：已知抗体包被固相→加入待检标本→加入酶标记特异性抗体→加底物显色

是将具有高灵敏度的发光物质标记抗原或抗体，通过自动发光分析仪测定光子产量，可反映待检样品中抗体或抗原含量，广泛用于各种抗原、半抗原、抗体、激素、酶、脂肪酸、维生素和药物等超微量活性物质的检测分析技术以及吞噬细胞功能测定。根据发光反应、标记物和标记方法不同，发光免疫分析可分为化学发光免疫分析（chemiluminescence immunoassay，CLIA）、生物发光免疫分析（bioluminecence immunoassay，BLIA）、化学发光酶免疫分析（chemiluminescence eneyme immunoassay，CLEIA）和电化学发光免疫测定（electrochemiluminescence immunoassay，ECLIA）。

6. 免疫印迹技术（immunoblotting） 又称 Western Blot。它通过 SDS - 聚丙烯酰胺凝胶电泳，对不同分子量的蛋白质抗原进行分离，然后通过转移电泳将凝胶上所区分蛋白质转印到固相支持物如纤维膜上，再用抗靶蛋白特异性抗体与膜进行共孵育反应，产生可检测的抗原 - 抗体反应信号，最后加入经酶、放射性核素或荧光素标记的二抗结合，应用相应技术检测抗原的存在（图 22 - 6）。该法能对分子大小不同的蛋白质进行分离并确定其分子量，常用于检测多种病毒抗体或抗原。

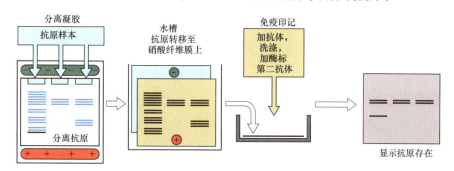

图 22 - 6 免疫印迹技术示意图

五、免疫芯片技术

免疫芯片技术（chip immunoassay technology）是一种将抗原抗体结合反应的特异性与电子芯片高密度集成原理相结合产生的一种高通量生物检测及蛋白功能分析技术，基本原理是将各种已知蛋白质有序地固定于介质载体上形成微阵列，使成为检测芯片，捕获能与之特异性结合的、存在于血浆、淋巴液、分泌液、细胞溶解液中的待测蛋白，可高通量获得芯片中所有生物信息。用于蛋白质表达谱分析，研究蛋白质与蛋白质、DNA - 蛋白质、RNA - 蛋白质的相互作用，在免疫学领域对重要的蛋白质功能鉴定和疾病诊断发挥重要作用，同时在蛋白质组学分析、高通量药物筛选、环境和农业检测、食品卫生等方面有着广泛的应用（图 22 - 7）。

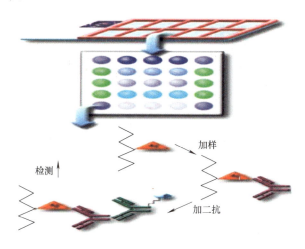

图 22 - 7 免疫芯片技术工作原理图

第三节 免疫细胞及其功能的检测

判断机体免疫功能状态的重要手段之一是检测免疫细胞的类别、数量及在免疫应答中的作用与相互关系。免疫细胞的主要来源是外周血，由骨髓、胸腺、脾脏、淋巴结等产生。

一、免疫细胞的分离、鉴定与计数

（一）外周血单个核细胞的分离

外周血单个核细胞（peripheral blood mononuclear cell，PBMC）主要包括淋巴细胞与单核细胞，常用的分离方法是利用葡聚糖、泛影葡胺的适当比例制备一定比重的淋巴细胞分离液进行密度梯度离心法。通常将抗凝血叠加于比重为 1.077 的分离液液面上，离心后形成不同层次液体与细胞区带；红细胞和多形核白细胞比重约为 1.092，红细胞沉于管底，多形核白细胞位于红细胞表面；血小板比重约为 1.030 ~ 1.035，悬浮于血浆之中；PBMC 比重约 1.075 ~ 1.090，则位于分离液之上，血浆层之下。

（二）淋巴细胞及其亚群的分离

由于淋巴细胞为不均一的群体，可以根据各种特定的细胞群表面特异的表面标志分子，用特异性单克隆抗体实现分离和纯化相应的细胞群的目的，目前常用的有以下 4 种方法。

1. 免疫吸附分离法 用已知抗细胞表面标志的抗体包被聚苯乙烯培养板，加入外周血单个核细胞或淋巴细胞悬液，表达相应表面标志的细胞结合于培养板表面，与悬液中的其他细胞分开。

2. 免疫磁珠分离法（immune magnetic bead，IMB） 将特异性抗体与磁性微粒交联，称为免疫磁珠（immune magnetic bead，IMB）。IMB 可与表达相应膜抗原的细胞结合，应用强磁场分离 IMB 及其所吸附的细胞，从而对特定的细胞进行分选。

3. 流式细胞分选（flow cytometry sorting） 指借助荧光激活细胞分类仪（fluorescence activated cell sorting，FACS）对细胞进行快速鉴定和分类的技术（图 22 - 8）。待检标本与多种荧光素标记的抗体反应，因荧光素发射光谱的波长不同，信号能同时被接收，故能同时分析细胞表面多个分子的表达及其水平。该法可检测 T、B 细胞及亚群、NK 细胞、单核 - 巨噬细胞、树突状细胞等细胞比率。同时借助光电效应，微滴通过电场时出现不同偏向，可分类收集所需细胞。

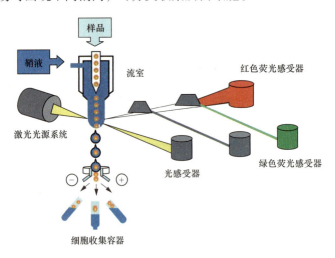

图 22 - 8 流式细胞仪工作原理图

4. 抗原肽 - MHC 分子四聚体技术 抗原肽 - MHC 分子四聚体技术是将人工表达的特异性抗原肽段、可溶性 MHC - Ⅰ类分子重链及轻链在体外正确折叠装成的 MHC/抗原肽四聚复合物，作为检测 T 细胞表面特异性 TCR 结合的试剂，借助亲和素 - 生物素结合的原理，通过流式细胞仪可分选获得高纯度的特异性 T 细胞克隆（图 22 - 9）。

（三）单核－吞噬细胞、树突状细胞分离

单核－吞噬细胞、树突状细胞分离有多种方法，可以通过贴壁富集、磁珠分选、流式细胞仪等方法获得。

（四）免疫细胞的计数

免疫细胞计数的最直接方法是利用计数板显微镜下直接计数，亦可根据淋巴细胞表面标志的不同可对其进行分类计数，目前检测淋巴细胞亚群的常用方法有免疫荧光技术及细胞毒试验、流式细胞术、葡萄球菌花环试验及免疫组织化学等，可用于生命科学研究的多个领域，包括临床疾病的诊断与辅助诊断。

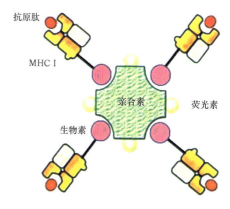

图22－9　抗原肽－MHC分子四聚体技术

（五）血液以外组织中分离淋巴细胞

淋巴细胞可以从血液以外淋巴器官如胸腺、脾脏中分离，某些特殊的淋巴细胞群体只存在于上皮细胞中，亦可以从上皮层中获得；淋巴细胞还可以从发生显著免疫应答的部位分离出来，如发炎的关节积液中分离淋巴细胞。目前激光捕获显微切割技术（laser capture microdissection，LCM）是最先进的组织纯化技术之一，可以辅助分离组织中淋巴细胞及其他细胞。

> ⇒ 案例引导
>
> **临床案例**　患者，男，21岁，在校大学生，同性恋，2015年7月就诊怀疑为艾滋病。主诉：发热、腹泻伴口腔疼痛20天。现病史：持续发热39.5℃、鹅口疮、腹泻、体重减轻10公斤、反复呼吸道感染。辅助检查：HIV抗体阳性、粪便培养霉菌阳性。
>
> **讨论**　请你和你的学习团队查阅资料，该患者要明确诊断还应做什么检测？

二、T淋巴细胞功能测定

（一）T淋巴细胞增殖试验

特异性抗原或有丝分裂原体外可以刺激正常机体的T淋巴细胞分化、增殖，常用体外刺激物有非特异的植物血凝素（PHA）、刀豆蛋白A（ConA）、美洲商陆（PWM）、抗CD2、CD3抗体、同种MHC及抗CD3单抗以及某些细胞因子等。不同刺激物可刺激不同淋巴细胞分化增殖，从而反映不同淋巴细胞亚群的功能状态。常用的检查方法如下。

1. 形态学方法　淋巴细胞受丝裂原刺激而转化为淋巴母细胞，其形态和结构发生明显改变：细胞体积增大3~5倍，胞质丰富有空泡；核质染色质疏松，出现1~3个核仁。通过染色镜检，可计算转化的淋巴细胞所占百分率（正常人约70%）。此方法简便易行，不需要特殊设备，但受客观因素影响较多，重复性差。

2. 放射性核素掺入法　T细胞增殖过程中，胞内DNA、RNA合成增加。氚标记的胸腺嘧啶核苷（^{3}H－TdR）作为合成DNA的原料，被增殖的细胞摄入。用液体闪烁仪测定细胞内同位素的相对含量，可反映细胞增殖状况（图22－10）。同位素掺入法灵敏，结果客观，重复性好，但需一定的仪器设备，存在放射性核素污染的危险。

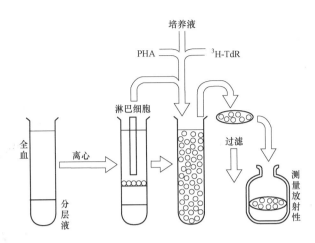

图 22 - 10　T 淋巴细胞增殖试验 - ^{3}H - TdR 掺入法

3. MTT 法　MTT 即 3 - (4,5 - 二甲基 - 2 - 噻唑) - 2,5 - 二苯基溴化四唑，其掺入细胞后可作为胞内线粒体琥珀酸脱氢酶的底物，形成褐色甲臜颗粒。该颗粒可被盐酸异丙醇或二甲基亚砜溶解，借助酶标测定仪检测细胞培养物 OD 值，可反映细胞增殖水平。该法灵敏度不及 ^{3}H - TdR 掺入法，但操作简便，且无放射性污染。CCK - 8（cell counting Kit - 8）法是 MTT 的升级替代产品，可被还原成橙黄色的甲臜且为水溶性。本方法重复性好，灵敏度高，对细胞的毒性低。

4. CFSE - 流式细胞术　CFSE（carboxyfluorescein succinimidyl amino ester）即羧基荧光素二醋酸盐琥珀酰亚胺酯，作为一种非极性活细胞荧光染料，可在细胞内保留数月，其荧光强度会随着细胞的分裂递减，用流式细胞仪进行荧光强度检测细胞的分裂代数，呈现波峰梯队。CFSE 越弱，细胞增殖越强。目前该方法已广泛运用于 T 淋巴细胞增殖试验。

（二）T 细胞对抗原刺激应答测定

T 细胞经各种丝裂原或抗原刺激后，可合成多种细胞因子，借助免疫学、细胞学及分子生物学方法检测细胞因子含量、生物学活性或基因表达水平，可分析 T 细胞功能状态以及疾病的辅助诊断，如细胞免疫介导的结核菌 γ 干扰素释放试验（T - cell interferon gamma release assays，TIGRA）是近年来采用酶联免疫斑点（ELISPOT）法定量检出受检者全血或外周血单个核细胞对结核分枝杆菌特异性抗原的 IFN - γ 检测释放反应，用于结核菌感染的诊断。

（三）体内 T 细胞功能检测

体内 T 细胞功能检测比较简便易行方法是迟发性超敏反应皮肤试验。其原理是外来抗原刺激机体产生细胞免疫应答后，再用相同抗原作用皮肤实验可出现局部红肿、硬结为特征的迟发性超敏反应。细胞免疫正常者出现阳性反应，而细胞免疫低下者则呈弱阳性或者是阴性反应。目前常用检测某些病原体感染、免疫缺陷病以及肿瘤患者的免疫功能测定等。

三、B 淋巴细胞功能测定

B 淋巴细胞功能测定是检测机体免疫功能状况的非常重要内容，主要方法如下。

1. B 细胞增殖（转化）试验　PWM、SAC、LPS（对小鼠 B 细胞）、抗 IgM 抗体及 EB 病毒等刺激 B 淋巴细胞转化为淋巴母细胞，可通过形态学方法、同位素掺入法、能量代谢等多种方法检测。

2. 酶联免疫斑点法（ELISPOT）　一种可检测抗体分泌细胞，又可测定抗体分泌量的体外试验方法。此法的主要优点是：① 稳定、特异，且抗原用量少；② 可同时检测不同抗原诱导的抗体分泌，并可定量检测。

四、细胞毒试验

细胞毒试验是检测 T 细胞、NK 细胞等细胞活性的主要技术，主要由于抗肿瘤、抗病毒免疫功能或移植排斥反应时。

1. ^{51}Cr 释放法　基本过程是将 ^{51}Cr 标记靶细胞，用受检者外周血分离的单个核细胞与 ^{51}Cr 标记的靶细胞按一定比例混合，37℃温育后用 γ 测量仪检测上清液中 ^{51}Cr 的含量。靶细胞被杀伤得越多，上清中 ^{51}Cr 的含量越多，由此推算出 CTL 杀伤活性的高低（图 22 – 11）。

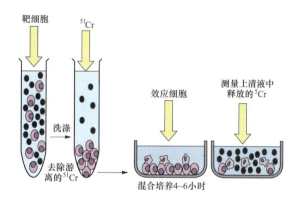

图 22 – 11　^{51}Cr 标记法检测 T 细胞介导的细胞毒试验

2. 乳酸脱氢酶释放法　乳酸脱氢酶（LDH）是活细胞胞质内含酶之一，正常情况下，不能透过细胞膜。当靶细胞受到效应细胞攻击而损伤时，由于细胞膜通透性改变，LDH 从细胞内释放至培养液中。用释放出来的 LDH 可催化底物如硝基氯化四氮唑蓝（NBT）形成有色的甲基化合物，通过读取上清液的 OD 值，即可计算出效应细胞的细胞毒活性。

3. 细胞染色法　在补体依赖性细胞毒试验中，细胞表面抗原与相应抗体（IgG、IgM）结合后，在补体存在的情况下，通过激活补体损伤细胞膜，导致细胞溶解。用锥虫蓝进行细胞染色，由于活细胞拒染而不着色，损伤靶细胞因膜通透性增加，染料进入靶细胞而将细胞染成蓝色，通过显微镜计数蓝色死亡细胞数所占总细胞的比率，判断细胞死亡率。

五、吞噬细胞功能测定

1. 巨噬细胞吞噬功能测定　将组织渗出液或小鼠腹腔液获得的巨噬细胞，与某种可被吞噬又易于计数的颗粒性物质（如白色念珠菌或荧光标记的颗粒）混合温育后，颗粒物质被巨噬细胞吞噬，根据吞噬百分率和吞噬指数的实验指标，反映巨噬细胞的吞噬能力。

2. 中性粒细胞吞噬功能测定　①中性粒细胞噬菌试验；②硝基蓝四氮唑（nitroblue – tetrazolium，NBT）还原试验。其中 NBT 是一种水溶性淡黄色染料，能被吞噬进细胞。细胞在杀菌过程中产生反应性氧中间物（ROI），其中超氧阴离子使 NBT 还原成不溶性蓝黑色甲䐶颗粒，沉积于胞质中，光镜下计数 NBT 阳性细胞，可反映中性粒细胞的杀伤功能。

中性粒细胞的趋化功能可通过 boyden 小室法又称滤膜小室法、琼脂糖平板法判断和化学发光试验等方法测定。

第四节　其他免疫分子及 HLA 等位基因的检测

一、补体总活性及补体各成分检测

补体总活性测定常采用 50% 补体溶血法（CH50），其原理是：用致敏的绵羊红细胞（SRBC + 抗 SRBC 抗体）作为靶细胞，加入用经过倍比稀释的待测新鲜血清（含有补体），检验待测管的溶血反应血红蛋白释放的量，与 50% SRBC 溶解的标准管比较，确定引起 50% 溶血所需的补体量 CH50 单位。

自动免疫化学法检测补体成分方法简单、特异、重复性好，可反映所测补体成分如 C3 的绝对值，并能进行标准化流程管理和质控，是当前主要检测方法。补体成分也借助 ELISA、RIA 等检测。

二、细胞因子的检测

细胞因子作为细胞的活化或抑制信号分子，可以借助生物学功能检测法和免疫学检测法进行定量测定，主要介绍免疫学检测法。

1. 抗原 – 抗体反应检测　细胞因子作为可溶性抗原，可以用已知的抗细胞因子特异性抗体进行定量或半定量检测。具体方法有酶免疫斑点法、ELISA、RIA 和免疫印迹法等，其中 T 细胞 IFNγ – ELIS-POT 已在临床辅助诊断结核病中广泛应用。

2. 悬液芯片高通量细胞因子检测法　利用一系列双色荧光微球作为载体，分别标记抗不同细胞因子的特异抗体，检测时将准备好的微珠混合，加入待测样本、孵育、洗涤后，加入相应的荧光标记的第二种抗细胞因子特异性抗体、孵育、洗去未结合的荧光抗体，然后专用仪器各微球呈现的荧光强度，反应每种细胞因子的含量。可用于临床泪液、血清、唾液以及细胞培养上清液中细胞因子的检测，具有所需样本量小、灵敏度高、操作简单、可轻松实现多重分析等优点。

3. 细胞内细胞因子 – 流式细胞术检测法　可检测不同细胞亚群细胞内的细胞因子表达的水平，同时还可用其他荧光素标记的抗体对靶细胞表面抗原型表面分子进行分析，既能测定单个细胞产生细胞因子的量和种类，还能分析产生细胞因子的细胞类型。

三、HLA 等位基因分型技术

HLA 等位基因分型技术临床常见有基因测序分型（sequencing based typing，SBT）、特异性引物 – 聚合酶链反应技术（PCR – sequence specific primers，PCR – SSP）、序列特异性寡核苷酸 – 聚合酶链反应技术（PCR – sequence specific，oligo – nucleotide probing，PCR – SSOP），其中 SBT 是目前临床骨髓移植选择供者标准的分型方法。PCR – SSO 是目前应用最多的一类分辨基因分型方法，简单、快速和实用，能鉴定所有已知序列的 HLA – A、B、C 和 DRB1、DQB1、DPB1 等位基因。随着下一代测序技术（NGS）的发展，NGS – HLA 基因分型技术已经大量被应用于临床 HLA 基因的分型。

第五节　免疫学检测的临床应用

一、认识、阐明相关疾病发病机制

免疫学检测是认识、阐明疾病发病机制、制定合适治疗方案的重要手段。Th1 细胞功能增强、IFN – γ 分泌过量、MHC – Ⅱ 表达过高参与器官特异性 AID 的发生；炎症过程的重要特征之一是白细胞与血管内皮细胞的黏附、穿越血管内皮细胞并向炎症部位渗出，感染性疾病检测中如果发现中性粒细胞趋化作用障碍，提示其与炎症发生有关。

🌐 知识链接

量子点标记免疫测定技术

量子点（quantum dots，QD）又称半导体纳米微晶粒（semiconductor nanocrystal），目前研究较多的主要是 CdX（X = S、Se、Te），粒径范围为 2～20 nm。1998 年美国加州伯克利大学的 Alivisatos 和印第安纳大学的 Nie 等所在的研究小组最早提出量子点作为生物标记物的设想。QD 具有良好的光电性能、尺寸效应和高通量应用的潜能，将有可能取代传统染料成为新一代荧光标记物。该技术在诸如生物多组分同时测定、免疫示踪定位、细胞成像及疾病早期诊断中将有广泛的应用前景。

二、诊断、辅助诊断相关疾病

（一）用已知抗体检测未知抗原

用已知抗体可以检测未知抗原测病原体及其抗原组分，定性、分型、定量与定位检测肿瘤抗原、HLA 分型、红细胞血型抗原、成瘾药物等。如利用免疫学技术对肿瘤抗原、肿瘤标志物进行检测，有助于肿瘤的诊断与辅助诊断；利用已知的特异性抗体通过 ELISA 检测病原体抗原，可有效地检出极微量的成分，达到快速诊断目的。

（二）用已知抗原检测未知抗体

在感染性疾病、自身免疫病、超敏反应性疾病以及器官移植临床研究中，可以用已知抗原定性、定量检测病原特异性抗体、自身抗体、变应原抗体以及细胞毒抗体。如器官移植过程中检测体内预存针对移植物组细胞的抗体，可以提示供体、受体组织、细胞间的相容状况。此外补体及循环免疫复合物的检测亦可诊断、辅助诊断相关疾病。

三、免疫学监测

免疫学检测技术可以通过机体免疫功能检测与监视了解疾病的病程变化、观察疗效、判断预后。如 AIDS 病人 CD4/CD8 细胞比例下降甚至倒置，$CD4^+$ T 细胞计数低于 200/ul 或 $CD4^+$T 细胞低于 14 %，提示该患者预后不好。器官移植后免疫监视过程中出现 T 细胞数量增多、细胞因子（TNF－α、IL－1、IFN－γ 等）水平升高以及补体水平下降等提示急性排斥发生；对接受放疗、化疗的肿瘤患者进行免疫监视，定期检测机体细胞分化抗原、胚胎抗原等肿瘤标志物的消长有助于了解病情发展与预后、制订合适治疗方案与判断疗效。

目标检测

答案解析

1. 用单向琼脂扩散法检测时，沉淀环的大小与样品内抗原的含量成（ 　 ）

　　A. 反比关系　　　　　B. 对数关系　　　　　C. 直线关系

　　D. 正比关系　　　　　E. 正弦关系

2. B 细胞增殖试验采用 PWM、SAC、LPS、抗体等刺激以下哪种细胞可转化为淋巴母细胞（　　）

　　A. B 淋巴细胞　　　　　B. T 淋巴细胞　　　　　　C. 树突状细胞

　　D. NK 细胞　　　　　　E. 中性粒细胞

3. T 细胞亚群功能的判定主要依据（　　）

　　A. T 细胞分泌的有关细胞因子水平

　　B. T 细胞亚群计数

　　C. T 细胞表面标志数目的多少

　　D. T 细胞质内酸性磷酸酶的水平

　　E. CD4/CD8

4. 将特异性荧光抗体作为分子探针加到待检的细胞悬液、细胞涂片或组织切片上进行染色，用荧光显微镜观察与抗原结合情况的方法称为（　　）

　　A. 间接免疫荧光法　　　B. 直接免疫荧光法　　　　C. 荧光磁珠法

　　D. 荧光 PCR　　　　　　E. 比色法

5. 患者，男性，35 岁，有乙肝病毒感染史十年，此次急性发作后入院，查乙肝表面抗原阴性，从实验室方法的角度考虑应排除以下哪种现象引起的假阴性（　　）

　　A. 前带现象　　　　　　B. 后带现象　　　　　　　C. 等带现象

　　D. 解离现象　　　　　　E. 正常现象

6. 抗原与抗体反应的特点是什么？有哪些基本类型？常见的免疫标记技术包括哪些？它们各有何优缺点？

7. 市场上有一广告产品，据说具有免疫增强、抗肿瘤作用，请你和你的学习团队查阅资料，从细胞免疫应答角度设计实验方案证实之。

8. 为什么要学习免疫学检测的基本理论与技术，学习该内容对你今后的工作与学习有何意义？

（韩　莉）

书网融合……

本章小结　　　　　　微课　　　　　　题库

附录　重要的细胞因子及其受体

序号	细胞因子	中文名称	来源	细胞因子的受体	功能/生物学作用
1	IL-1α、IL-1β	白细胞介素-1α、白细胞介素-1β	主要由巨噬细胞产生；此外几乎所有的有核细胞均可产生 IL-1，如树突状细胞、NK 细胞、B 细胞、内皮细胞等	属 IgSF 成员，分为 I 型受体（CD121a，表达于 T 细胞和间质来源的细胞）和 II 型受体（CD121b，表达于 B 细胞和髓单核细胞，为诱骗受体）	①局部低浓度时，协同刺激 APC 和 T 细胞活化，促进 B 细胞增殖和分泌抗体，进行免疫调节。②大量产生时，诱导肝脏急性期蛋白合成，引起发热和恶病质
2	IL-2	白细胞介素-2	Th1 细胞	IL-2R 由 α（CD25）、β、γ 三条链组成，主要表达于 T 细胞表面，诱导 T 细胞活化，其中受体的 γ 链为与其他细胞因子受体的共有链	活化 T 细胞；促进 B 细胞、NK 细胞增殖；激活巨噬细胞
3	IL-3	白细胞介素-3	T 细胞、NK 细胞、肥大细胞	高亲和力 IL-3 受体由 α 链（CD123）和 KH97 链（CDw131）组成（均属于 I 型细胞因子受体家族），分布于某些吞噬细胞、造血细胞和白血病细胞；低亲和力受体由单独的 α 链组成	促进早期造血祖细胞增殖分化；促进 T 细胞增殖；协同 IL-2 促进 B 细胞增殖，诱导分泌 IgG
4	IL-4	白细胞介素-4	活化的 T 细胞、肥大细胞、嗜酸和嗜碱性粒细胞	属于红细胞生成素受体超家族成员，两种型别：① I 型受体复合物 IL-4Rα/γc，表达于 T 细胞、B 细胞、肥大细胞和巨噬细胞；② II 型受体复合物 IL-4Rα/IL-13Rα1，也是 IL-13 的同源功能受体，表达在 B 细胞、单核细胞、内皮细胞、上皮细胞和成纤维细胞	对 B 细胞，促进 B 细胞增殖活化，上调其 MHC II 类分子和 CD23，提高 IgG1 和 IgE 水平；对 T 细胞，促进增殖，诱导向 Th2 分化；对巨噬细胞，促进巨噬细胞抗原提呈能力和吞噬能力
5	IL-5	白细胞介素-5	Th2、肥大细胞	由 α 与 β 链组成，主要在嗜酸性粒细胞表达，在碱性细胞和肥大细胞中低水平表达	诱导嗜酸和活化 B 细胞增殖；诱导免疫球蛋白类别转换至 IgA
6	IL-6	白细胞介素-6	Th2、单核、巨噬、树突、骨髓基质细胞	IL-6R，高亲和力受体有配体结合 α 链（CD126）和信号转导链 gp130（CD130）组成（均为 I 型细胞因子受体家族成员）；属于免疫球蛋白超家族型受体，兼有造血因子受体超家族特点。	促进髓系干细胞、B 细胞、单核细胞、神经元、造血干细胞分化；诱导急性期蛋白、IL-2、IL-2 受体和 CTL 表达；增强 T 细胞增殖、NK 细胞活性；抑制细胞凋亡
7	IL-7	白细胞介素-7	骨髓和胸腺基质细胞	IL-7R，高亲和力受体由配体结合链 α 链（CD127）和 γc（CD132）链组成（均属 I 型细胞因子受体家族成员），表达于祖 B 细胞、前 B 细胞、胸腺细胞等。	诱导淋系干细胞分化为 T 系祖细胞和 B 系祖细胞、单核细胞分泌细胞因子；活化成熟 T 细胞；增强巨噬细胞的细胞毒活性

续表

序号	细胞因子	中文名称	来源	细胞因子的受体	功能/生物学作用
8	IL-8/CXCL8	白细胞介素-8/趋化因子CXCL8	单核细胞、巨噬细胞、内皮细胞	IL-8R家族包括IL-8RA、IL-8RB和人红细胞趋化因子（CK）受体等三种类型。IL-8RA、IL-8RB都能以高亲和力结合IL-8；而红细胞CK受体除能结合IL-8外，还能结合黑色素瘤生长刺激因子MGSH、MCP-1、RANTES	介导中性粒细胞的趋化和活化
9	IL-9	白细胞介素-9	Th细胞	IL-9R，高亲和力受体由配体结合链α链（CD129）和γc链（CD132）组成（均属I型细胞因子受体家族成员），表达于T细胞和B细胞	诱导胸腺细胞的增殖；增强肥大细胞生长；与IL-4诱导免疫球蛋白切换至IgG1和IgE有协同作用
10	IL-10	白细胞介素-10	Th、Tc、B、单核细胞、巨噬细胞	由IL-10R1/CDw210和IL-10R2/CRF2-4组成，二者均属II型细胞因子受体超家族	抑制小鼠IFN-γ、人IL-2分泌、Th1细胞；下调单核细胞、巨噬细胞、树突细胞的MHC II类分子和细胞因子（IL-12等）产生，从而抑制Th1分化、T细胞增殖；增强B细胞分化
11	IL-11	白细胞介素-11	骨髓基质细胞	IL-11R，由配体结合链α链和信号转导链gp130（CD130）组成，均属I型细胞因子受体家族，表达广泛。	促进早期B细胞和巨核细胞的分化；诱导急性期蛋白表达
12	IL-12	白细胞介素-12	单核细胞、巨噬细胞、树突状细胞、B细胞	IL-12R，由IL-12Rβ1和IL-12Rβ2亚单位组成（属I型细胞因子家族），主要由活化的T细胞、NK细胞、DC细胞和B细胞表达	①Th1分化关键性细胞因子；②诱导CTL和NK细胞的细胞毒活性并促进其分泌IFN-γ、TNF-α、GM-CSF等细胞因子；③促进NK细胞和IL-2Rα、TNF受体及CD56分子的表达，增强对肿瘤细胞的ADCC效应
13	IL-13	白细胞介素-13	Th2、肥大细胞	IL-13R，由特异性α链（IL-13Rα）和CD124组成，二者均为I型细胞因子受体家族成员	能诱导CD23的表达、生殖细胞系信使RNA的合成以及B细胞中IgG和IgE的转换，也可调节单核细胞及B细胞的功能
14	IL-14	白细胞介素-14	T细胞	IL-14R，其上调依赖于前列腺素E（PGE）的形成和cAMP	可刺激活化的B细胞增殖，抑制丝裂原诱导的B细胞分泌免疫球蛋白
15	IL-15	白细胞介素-15	T细胞、NK细胞、单核细胞、巨噬细胞、树突状细胞、B细胞	IL-15R，由IL-15Rα链、βc链（CD122）和γc链（CD132）组成，其中βc和γc与IL-2R共用，均为I型细胞因子受体家族成员；IL-15Rα链与IL-2Rα链的结构相似，为补体调节蛋白（CCP）结构。IL-15滞留在胞内，只有当与其唯一的受体IL-15Rα形成复合物才能分泌到胞外	①可诱导B细胞增殖和分化；②能够刺激T细胞和NK细胞增殖，诱导LAK细胞活性；③能与IL-12协同刺激NK细胞产生IFN-γ

续表

序号	细胞因子	中文名称	来源	细胞因子的受体	功能/生物学作用
16	IL－16	白细胞介素－16	活化的 CD8⁺ T 细胞	CD4 分子主要表达于辅助 T（Th）细胞，是 Th 细胞 TCR 识别抗原的共受体（co－receptor），与 MHCⅡ类分子的非多肽区结合，参与 Th 细胞 TCR 识别抗原的信号传导	能趋化 CD4 阳性 T 细胞、单核细胞和嗜酸性粒细胞，诱导 T 细胞和单核细胞表达 IL－2R 和 HLAⅡ类分子
17	IL－17	白细胞介素－17	CD4⁺ T 细胞	白介素 IL－17 受体（IL－17R）家族由 5 个成员组成：IL－17RA、IL－17RB、IL－17RC、IL－17RD、IL－17RE。IL－17R 由 27 个氨基酸的 N－末端信号肽、293 氨基酸胞外结构域、21 个氨基酸的跨膜结构域和 525 个氨基酸异常长的胞质尾巴构成的单程跨膜蛋白。IL－17 受体家族成员之间可以组合成不同的复合物，如 IL－17RA 与 IL－17RC 复合体介导细胞对 IL－17A 与 IL－17F 的反应，IL－17RA 与 IL－17RB 复合体介导细胞对 IL－17E 的反应。IL－17RA 作为这个家族迄今为止最大的分子，编码的基因位于染色体 22 上，是至少 4 个配体传递信号的通用亚基。其他受体的编码基因位于染色体 3 上。L－17RA 广泛表达，特别是在造血组织中表达水平高。IL－17RB 能结合 IL－17B 与 IL－17E，它主要表达于各种内分泌组织及肾、肝和 TH2 细胞。IL－17RD 负调控 FGF 介导的 Ras－MAPK 及 PI3K 信号通路。人的 IL－17RD 也能抑制 FGF 依赖的 ERK 激活与 FGF 依赖的增殖，但鼠的 IL－17RD 却能结合 TAK1 激活 MAP2K4－JNK 信号通路。IL－17 受体家族中被了解最少的成员是 IL－17RE，近来研究表明 IL－17C 可能是它的配体	IL－17 是一种主要由活化的 T 细胞产生的致炎细胞因子，可以促进 T 细胞的激活和刺激上皮细胞、内皮细胞、成纤维细胞产生多种细胞因子如 IL－6、IL－8、粒细胞－巨噬细胞刺激因子（GM－CSF）和化学增活素及细胞黏附分子 1（cellular adhesion molecule 1，CAM－1），从而导致炎症的产生
18	IL－17A	白细胞介素－17A	Th17、NK、中性粒细胞	IL－17RA、IL－17RC，其中 IL17RA 是一种普遍存在的与白细胞介素 17A 结合的Ⅰ型膜糖蛋白。白细胞介素 17A 及其受体在类风湿关节炎等多种炎症和自身免疫性疾病中起着重要的致病作用。与其他细胞因子受体一样，这种受体可能具有多聚结构。选择性剪接会导致编码不同异构体的多个转录体变异。IL－17RC 是一种与白细胞介素－17 受体（IL－17RA）相似的Ⅰ型膜蛋白，该蛋白在非造血组织中表达，并与 IL－17A 和 IL－17F 结合，具有相似的亲缘关系	这种细胞因子调节 NF－kappaB 和丝裂原活化蛋白激酶的活性．该细胞因子能刺激 IL6 和环氧合酶－2（Ptgs 2/COX－2）的表达，促进一氧化氮（NO）的产生。高水平的这种细胞因子与几种慢性炎症疾病有关，包括类风湿关节炎、银屑病和多发性硬化症

序号	细胞因子	中文名称	来源	细胞因子的受体	功能/生物学作用
19	IL-17F	白细胞介素-17F	Th17、NK、中性粒细胞	IL-17RA、IL-17RC、其中IL17RA是一种普遍存在的与白细胞介素17A结合的I型膜糖蛋白。白细胞介素17A及其受体在类风湿关节炎等多种炎症和自身免疫性疾病中起着重要的致病作用。与其他细胞因子受体一样，这种受体可能具有多聚结构。选择性剪接会导致编码不同异构体的多个转录体变异。IL-17RC是一种与白细胞介素-17受体（IL-17RA）相似的I型膜蛋白，该蛋白在非造血组织中表达，并与IL-17A和IL-17F结合，具有相似的亲缘关系	能刺激其他几种细胞因子的产生，包括IL6、IL8和CSF 2/GM_CSF。该细胞因子还可抑制内皮细胞的血管生成，诱导内皮细胞产生IL2、TGF-1/TGF-1和单核细胞趋化蛋白-1
20	IL-18	白细胞介素-18	组织细胞	IL-18R属IL-1R家族，高亲和力受体由IL-1R相关蛋白和类IL-1R辅助蛋白组成	能诱导Th1细胞产生细胞因子，NK细胞的细胞毒活性，促进T细胞增殖，与IL-12产生协同作用
21	IL-19	白细胞介素-19	受脂多糖刺激的EB病毒转化的B细胞、单核/巨噬细胞	由19Rα和IL-19Rβ（也称为IL-20R1和IL-20R2，以及IL-20RA和IL-20RB）组成，为II型细胞因子受体家族成员，在小鼠和人类星形胶质细胞中组成性/或可诱导表达	促进IL-6与TNF-α合成，诱导单核细胞产生活性氧和发生凋亡
22	IL-20	白细胞介素-20	角蛋白细胞、单核细胞	由IL-20R1和IL-20R2亚基组成，为II型细胞因子受体家族成员，除结合IL-20外，还可结合IL-19和IL-24，由免疫细胞和上皮细胞表达	调节皮肤炎症反应、诱导多能造血祖细胞扩增
23	IL-21	白细胞介素-21	活化的CD4⁺T细胞	IL-21R，属于I型细胞因子受体家族，与IL-12β受体最相近，胞外段含氨基酸WSXWS组成的模体，表达于NK细胞、T细胞和B细胞系	调节B细胞增殖、促进骨髓前体细胞增殖和NK细胞增殖、分化和细胞毒活性
24	IL-22	白细胞介素-22	由活化的DC和T细胞	由IL-22R1/CRF2-9和IL-10R2/CRF2-4组成，属于II型细胞因子受体家族，仅限于非造血细胞表达，在皮肤、胰腺、肠道、肝脏、肺和肾脏中高水平表达	促进各种组织和器官的增殖、重塑和修复
25	IL-23	白细胞介素-23	活化的DC	由IL-12R1亚基和IL-23R构成，属于I型细胞因子受体家族，在活化的T细胞上表达最高，特别是在TH17亚型和自然杀伤（NK）细胞上，在单核细胞上表达较低，通过Jak/Stat途径传递活性信号	促进CD45RO⁺记忆T细胞增殖、产生γ干扰素

续表

序号	细胞因子	中文名称	来源	细胞因子的受体	功能/生物学作用
26	IL-24	白细胞介素-24	Th2、单核细胞、巨噬细胞	IL-24R，有两个异二聚体受体：IL-20R1/IL-20R2 和 IL-22R1/IL-20R2。IL-20R 主要表达于正常皮肤角质形成细胞和睾丸，IL-22R1 主要表达于正常肝、肾组织和多种肿瘤细胞	诱导 TNF、IL-1、IL-6 表达，诱导抗肿瘤活性，诱导凋亡
27	IL-25	白细胞介素-25	Th1、巨噬细胞、肥大细胞、骨髓基质细胞	IL-25R，是 I 型跨膜分子，是 IL-17R 家族成员，在肝脏和肾脏高表达，与炎症的精确调控有关	诱导 IL-4、IL-5、IL-13 表达，诱导 Th2 相关病理变化，促进淋巴谱系细胞增殖
28	IL-26	白细胞介素-26	T 细胞、NK 细胞	IL-26R，是由 IL-20R1 和 IL-10R2 组成的异二聚体，IL-20R1 主要在皮肤、心脏、睾丸和前列腺表达较高，IL-10R2 在体内广泛表达	增强上皮细胞产生 IL-8 和 IL-10，参与黏膜和皮肤的局部免疫
29	IL-27	白细胞介素-27	树突状细胞、单核细胞	IL-27R，由 WSX-1/TCCR 和 gp130 组成，属于 I 型细胞因子受体家族成员，主要分布在外周淋巴细胞中	诱导 Th1 反应，增强 IFN-γ 产生，免疫调节，减肥和改善糖尿病
30	IL-28	白细胞介素-28	树突状细胞、单核细胞	IL-28R，是异二聚体型 II 类细胞因子受体，由 IL-10 受体 β 亚基和 IL-28Rα 组成，在大部分正常组织广泛表达	1 型 IFN 样活性，抑制病毒复制，免疫调节
31	IL-29	白细胞介素-29	树突状细胞、单核细胞	由 CRF2-12（也称 IL-28R、IFN-γR1 或 LICR2，是 IFN-λ 特有的）和 CRP2-4（也称 IL-10Rβ 或 IL-10R2）组成的异二聚体。CRF2-4 既是 IFN-λs 的受体，又是其他细胞因子的受体（如：IL-10，IL-22，IL-26 和其他的 IL-10 相关的细胞因子）。对于 IL-10 和 IL-22 激活的下游事件（如：激活 STAT 因子）起主要作用的是 IL-10Rα 和 IL-22R，而不依赖 CRF2-4（IL-10Rβ）	可上调 MHC I 类抗原的表达；1 型 IFN 样活性，诱导产生抗病毒蛋白，抑制病毒复制
32	IL-30	白细胞介素-30	抗原递呈细胞	与 gp130/WSX-1 异二聚体或 gp130 同二聚体的结合显示出高度选择性，该过程分别由 EBI3（如 IL-27）或 IL-6Ra（如 p28 经典信号传导）诱导的新型分子开关调控 WSX-1 可在 T 细胞上高表达。gp130 在多数细胞中普遍表达，是多种细胞因子（如 IL-6、IL-11 和 IL-27）的共同受体，可激活 STAT1/STAT3 和 MAPK 级联反应信号传导途径	IL-27 异聚体的 P28 亚单位，调节初始 T 细胞对 IL-12 的反应能力；与 IL-12 呈协同作用诱导 IFN-γ 表达。IL-30 表达水平的差异与多种疾病密切相关，包括自身免疫性疾病、炎症、肿瘤及感染性疾病等

续表

序号	细胞因子	中文名称	来源	细胞因子的受体	功能/生物学作用
33	IL-31	白细胞介素-31	Th2 细胞	其功能受体是由 IL-31 受体 A 和抑瘤素 M 受体（OSMR）两个亚基组成的异二聚体复合物。上皮细胞和角质化细胞能组成性地表达这两种受体亚基，而单核细胞只有在活化状态下才能表达。IL-31 通过其受体可以激活 JAK-STAT，MAPK 和 PI3K/Akt 三条信号通路	通过刺激促炎性细胞因子分泌，可以调节细胞增殖，并参与组织重塑；在支持 Th2 细胞免疫方面也具有潜在的免疫调节作用；促进皮肤炎症反应
34	IL-32	白细胞介素-32	巨噬细胞、T 淋巴细胞、NK 细胞、单核细胞、肥大细胞、角质形成细胞、内皮细胞以及上皮细胞	研究发现 IL-32 的受体是蛋白酶 3（Proteinase3，PR3），它可影响细胞的生长、分化和凋亡。目前研究认为 IL-32 可通过 p38 MAPK 磷酸化、NF-kB、Caspase-1、Caspase-3 及 AP-1 途径发挥其生物学功能	可刺激多种细胞分泌多种炎症及趋化与因子；并能诱导单核细胞分化为巨噬细胞，增强多形核粒细胞的吞噬、杀伤功能，调节 NK 正常功能及诱导 T 细胞凋亡；参与多种呼吸道慢性炎症反应性疾病、病毒感染性疾病、细菌感染性疾病及肿瘤性疾病的发生发展
35	IL-33	白细胞介素-33	成纤维细胞、肥大细胞、树突状细胞、巨噬细胞、成骨细胞、内皮细胞和上皮细胞	IL-33 是 ST2 的配体之一，生长刺激表达基因 2 蛋白（growth stimulation expressed gene 2，ST2）是白细胞介素 1 受体/Toll 样受体超家族的成员，主要表达在 Th2 细胞，肥大细胞等。ST2 有两种主要的亚型：①跨膜型 ST2（ST2L），具有跨膜结构，含有跨膜片段和 Toll/IL-1TR 受体胞内结构域；②可溶型 ST2（sST2），无跨膜结构，可分泌到细胞外。已知 ST2 蛋白质可与 MyD88 的 IRAK1，IRAK4 和 TRAF6 等分子相互作用。ST2 对于辅助性 T 细胞 2 类（Th2 细胞）的正常功能可能具有至关重要的调节作用	白介素 1（IL-1）家族成员；可诱导辅助性 T 细胞、肥大细胞、嗜酸性粒细胞和嗜碱性粒细胞分泌 II 型细胞因子；介导嗜碱性粒细胞和肥大细胞的趋化作用。IL-33 与炎症、传染病和肿瘤进展有关，血清 IL-33 水平升高已在多种类型的癌症中得到证实，其中包括乳腺癌和肝细胞癌
36	IL-34	白细胞介素-34	基质细胞、树突状细胞、单核-巨噬细胞系、上皮细胞	CSF-1R 属 PDGF 家族，表达于巨噬细胞、单核细胞、髓样前体和部分树突细胞。是唯一被两个序列不相关的配体（CSF-1 和 IL-34）激活的受体酪氨酸激酶（RTK）	刺激单核细胞-巨噬细胞的增殖与分化、促进炎症细胞因子以及趋化因子等的生成和释放，发挥促炎的作用
37	IL-35	白细胞介素-35	Treg 细胞	IL-35 受体由 IL-12Rβ2 和 gp130 亚基组成。IL-12Rβ2 主要在由 IFN-α 和 IFN-γ 所诱导的 T 细胞和自然杀伤 T 细胞中表达，gp130 几乎在所有组织器官中都有表达	对 Th1、Th2、Th17 产生免疫抑制作用，刺激 Treg 增殖

序号	细胞因子	中文名称	来源	细胞因子的受体	功能/生物学作用
38	IL - 36α、IL - 36β、IL - 36γ	白细胞介素 -36	角质形成细胞、单核细胞、T 细胞、其他屏障细胞、中性粒细胞	IL - 36R 也被称为 IL - 1Rrp2 或 IL1RL2，在皮肤、乳腺和黏膜上皮细胞系中高表达，IL - 38 也可以结合此受体。IL - 36 通过 IL - 36R 和 IL - 1 受体辅助蛋白介导细胞内信号转导	活化单核细胞、巨噬细胞、角质形成细胞产生 IL - 6、IL - 12、IL - 23、TNF - α 等促炎细胞因子的表达，共刺激 T 细胞
39	IL - 37	白细胞介素 -37	巨噬细胞、单核细胞、浆细胞、树突状细胞、调节性 T 淋巴细胞	IL - 18Rα 是 IL - 18 受体的配体结合亚单位，属于 IL - 1R 受体家族，表达于巨噬细胞、Th1 细胞、NK 细胞等，IL - 37 与 IL - 18Rα 的亲和力远低于 IL - 18	抗炎症作用；与 IL - 18 具有较高的同源性，可以结合 IL - 18 结合蛋白（IL - 18BP）抑制 IL - 18 信号通路
40	IL - 38	白细胞介素 -38	上皮细胞、浸润的外周血单个核细胞	①IL - 1R1（候选受体）在多数免疫细胞表面存在，是 IL - 1α 和 IL - 1β 的受体，IL - 38 对 IL - 1R1 的亲和力低于 IL - 1Ra 或 IL - 1β；②IL - 36R（非必需受体）在人类细胞中广泛存在，与 IL - 38 结合后发挥类似 IL - 36Ra 的拮抗 IL - 36R 作用；③IL - 38 结合 IL - 1RAPL1（潜在受体）抑制 IL - 6 分泌	抗炎症作用，IL - 36α 同构体，是 IL - 36 的部分受体拮抗剂；主要通过抑制 Th17、Th1 细胞分泌的促炎细胞因子发挥抗炎作用
41	GM - CSF	粒细胞 - 巨噬细胞集落刺激因子	Th 细胞、巨噬细胞、纤维细胞、肥大细胞、内皮细胞	表达于单核细胞、巨噬细胞、粒细胞、淋巴细胞、内皮细胞和肺泡上皮细胞上的异聚体细胞表面受体 GM - CSFR，为多聚体，由 α 链和 βc 链组成。受体的 βc 链与 JAK2 组成性结合，启动 JAK2 自身磷酸化和受体后信号传导。JAK2 随后激活 STAT5 和 MAPK	刺激单核、中性粒细胞、嗜酸粒细胞、嗜碱粒细胞的生长；活化巨噬细胞
42	G - CSF	粒细胞集落刺激因子	纤维细胞、内皮细胞	表达于粒系祖细胞和成熟中性粒细胞表面的 G - CSFR，是细胞因子受体超家族成员之一	刺激中性粒细胞前体生长
43	M - CSF	巨噬细胞集落刺激因子	纤维细胞、内皮细胞、上皮细胞	表达于单核细胞和巨噬细胞表面，称为 M - CSFR/CSF1R/cfms，是原癌基因 C - fms 编码的跨膜蛋白，具有酪氨酸激酶活性，转导其多向性作用并介导其内吞作用	刺激单核细胞前体生长
44	SLF	干细胞因子 /Steel 因子	骨髓基质细胞	表达于干细胞、祖细胞和肥大细胞上的 c - kit 蛋白，属于免疫球蛋白超家族成员，具有酪氨酸激酶活性	刺激干细胞分裂
45	TNF（TNF - α）	肿瘤坏死因子 α	Th 细胞、单核细胞、巨噬细胞、树突状细胞、肥大细胞、NK 细胞、B 细胞	表达于几乎所有有核细胞表面的 TNFR1，和表达于部分免疫细胞、神经细胞和内皮细胞表面的 TNFR2。机体中与 TNF - α 结合的受体主要是 TNFR1，激活 NF - κB 通路引起细胞凋亡和坏死	肿瘤细胞毒作用；可导致恶液质；诱导细胞因子分泌；诱导内皮细胞 E 选择素产生；活化巨噬细胞；抗病毒

续表

序号	细胞因子	中文名称	来源	细胞因子的受体	功能/生物学作用
46	淋巴毒素（TNF-β）	肿瘤坏死因子β、淋巴毒素	淋巴细胞	TNFR，属肿瘤坏死因子受体超家族成员，分为Ⅰ型和Ⅱ型（CD120a/CD120b），其中Ⅰ型受体胞质区包含死亡结构域，两种受体都能与TNF-β结合	抗肿瘤、抗病毒，介导炎症和细胞凋亡，参与二级淋巴器官的形成
47	IFN-α	干扰素-α	白细胞	属于Ⅰ型干扰素受体，由IFN-αR1/CD118和IFN-αR2C两个亚单位组成。IFN-αR1胞外区含2个Ⅱ型细胞因子受体家族结构域，IFN-α和IFN-β都可与该受体结合	抗肿瘤、增强抗原提呈作用；抑制病毒复制；增强MHCⅡ类分子作用
48	IFN-β	干扰素-β	成纤维细胞	同IFN-α受体	抗肿瘤、增强抗原提呈作用；抑制病毒复制；增强MHCⅡ类分子作用
49	IFN-γ	干扰素-γ	活化T细胞、NK细胞	IFN-γR由IFN-γR1/CD119和IFN-γR两个亚单位组成，属Ⅱ型细胞因子受体家族	抗病毒、抗肿瘤、免疫调节
50	TGF-β	转化生长因子-β	活化T/B细胞、肿瘤细胞、造血细胞成骨细胞等	TGF-βR，有三种亚型，Ⅰ/Ⅱ型受体主要与TGF-β1结合，Ⅲ型与TGF-β1/2/3的亲和力都接近	免疫抑制、免疫调节、促进肿瘤免疫逃逸
51	LIF	白血病抑制因子	活化T细胞、单核细胞、胚胎干细胞、组织上皮细胞等	LIFR，低亲和力的受体由α链组成，高亲和力的受体由α链和gp130（CD130）分子组成	维持胚胎干细胞未分化状态
52	ET-1	内皮素-1	T细胞	ETR属于G蛋白偶联受体家族成员，主要有两种型别ETA和ETB，二者有共同信号通路，广泛表达在心血管系统、神经系统和胃肠道中	刺激巨噬细胞的IL-12产生，抑制IL-10产生
53	Oncostatin M	抑瘤素M	T细胞、巨噬细胞	OSMR属于Ⅰ型细胞因子受体家族成员，Ⅰ型为LIF和抑瘤素M的共用受体，Ⅱ型则具有抑瘤素M特异性，广泛分布于多种肿瘤细胞、内皮细胞及上皮细胞的表面	可抑制肿瘤细胞生长；诱导某些肿瘤细胞分化；诱导急性期蛋白表达

参考文献

［1］曹雪涛. 医学免疫学［M］. 北京：人民卫生出版社，2018.

［2］司传平，丁剑冰. 医学免疫学［M］. 北京：高等教育出版社，2014.

［3］非力. 医学免疫学［M］. 北京：科学出版社，2009.

［4］张荣波，邹义洲. 医学免疫学［M］. 北京：中国医药科技出版社，2016.

［5］王辰，王建安. 内科学［M］. 北京：人民卫生出版社，2015.

［6］葛均波，徐永健，王辰. 内科学［M］. 北京：人民卫生出版社，2018.

［7］Abbas A H, LICHTMAN S P. Cellular and molecular immunology［M］. 8th ed. Elsevier Saunders publishing，2014.

［8］Kenneth M, Casey W. Janeway's Immunobiology［M］. 9th ed. Garland Publishing Inc，2016.

［9］JENNI P, Sharon S, Patricia J, Judith A O. Kuby Immunology［M］. 8th ed. New York：W. H. Freeman and Company，2019.

［10］Adam J K, ODHAV B, BHOOLA K D. Immune responses in cancer［J］. Pharmacol Therap，2003，99：113－132.

［11］SMYTH M J, CRETNEY E, KERSHAW M H, et al. Cytokines in cancer immunity and immunotherapy［J］. Immunol Rev，2004，202：275－293.